中医特色疗法操作安全指南丛书

岭南刺络疗法
技术操作安全指南

陈秀华　奎　瑜◎主　编

中国健康传媒集团

中国医药科技出版社

内容提要

《岭南刺络疗法技术操作安全指南》为《中医特色疗法操作安全指南丛书》之一。全书分总论和各论两部分。总论介绍岭南刺络疗法的源流与发展、治疗作用、治病机制、取穴原则、操作方法等。各论按病症分类，从概念、临床表现、病因病机、辨证分型、安全操作治疗、辅助治疗措施、生活调护、典型病案、讨论与体会等方面论述每一病症。所论有内科常见病症（如痛症、哮喘、失眠等）、妇科常见病症（如月经不调、盆腔炎等）以及五官科、儿科等常见病症。分别详细介绍了每一病症的临床辨证思路及刺络疗法治则、操作方法。本书可供临床专业医学生参阅，也可供广大中医、针灸爱好者阅读。

图书在版编目（CIP）数据

岭南刺络疗法技术操作安全指南/陈秀华，奎瑜主编. —北京：中国医药科技出版社，2022.3
（中医特色疗法操作安全指南丛书）
ISBN 978-7-5214-3102-5

Ⅰ.①岭… Ⅱ.①陈… ②奎… Ⅲ.①放血疗法（中医）—指南 Ⅳ.①R245.31-62

中国版本图书馆CIP数据核字（2022）第042779号

美术编辑 陈君杞
版式设计 友全图文

出版	中国健康传媒集团 | 中国医药科技出版社
地址	北京市海淀区文慧园北路甲22号
邮编	100082
电话	发行：010-62227427　邮购：010-62236938
网址	www.cmstp.com
规格	710×1000mm ¹/₁₆
印张	20
字数	346千字
版次	2022年3月第1版
印次	2022年3月第1次印刷
印刷	三河市万龙印装有限公司
经销	全国各地新华书店
书号	ISBN 978-7-5214-3102-5
定价	56.00元

获取新书信息、投稿、为图书纠错，请扫码联系我们。

《中医特色疗法操作安全指南》
丛书编委会

编委会

中医药是中华民族的伟大瑰宝，而刺络放血疗法又是中医药学中一颗璀璨的明珠，一直伴随着中医药走向世界，其临床经验及学术思想值得进行深入研究。

岭南刺络疗法是以经络理论为基础，在中医整体观念和辨证论治的指导下，通过刺激人体的穴位来调节相应脏腑，结合针灸特有的手法，以达到疏经通络、扶正祛邪、阴平阳秘的治疗效果。

其学术思想以阴阳为主导，认为疾病的发生和发展主要是脏腑阴阳失调引起的，临证着重整体辨治，旨在调和脏腑阴阳；施治崇尚华佗"针灸不过数处"及运针"针游于巷"的治法，善用导气补泻手法。临床诊病，根据脏腑经络学说，将辨证、辨病与辨经相结合，在技术上精益求精，诊断精确，选穴精简，配伍严谨，临床疗效显著。本人长期致力于无痛进针的研究，先后总结继承前人的无痛进针手法，发明无痛透电进针手法，最后形成快速旋转进针手法——飞针手法。这种进针手法是针灸医疗技术和医疗艺术的完美结合，在临床实现了防止污染、准确、无痛（或少痛）、快速的效果，从而大大提高了临床患者的依从性和临床疗效，形成了独特的"岭南陈氏飞针"手法。因临床处方严谨，用穴精当，疗效显著，善于继承，勇于创新，刺络疗法逐渐成为岭南针灸流派体系的重要组成部分。

本人祖辈业医，由于受医道熏陶，自小就立下了救死扶伤的远大理想，后进入广东中医药专科学校（现广东中医药大学）医学系学习。在校期间，勤奋好学、刻苦钻研，1955年毕业后，留母校附属医院广东省中医院从事中医针灸学科临床、教学及科研工作，至今已有半个多世纪；先后应邀赴多国讲学，并被英、美、澳等多国大学及研究院聘为客座教授和学术顾问。早在20世纪50年代，被选派参加中国医疗专家组，赴也门为当地人民医治疾患，运用针灸及刺络放血疗法治愈了不少痿痹顽疾，被当地人民赞誉为"东方神仙"。

本书的出版旨在进一步系统整理和传承岭南刺络疗法的学术思想和临床经验，希望能够把这些思想总结归纳出来，以帮助推动岭南刺络疗法的应用和发展。本书重点对岭南刺络疗法安全操作进行规范，以便临床更安全地使用该疗法。

陈全新

2021 年 5 月

目录

上篇 总论

下篇 各论

上篇 总论

第一章　概　述

岭南刺络疗法是采用岭南特色"飞针"手法，以三棱针、梅花针、毫针、注射器针头或其他工具刺破人体某些腧穴、病灶处、病理反应点或浅表异常毛细血管，放出适量瘀血以治疗疾病的疗法，具有"无菌、无痛、准确、快速旋转"的特点，是岭南特色针灸方法之一。早在《内经》中就有"刺留血"的记载，岭南刺络疗法在结合传统刺络疗法的基础上发展而来，是一种方法独特的中医治疗手段。

岭南刺络疗法具有醒脑开窍、退热除热、祛瘀生新、凉血祛风、通络止痛、和血养血、活血化瘀、消肿散结、调和阴阳的作用，故其在内、外、妇、儿和五官科的临床治疗中得到了广泛应用。岭南刺络疗法作为传统的医疗手段，具有适应证广、治疗方法简便、无痛、副作用少、起效迅速、成本低廉等优点。

第一节　刺络疗法的源流与发展

刺络疗法历史悠久，其形成和发展经历了一个漫长的过程，最早可追溯到新石器时代的砭石治病。《说文解字》有"砭，以石刺病也"之说，这就已经包括了放血和排脓两种治法。

一、奠基阶段

长沙马王堆汉墓出土的汉代帛书《五十二病方》中记载了刺络疗法，是现今发现的刺络疗法的最早文献记载。

刺络疗法理论体系形成于先秦时期，以《内经》的问世为其形成的关键标志。《内经》全书共162篇，论及刺络疗法的就有46篇（《灵枢》26篇、《素问》20篇），其中对刺血的原则，瘀血阻络的诊断、适应证、取穴及操作手法均做了详尽的论述，从而为刺络疗法的推广使用奠定了夯实的理论及实践基础。

首先，在理论方面，《灵枢·九针十二原》提出了"满则泄之，宛陈则除之"的治疗原则。《灵枢·小针解》进一步解释"满则泄之者，气口盛而当泻之也。宛陈则除之者，去血脉也"，并提出凡治病必去其血。《素问·血气形志》对瘀血证的诊断及治疗也做了详尽的叙述。

其次，在实践方面，金属针具的出现代替了传统工具砭石。《灵枢·九针十二原》中的"九针"，其中"锋针者，刃三隅，以发痼疾"。根据这些描述，可见"锋针"接近于现代的三棱针，是古代刺络所使用的专门工具，可以用来治疗疾病。在刺络疗法的具体适应证方面，《灵枢·官针》云："病在经络病者，取以锋针。"由此可见，《内经》时期已对刺络疗法治疗相关疾病积累了丰富的经验，并且《内经》中关于锋针的针具、具体刺法及适应证等也均有详细的记载。

最后，《内经》在刺络疗法治疗相关疾病的具体方法方面进行了叙述，如《灵枢·腰痛》曰"刺之血射以黑，见赤而已"，"横脉出血者，血变而止"。《内经》还记载了用刺络放血疗法治疗各种疾病，如发热、痛症、疟疾、臌胀、癫狂、痉病、癃闭、咳喘、喉痹、疔痂、闭经、目赤肿痛、疮疖肿毒、扭挫伤等，丰富了刺络疗法治疗疾病的理论及实践基础。

二、发展阶段

随着刺络疗法在实践中的广泛应用，该疗法逐渐与多种疗法相结合共同治疗疾病。其中，刺络疗法与拔罐疗法相结合形成了刺络拔罐法。晋代葛洪的《肘后备急方》已有用"针角"治病的记载，说明当时已经把刺络和拔罐（古代又称"角法"）相结合用于治疗相关疾病。

唐代孙思邈、王焘均很重视刺络疗法。《备急千金要方》卷六《舌病第四》载有"治舌卒肿，满口溢出""刺舌下两边大脉血出"等；卷六《喉病第七》"喉痹，刺手小指爪纹中，出三大豆许血，逐左右刺，皆须慎酒面毒物"；卷二十二《疔肿第一》"凡疗疔肿，皆刺中心至痛，又刺四边十余下，令出血"。王焘《外台秘要》有云："先用针刺蝥处出血，然后角之""以刀弹破所角处，又煮筒子重角之，当出黄白赤水，次有脓出"，已经明确记载了用刺络拔罐法治疗疾病。《旧唐书·高宗纪下第五》记载了侍医秦鸣鹤针刺百会出血治愈唐高宗李治的风眩目不能视。由此可以看出，众多医家为后世积累了许多行之有效的刺络疗法经验。但这一时期有关刺络拔罐法的记载相对分散，并没有形成系统的理论体系，在实践操作方法及临床施治方面的记载也比较简单粗浅。

唐代以后，刺络疗法治疗范围不断扩大，逐步应用于内、外、妇、儿及五官科等领域，其理论及实践方面获得了较大的发展。有许多名医擅长使用刺络疗法治疗疾病，尤其是金元四大家大胆创新，将刺络疗法发展到了一个新的水平。

刘完素对《内经》中的五运六气学说有较深入的研究，用该学说详细阐发了火热病机。他本人尤其善治火热病证，提出了一整套系统的关于清热泻火疗法的理论，刺络疗法即属其中之一。他在《素问病机气宜保命集》中说："大烦热，昼夜不息，刺十指同出血，谓之八关大刺。"八关大刺是临床治疗实热证的有效方法，其疗效好、见效快，时至今日仍在指导临床实践。

张从正，攻邪派的代表人物，学宗《内经》《难经》《伤寒论》，力倡汗、吐、下三法，认为"邪去正安"，主攻邪。临床运用刺络疗法祛邪治病最有成就和创新者首推张从正。张从正认为一切致病之由均是邪气，故机体一旦发生疾病，在治疗上首选祛其邪以治疗疾病。基于血汗同源这一理论基础，他将针刺、砭射等法均归于汗法类，提出"出血之与发汗，名虽异而实同"的精辟论述。他认为《内经》火郁发之"发"谓发汗，然咽喉中不能发汗，故出血者乃发汗之一端也，进一步发展了血汗同治的理论。因此凡宜解表者，都可以运用刺血而达到汗法的功效。张从正在临床上运用此法有其独特之处。一是锭针运用多，刺激体表，创伤面较大；二是针刺部位多、针具数量多，部位可达数十处，针数可达数百针；三是出血量多，有的以数升计，是他独特的泻络风格之一。此外，《儒门事亲》所记载的有关针刺治疗疾病的医案共30余例，几乎都是刺络疗法的案例。

"补土派"创始人李东垣对刺络疗法也有自己独到的见解和经验。李东垣阐发了《内经》幽微，为脾胃学说的发展奠定了基础，对刺络疗法的发展创新做出了显著的贡献。他认为刺络疗法既用以治实证、热证，也可运用于某些虚证，扩大了刺络疗法的适应证。他提出，对于实证要首辨标本缓急，如"泻其经络之壅者，为血凝而不流，故先去之，而治他病"。而对于虚证，他以脾胃学说为基础，以调整营卫气血之平衡为目的，如《脾胃论》中记载"三里、气街，以三棱针出血""于三里穴下三寸上廉穴出血"，以治疗痿证。这就扩大了刺血术的临床应用范围，对后世影响深远。

"滋阴派"代表人物朱震亨在刺络疗法方面也颇有见解。朱氏主张"阳有余阴不足"论，治病擅长运用滋阴降火法，提倡泻法。《丹溪心法·拾遗杂论》提出"针法浑是泻而无补"，对热证、急症多取三棱针刺血，疏通经络，泻其邪热以达"泻"的目的。同时，朱震亨在刺络放血疗法治疗慢性病、疑难病方面也积累了丰富的经验，《丹溪治法心要》就有采用刺络疗法治疗癫风、霍乱、腰疼、喉风等症的记载。

金元四大家在刺络疗法上各有创新，贡献巨大，对后影响深远。张从正对刺络疗法的应用，为攻邪法开创了新的途径，他应用刺络疗法的特点，对后世影响颇大，如元之罗天益、明之薛立斋等对其有发挥应用。李东垣将刺络疗法辩证地运用于实证和虚证，扩大了本法的应用范围。朱震亨所言"泻而无补"之说，在明代汪机的《针灸问对》、徐春甫的《古今医统》等书中都有引用，影响巨大。

三、成熟阶段

明末清初，瘟疫流行，许多医家将刺络疗法运用于瘟疫，并取得较好的疗效，从而使刺络疗法的临床运用有了突破性的进步，治疗范围逐渐扩大，广泛应用于急症、重症，如昏迷、瘟疫等。

清初医家郭志邃所著的《痧胀玉衡》堪称刺络疗法治疗急症的专著，对后世影响极深。此书共载各种痧证80余种，附案20余例，其中绝大多数为放血或配合药物而愈。通观全书，郭氏刮放之法治疗90多种病症，列举治验200余条，其中有属疫疠之气所致温病范畴的痧胀，也不乏兼痧之内、外、妇、儿、五官杂症，体现了治痧而不囿于痧的原则，如有"筋骨疼痛痧""痫症兼痧""倒经痧""小儿夜啼痧""眼目痧"等，丰富了疫疠气病因说，扩大了刮痧放血法在临床的运用，为我们今天治疗骨关节病、癫痫、妇科、儿科、眼科疾病提供了新的思路，使得刺络疗法日趋成熟。其后，医家赵学敏在刺血治疗急症方面也有突出成就，《串雅》："急痧将死，将口撑开，看其舌处有黑筋三股，男左女右，刺出紫血一点，即愈。刺血忌用针，须用竹箸，嵌碎瓷碗尖为妙，中间一筋，切不可刺。"妇科大家傅青主用银针刺眉心出血，治疗产后血晕；王清任针刺尺泽穴周围血管放血，治疗危重霍乱病；陈修园治疗痧胀急症。这些都反映了这一时期刺络疗法的突出成就，可见刺络疗法广泛应用于临床，治疗范围也得以扩大和发展。

这一时期的医家不仅重视刺络疗法的临床应用，也对放血量的多少以及针刺的深度和手法进行了详细描述。放血量的多少与放血部位、病情、体质的强弱以及疾病的性质等密切相关，如"出紫黑血约二合许""微见血如黍粘许""如墨汁者数盏"。对针刺的深度和手法也有所总结，如刺"攒竹针三分""少商针一分"、针"委中三分""三棱针于颜前发际，疾刺二十余""用三棱针刺少商、少冲，留三呼吸入一分"等。

总之，明清时期，刺络疗法的临床应用范围更加广泛，诸医家对其适应证及禁忌症进行了规范，并且操作手法更加规范，针刺的出血量、注意事项等方面也更加完善，使得刺络疗法得到了充分的发展。

四、新发展阶段

中华人民共和国成立以来，刺络疗法得到进一步创新和发展，并不断完善。如况乾五《大麻疯针灸特效疗法》、徐春为《针灸医案集要》、富文华《麻疹中医防治》等书，分别介绍了刺络治疗麻风、回归热、猩红热、乙脑、麻疹等急性传染病的经验。安徽合肥王秀珍老中医，其所著《刺络放血疗法》中记载了刺络治疗内、外、妇、儿、五官、肿瘤等60余种疾病，方法独特，疗效切实，影响较大。胡玉玲与齐强合编的《实用图示刺络疗法》，从西医分科系统记录了消化、呼吸、泌尿等系统155种疾病的刺络疗法。由中国针灸学会刺络与拔罐专业委员会倾力打造的《中医刺络放血疗法》，详细介绍了内科、外科、妇科、儿科、皮肤科等85种疾病的多种刺络治疗方法。

值得一提的是，刺络疗法近年来在美容保健领域崭露头角，一些影响美观的面部皮肤病，如痤疮、黄褐斑、面部色素斑等，采用点刺放血疗法，疗效卓越，成为针灸美容的重要组成部分。另外，学者们开始利用现代科学技术对刺络疗法治病的机制进行深入研究探讨，这些研究进一步促进了刺络疗法的发展。刺络疗法作为针灸疗法的一部分，在维护我们的健康事业中发挥了举足轻重的作用。

第二节 岭南刺络疗法的源流发展

岭南之名始于唐代贞观年间，其所辖范围约为我国广东、海南及广西大部分地区和越南北部。当今学者对岭南医学的研究，采取"博古约今"取材原则。"博古"即明清以前，五岭之南皆收而录之；"约今"即明清以后，核心部位在广东，尤其是珠三角地区。古时，岭南被称为"瘴疠"之乡，中原人士常常不愿意南下，在他们心目中，岭南瘴气神秘难防，蛊毒、蛇虫遍地，加之无医无药，去者几无生还之望，故被贬南下者，无不悲恐万分。唐宋之前岭南地区缺医少药，明朝时期人们往往抱怨岭南医生素质和水平差，直至清代岭南医学真正崛起，出现了以何梦瑶为代表的"慧门八子"。

岭南医学作为中医药学的一个分支，发展至今已经有千余年了。岭南针灸流派作为一个地域性的医学流派，随着广东社会政治、经济、文化结构的变化，出现了不同科属、别具一格的特点。岭南刺络疗法是岭南针灸流派的重要组成部分，有其独有的特色，在继承传统刺络疗法的基础上结合岭南地区的多发疾病、民间经验，吸收新知识创新发展而来。

岭南刺络疗法基于岭南当地复杂多变的地理环境和气候条件。岭南人体质偏湿，体型偏小，对针刺的疼痛更敏感，"虚不受补，实不任泻"的体质，对刺络放血技术提出了更高的要求。陈全新因地制宜，结合岭南环境和岭南人的体质、性别、病程、生理和病理等特点，独创了适合岭南人的"无痛飞针进针法"。由于进针时旋转刺入，穿透力强，刺入迅速，痛感甚微，而且医者持针手指不接触针体，故能达到无污染、无痛、准确、快速的效果，深受患者欢迎。

岭南陈氏针法历经陈氏三代逾百年的发展、传承与创新。祖父陈宝珊于1895年在西关（现广州荔湾区）开设中医馆，接诊治愈了大量骨伤科病人，按照传统经络学说循经点穴手法诊疗，在实践中摸索形成了陈氏针法的雏形。刺络疗法发展到今天，其治疗效果众所周知，但由于刺络疗法操作较为复杂，初次使用时，常常因医者进针操作欠熟练而增加病人痛苦，一方面严重削弱了患者对刺络疗法治疗的信心；另一方面也因在治疗过程中给病人一种劣性刺激，减弱了大脑皮层的反射及调整机制，直接或间接地减弱了刺络疗法应有的治疗效果。因此，如何使进针手法易于掌握，达到无痛或尽量减少疼痛发生，是刺络疗法迫切需要解决的技术问题。

陈全新长期致力于无痛进针法的研究，在传承祖辈和父辈的基础上，详尽分析比较古今进针法，在何若愚《流注指微赋》"针入贵速，既入徐进"学术影响下，通过对传统进针手法继承与创新，首先提出无痛进针手法——牵压捻点法、压入捻点法，其次发明了透电压手法，三是独创快速旋转进针法。该进针法集多种刺法优点，由于针是快速旋转刺入，故穿透力强，刺入迅速，痛感极微，而且医者持针手指不接触针体，故能有效防污染，达到无菌、无痛、准确、快速的效果，深受患者欢迎。因进针快速、手法轻巧、动作潇洒，被当时访华日本针灸师代表团誉为"飞针"。陈全新的无痛进针法是一项高超的医疗艺术，开创我国"无痛针学技术"的里程碑。其先后应邀在欧、美、加、日、韩、马来西亚、澳大利亚、南非等20多个国家和地区讲学演示，飞针绝技传五洲。

至此，一脉相承的世代医术经第三代传承人陈全新的完善与发展，在第四代传承人陈秀华及其团队的挖掘、整理、继承和推广下，形成岭南陈氏飞针法、岭南陈氏分级补泻手法和岭南陈氏导气手法融为一体的岭南针法体系。以"阴阳互济、通调和畅"为学术思想，遵循"远近取穴通经络、俞募配穴调脏腑、上下配伍和阴阳、左右思变畅六经"的原则，首创岭南陈氏针法学术流派。

（陈秀华　陈艳婷）

第二章 刺络疗法的治疗作用

气血是构成机体的最基本物质，是维持机体生命活动的根本物质基础。气与血两者并行于脉中，有濡养全身的功能，机体各脏腑器官功能的正常发挥，均以气血运行正常为基础。而经络具有"内属于腑脏，外络于肢节"的特性，经络沟通机体的表里内外，发挥"行气血、营阴阳"的功能，以维持机体的正常功能，使人体达到"阴平阳秘"的平衡状态。相反，如果由于某些原因出现气血运行失常或经络运行气血的功能发生异常，人体则会出现一系列相关的异常病理变化，《素问·调经论》就已经指出"血气不和，百病乃变化而生"。关于气血经络运行的失常，《素问·阴阳应象大论》提出"血实者宜决之"的治疗原则，"决之"以达到"通其经脉，调其血气"的效果。刺络疗法可调畅经络中壅塞不畅的气血，调整脏腑功能，调和阴阳，而发挥积极的治疗作用。在临床实践中，若能准确辨证使用刺络疗法治疗疾病，确实有如桴应鼓的效果。

刺络疗法的作用机制，与中医的经络学说及气血学说密切相关。经络具有"行气血，营阴阳""内属于脏腑，外络于肢节"的特性，而气血是机体所有生命活动的基础，气与血两者间存在"血为气之母，气为血之帅"的关系，气与血共同运行于经络中，以充润濡养全身，维持机体各脏腑器官功能的正常运行。气血充盈，经络通畅，则机体正常运行；反之，气血不足或经络壅滞，则机体出现各种病理变化。《素问·血气形志》提到"凡治病必先去其血"。气血异常的主要病理表现包括：①气的失常，如气虚、气机失调；②血的失常，如血虚、血瘀、血热；③气血关系失调，如气滞血瘀、气虚血瘀、气不摄血、气随血脱、气血两虚等方面。《针灸大成》有云："人之气血凝滞而不通，犹水之凝滞而不通也。水之不通，决之使流于湖海，气血不通，针之使周于经脉"。刺血的部位主要在脉络，因此刺络疗法的主要作用点不外乎于气与血，刺络疗法的主要适应证是气血的异常病理变化。临床使用刺络疗法治疗疾病，即是通过调节气血而达到调和阴阳、疏通经络、调畅气血、扶正祛邪的目的。在中医辨证论治思想的指导下，刺络疗法不仅适用于热证、实证，同时也适用于寒证、虚证；不仅仅可用于治疗痛证、疮、痈、骨伤等外科疾病，还能治疗脏腑功能失调所致的多种内科疾病。

刺络疗法的临床作用主要可以归纳为以下几种。

一、调和气血

《内经》有云："血气不和，百病乃变化而生"。朱震亨也谈道："血气冲和，万病不生，一有佛郁，诸病生焉。"通过刺络疗法，可以调节气血，通达经络，从而使脏腑气血调和，经络调畅，故可用于治疗临床各科疾病。如因机体脏腑气血不和而出现的各种病理变化，在各脏腑相对应的背俞穴上行刺络放血疗法，即可调整相应脏腑的功能。

二、活血化瘀

活血化瘀是刺络疗法最基本也是最重要的功效。《针灸大成》有云："人之气血凝滞不通，可用刺血法以祛除其凝滞，活血化瘀"。瘀血，包括积存于体内瘀滞不散的离经之血和血运不畅阻滞于经脉及脏腑内的血液。瘀血既是疾病过程中形成的病理产物，同时又是某些疾病的致病因素。瘀血的形成主要有两方面的因素。一是气虚、气滞等原因使血行不畅而凝滞。气为血帅，气虚或气滞则不能推动血液在脉络中正常运行。或寒邪客入血脉，寒凝血瘀；或热入营血，血热搏结，耗伤津液等，均可形成瘀血。二是内外伤、气虚失摄或血热妄行等原因造成血离经脉，积存于体内而形成瘀血。瘀血形成之后，不仅失去正常濡养全身的功能，而且会影响全身或局部血液的运行，产生疼痛、瘀斑、出血，或经脉阻塞不通，或内脏发生瘀积，以及产生"瘀血不去，新血不生"等一系列的不良后果。《素问·调经论》言："孙络外溢，则经有留血……视其血络，刺出其血。"临床常见的因瘀血而导致的疾病如血管神经性疼痛、心绞痛、脑卒中风等，利用刺络疗法可以明显缓解其症状。

三、解表泄热

刺络疗法有良好的解表泄热、透发热邪的功效。《素问·刺热》主要论述以刺络疗法治疗热病，如"肺热病者……刺手太阴、阳明，出血如大豆，立已"，即外感热邪，邪客于肺，出现咽喉疼痛充血、呼吸喘促等肺热症状，用刺络疗法于少商穴（手太阴肺经井穴）、商阳穴（手阳明大肠经井穴）刺出约黄豆大小的血液以治疗肺热病。此法至今仍在使用，临床往往可收到立竿见影的效果。金元四大家之一的张从正认为，"出血者，发汗之一端也"，主张血汗同源，因此刺血可达到如同发汗解表泄热的效果。明代杰出医学家张景岳亦指出"三棱针出血，以泄诸阳热气"。清代名医徐大椿也认为刺血可以使邪气随血外泄而祛除疾病。外感邪气而出现高热，患者的耳背细络往往由隐隐细红变为紫红怒张，刺络疗法刺此血络可达到退热的功效。总的来说，刺络疗法尤其适用于外感热病以及各种阳盛之热病，临床可以用于大部分急性、感染性及传染性疾病引起的高热。

四、消肿止痛

针对一些外科病症，刺络疗法有加速局部炎症消散，促进创口愈合之效。临床热毒壅结之疮痈疖肿等外科病症，以及跌打损伤导致的急性肢体肿胀疼痛、活动受限等病症大都是由于局部气血壅滞、经络滞塞所致，可以使用刺络疗法进行治疗以达到活血通络消肿之功效。中医理论认为通则不痛，刺络疗法可疏通局部壅滞的气血，局部气血调畅则肿痛自消。采用"散刺""豹文刺"等方法围绕肿痛局部进行刺血，无论是新发的病灶还是旧伤疼痛，均可有效改善病痛局部的微循环，缓解血管痉挛程度并减少炎性渗出，从而达到消肿止痛的效果。

五、祛风止痒

中医理论提出"治风先治血，血行风自灭"的观点，刺络疗法发挥祛风止痒的功效，就是基于这一理论基础。中医认为瘙痒是"风气"客于血络所致。因此，要治疗此类疾病，需要从"血"治起。临床上应用刺络结合拔罐法治疗游走性的瘙痒症如"风团块"，在玻璃罐的罐壁可以看见吸出的血中夹带着细腻丰富的泡沫，而罐口并没有一丝松动漏气，这正是"风"的直接体现。刺络疗法通过刺络放血使血络畅通，令"风气"无所依附，从而达到祛风止痒的功效。

六、祛湿除痹

中医理论认为，风、寒、湿三气夹杂而至，合而为痹。其中风气胜者称为"行痹"，主要表现为游走性的关节疼痛，痛无定处；寒邪胜者称为"寒痹"，主要表现为疼痛较剧，痛有定处；湿邪胜者为"着痹"，主要表现为肢体关节酸痛重着，或有肿胀，肌肤麻木不仁，屈伸不利。以刺络疗法治疗痹证，疗效确切。刺血后在伤口处加以拔罐，若患者湿气重则玻璃罐罐壁可见雾气，而后凝结在罐身形成小水珠，医者在起罐时可闻到潮湿而腥的气味，与平常拔罐时的气味不同，这正是"湿气"随血而出的表现。此外，风性主动，善行而不居，因此凡表现为游走性、部位不定的疾病，临床往往都可以使用刺络疗法进行治疗。

七、醒脑开窍

刺络疗法有良好的醒脑开窍功效，简便而有效，还可用于猝然昏倒、不省人事，如中暑、中风、惊厥等。众多研究显示，对井穴进行刺血可保护神经功能，减轻脑缺血造成的损伤。刺络疗法具有开窍启闭之功，对于由热闭心包、痰火扰心、痰迷心窍等引起的神昏谵语、口噤握固、二便不通之闭证有开窍醒神功效。东晋葛洪《肘后备急方》提到"卒中恶死，视其上唇里弦，有青息肉如黍米大，以针决去之"；《针灸大成》亦有"凡初中风跌倒，卒暴昏沉，痰涎壅滞，不省人事，牙关紧闭，药水不下，急以三棱针刺手十二井穴，当去恶血。又治一切暴死恶候，不省人事及绞肠痧，乃起死回生妙诀"之说。可见运用刺络疗法以醒神开窍，历史悠久且疗效确凿。

八、镇静安神

对于临床常见的失眠、癫狂、癫痫、惊悸、哮喘发作等疾病，刺络疗法有镇静安神之功。《素问·调经论》："神有余则笑不休……神有余则泄其小络之血，出血勿之深斥，无中其大经，神气乃平。"《灵枢·癫狂》也详细介绍了各类癫狂之疾如何辨证取穴进行刺血。刺络疗法有泻邪解郁、通经活络、调和气血、恢复阴阳平衡的功效，因此临床对于这些病症可以达到恢复机体正常生理功能的效果。

（陈秀华　陈艳婷）

第三章　刺络疗法的治病机制

第一节　中医学机制

刺络疗法，《内经》称之为"刺留血"，是一种历史悠久、方法独特的治疗手段，是中医学的重要组成部分。刺络疗法的理论基础为气血不和，经络不畅，百病乃变化而生；治疗疾病的总原则为"宛陈则除之"。从古至今，众多医家都擅长使用此法治疗各种疾病，现今临床上多以三棱针、毫针、注射器针头或其他工具刺破人体某些穴位、病灶处、病理反应点或浅表异常小静脉，以放出适量的血液来达到治疗疾病的目的，是传统且疗效确切的针刺方法之一。

中医学认为，气血不和，经络不畅，最终导致脏腑功能失调，是各种疾病发生的根本原因。因此中医学的"经络学说"和"气血学说"是刺络放血疗法作用机制的总纲。

经络"内属于脏腑，外络于肢节"，具有由里及表，通达内外，联络四肢关节的作用，是气血运行的重要通道。《灵枢·脉度》指出经络"内溉脏腑，外濡腠理"的生理作用。经络是沟通机体内外表里的重要渠道，具有灌输气血以濡养全身的功能。人体内外的平衡协调，脏腑、四肢百骸、肌肤筋脉及五官七窍各组织器官生理活动的正常运行及相互关系间的协调，都是通过经络的联系而成为一个有机的统一整体。《灵枢·本脏》曰："卫气和则分肉解利，皮肤调柔，腠理致密矣。"机体通过经络系统以协调阴阳气血的正常运行及协调平衡，使机体适应各种内外环境的变化，达到内充外固，从而"阴平阳秘，精神乃治"，"正气存内，邪不可干"，维持人体生命活动的正常运行。

气血是人体不可须臾脱离、最根本的物质基础，是机体一切生理活动的原始动力和源泉，气血并行于脉中，通过经络以发挥充润营养全身的功能。它不仅是四肢百骸、脏腑经络的能量来源，同时也是营卫津液、精神情志的气化源泉和物质基础。气血运行正常则机体的各种生理活动得以维持，故有"血气者，人之神""得神者昌"之说。《灵枢·本脏》曰："经脉者，所以行血气而营阴阳"。因此，气血充盈是基础，经络通畅是关键，二者互为条件，缺一不可。气血经络共同构成机体正常生命活动的基础，同时亦是疾病产生过程中的重要病机转化所在。如果经络运行气血的功能出现障碍，就会导致气滞血瘀而出现一系列的异常病理变化，人体就会发生局部疼痛或肿胀，络脉也会相应的表现出充血、扩张、气血瘀积，久则化热，出现红、肿、热、痛等实症。

《灵枢·九针十二原》指出："凡用针者，虚者实之，满则泄之，宛陈则除之"。《素问·调经论》有云："血有余，则泄其盛经出其血……视其血络，刺出其血，无令恶血得入于经，以成其疾"。杨继洲在《针灸大成》中亦云："人之气血凝滞不通，犹水之凝滞而不通也。水之不通，决之使流于湖海，气血不通针之使周于经脉。"《素问·三部九候论篇》指出："经病者治其经，孙络病者治其孙络血，血病身有痛者治其经络"。《素问·血气形志篇》又指出："凡治病必先去其血""病在脉，调之血；病在血，调之络。"因此刺络疗法可以疏通经络中壅滞不畅的气血，使其调畅，进而调整脏腑的功能，调和阴阳平衡，使气滞血瘀导致的一系列病理变化恢复正常，达到治疗疾病的目的。

综上所述，刺络放血主要通过调和气血、活血化瘀、解表泄热、消肿止痛、祛风止痒、祛湿除痹、醒脑开窍等作用，来调整人体脏腑，使脏腑调和、经脉畅通、气血调畅、阴阳平衡。其不仅能治疗各种急慢性病，对许多疑难杂症，沉疴痼疾常有神奇疗效。

第二节　现代机制研究

刺络疗法具有操作简便、易学易懂、见效快、疗效高、安全可靠的特点，但从现代机制来阐释相当复杂，至今仍不十分明确。西医学对其治疗相关疾病的机制方面做了大量研究，充分说明了刺络放血疗法的独特疗效。研究者在不同的实验基础上提出了许多不同的观点，综合起来倾向认为刺络疗法的临床功效受多种因素的影响，是各种因素综合作用的结果。关于刺络疗法作用机制的研究，始于20世纪60年代，近十年取得了重要的进展。主要从以下几个方面进行叙述。

一、对血液循环的作用

刺络疗法的临床适宜病种大多有血瘀证的存在，其共同的生理学基础是血液流变学异常、微循环障碍以及炎性介质的大量表达。刺络疗法有祛瘀生新的作用，可改善局部微循环，促进损伤组织修复。

1.血液流变学 刺络疗法可改善局部微循环障碍，减少红细胞大量聚集的情况，并增加血氧含量，同时减少血管渗出。有研究表明，刺络放血能够启动和激发腧穴局部的凝血和抗凝系统，从而改善脑梗死患者的血液高凝状态和抗凝血功能减弱状态，可使血液黏稠度下降，对改善微循环瘀滞、增强局部血供有显著作用。

2.血液成分 刺络疗法可以降低血液中细胞间黏附分子-1的表达，抑制炎症反应，改善微循环障碍，对组织供血不足及缺氧状态有较好的改善作用。

有研究者发现，刺委中穴放血会出现全血白细胞的增多，是治疗疖肿中抑菌作用的一个方面。通过刺血可直接将含致痛物质的血液排出，同时放血局部结合负压吸引，可促使新生血液流动，进而稀释含致痛物质的血液，降低其浓度，从而达到瘀血去、新血生的作用，改善局部微循环，促进损伤组织修复。

3.血管 刺络疗法可强化血管自身的功能，改善局部微循环。其主要作用点为血管，血管与血液之间的相互作用及出现的整体变化是取得疗效的核心机制，可能是通过影响血流剪切力而产生调节内皮细胞代谢的功能。刺血对局部血管的完整性造成了破坏，成为局部内皮细胞活化的首要因素，从而导致一系列复杂的生理病理改变，使机体产生和分泌生物活性物质。这些生物活性物质可发挥循环激素的作用，又可起到局部激素反应的作用，可调节体液、血管张力和血压等。三棱针放血时，若刺激血管平滑肌上丰富的自主神经，可引起血管平滑肌细胞复杂的信号转导变化，产生细胞内、细胞间及血管局部和整体的调节反应。

4.纤溶系统 运用刺络疗法治疗脑梗死恢复期患者，结果显示经刺络疗法干预后患者纤溶酶原（PLG）及纤溶酶抑制物（APL）等相关纤溶系统指标出现了明显的变化，这一研究提示了刺络放血在某种程度上可激发纤溶系统的活性。

临床很多疾病的产生都与血液系统的高凝状态有关，而刺络疗法在一定程度上可以加快血液流动，降低高凝状态，破坏血液系统病理性的恶性循环，这也是刺络疗法不断发展及其治疗范围逐步扩大的关键。刺络疗法可运用在临床休克的中、早期，作用于人体局部浅表的血管，产生一系列的反应，如血细胞比容降低、血液黏滞度下降，血流速度加快，并且可以将人体在微循环障碍时产生的有害代谢产物直接排出，从而影响了休克病理变化中的恶性循环，达到了治疗休克的目的；可改善卒中患者全血黏度、血浆黏度及血小板聚集率等，从而改善脑组织的缺血缺氧状态；通过浅静脉放血，调整脑内血液的流速、流量、组分、压力等，还可明显改善脑梗死患者凝血和抗凝血功能，使微小脑血栓解聚，微循环再通，以保证脑神经细胞的正常调控活动；可降低急性期肩周炎患者的全血黏度，血浆黏度及血小板聚集率。

二、对神经肌肉的作用

刺络疗法对神经肌肉的作用，主要是调节神经-体液的代谢平衡。刺络疗法在调整血液循环的同时，还可以调节神经细胞内环境的稳态，改善微循环中内皮细胞缺血缺氧的状态。血管内皮功能正常，血液-神经系统才能发挥正常的生理功能，预防病毒进入神经系统。机体神经功能正常，则可以支配机体肌肉功能的活动。有研究者以刺金津、玉液出血为主观察卒中后遗症患者握力的变化，结果证明刺血后患者握力有明显增强，刺络放血疗法可改善神经、肌肉的生理功能。肌电图研究也显示，刺络放血疗法可使运动系统疾病患者的异常自发肌电减少或消失。动物实验研究表明，对手十二井穴进行刺络放血可影响抑郁症模型大鼠血白细胞介素-18与白细胞介素-6的水平，表现为刺络放血组大鼠血白细胞介素-18与白细胞介素-6的表达水平下降，并且与西药对照组比较无显著性差异，结果提示这可能与刺络放血抗抑郁作用有关。有研究者观察电针与手十二井穴刺络放血对家兔脑电图的影响，对家兔进行了脑室注射受体阻断剂，目的是观察中枢神经递质及受体在其中所起的作用，结果表明肾上腺素能神经受体在针刺影响脑血管的效应中起重要作用，而十二井穴刺络放血效应受中枢神经 M 受体及肾上腺素能神经受体的双重影响。

三、对免疫系统的作用

研究表明，刺络疗法可提高机体的免疫力，激发或增强机体的免疫防御功能。免疫系统中，成熟的 T 淋巴细胞、B 淋巴细胞及单核吞噬细胞系统的各种细胞（巨噬细胞、单核细胞、幼稚单核细胞），都必须经过体内血液循环系统的转输才能起到免疫防御的作用，因此血液循环系统与机体免疫系统的功能密切相关。刺络疗法可改善血液循环障碍，进而有助于改善淋巴细胞的再循环，提高机体免疫力。

有研究者观察了刺络放血疗法对发热家兔模型退热时间及血清学治疗的影响，结果表明刺络放血疗法的退热时间明显短于普通针刺，并且可提高实验家兔红细胞细胞膜上的 C_3b 受体活性。而 C_3b 受体具有免疫吸附功能，说明刺络放血疗法可改善机体的免疫防御能力。有研究通过观察刺络放血疗法加外用中药对类风湿关节炎患者的影响，发现刺络放血疗法可降低红细胞沉降率及黏蛋白、IgM、IgG 的表达水平。众多研究发现，刺络放血疗法对急性感染性疾病的血细胞有显著的影响，对急性感染的儿童进行耳穴刺血后，患儿血白细胞总数下降、淋巴细胞计数升高、中性粒细胞下降。临床研究还发现，运用刺络放血治疗前后的血常规呈双向性的变化，刺络放血疗法既可使升高的白细胞降低，又可使降低者回升。刺络疗法对电解质代谢的平衡也具有良性调节作用，构成了刺络放血疗法退热、消炎及止痛等功能的客观基础及依据。因此刺络疗法可广泛应用于这类疾病，如白喉、百日咳、细菌性痢疾等急性传染病，毛囊炎、疖、丹毒、急性淋巴管炎、急性乳腺炎、急性阑尾炎等外科感染性疾病，睑腺炎、结膜炎、急性咽喉炎、急性扁桃体炎等五官科疾病。

四、对组织再生和修复的作用

刺络放血可改变创伤组织局部的微环境，使创伤部位的组织细胞恢复正常的生理功能，表现为组织间质水肿消退，组织炎症反应过程中产生代谢产物及过多炎症介质，细胞毒素等随血液代谢排出体外，产生促细胞生长因子等，从而使创伤组织局部内皮细胞及成纤维细胞分裂增殖，最终促进组织的修复及再生。机体自身的生理功能恢复正常后，创伤组织即可按照一系列的连续反应进行修复。因此机体血液循环的正常是组织细胞再生和修复的关键所在。对于久治不愈的溃疡面，刺络疗法治疗后可改变患处局部的血流量及血流速度，可以使得炎症局部区域的白细胞发挥吞噬功能，并可补充大量的抗炎物质和促细胞生长因子到创伤区域，促进溃疡面的再生与修复。

五、缓解疼痛的作用

机体产生疼痛的机制较为复杂，但血液微循环与机体疼痛间有密切的关系。机体血液微循环受神经-血液-体液系统的综合调节，当各种体内外因素作用于人体时，血液微循环系统会产生一系列变化以适应外在刺激造成的循环异常。但如果这种刺激超过了该系统的调节范围，则会出现异常的病理变化，如异常的体液、激素、酶类、细胞分泌，机体组织受损而释放出组胺、缓激肽、5-羟色胺、前列腺环素、白三烯等各种致痛物质。这些病理产物作用于末梢神经，传入中枢神经系统，导致兴奋阈异常，从而引起疼痛感觉。当血液微循环及神经-血液-体液调节系统功能正常时，这些病理产物可被局部血液微循环灭活、转运、清除，从而不会产生疼痛感觉，而当血液微循环障碍时，这些代谢产物不能被有效灭活、转运、清除，同时又加重了微循环障碍，从而产生更多致痛物质，如此形成恶性循环。

刺络疗法可缓解患部的疼痛感。一方面是通过刺血后局部血液流出直接使部分致痛物质随血液排出体外，恢复微环境正常的动态平衡，减少了致痛物质的生成和堆积。另一方面，刺络疗法在改善血液循环障碍的同时，使血管内皮细胞、血细胞、肥大细胞、血管平滑肌细胞、组织细胞所产生和释放的各种超微量致痛物质及时降解、灭活和转运，阻断了痛觉冲动产生这一环节，也就是直接改变了神经末梢和神经纤维所处微环境中神经递质等生化物质的失衡，使疼痛冲动不能产生、传递和感知。刺络疗法可调整血流速、血流量，促使机体恢复对疼痛的自我调控能力。临床反复验证发现，对炎症反应、神经病变、急腹症、代谢障碍、肿瘤引起的疼痛等，给予刺络疗法治疗后疼痛可明显减轻或消失。

六、对脑损伤的作用

目前对十二井穴进行刺络放血来改善脑缺血的机制研究较多，该疗法可抑制脑缺血区Ca^{2+}含量、MDA值、EAA浓度、ET含量的升高，抑制缺血区H^+浓度堆积，提高SOD活性，可以改善CO中毒患者的意识状态，缩短昏迷时间，降低试验大鼠血中碳氧血红蛋白含量，从而起到保护脑组织的作用；可提高缺血后神经细胞对缺血、缺氧的耐受和适应能力，抵抗细胞凋亡的发展，增强脑修复能力；提高神经细胞的应激能力，提高缺血区脑组织的抗损伤修复能力，减缓神经细胞凋亡，抵抗缺血性脑损害的进展，对脑组织起到有效的保护作用。

已有的成果基本上证明了刺络疗法对机体的调节作用是多方面的，是一种良性的双向调节。然而要全面阐明其作用机制，还有待进一步深入研究。

（陈秀华　陈艳婷）

第四章　岭南刺络疗法的特点

刺络疗法之所以能经历几千年流传至今而不衰，并日益受到国内外人民的喜爱，是因为它确实具有相当好的医疗价值和经得起反复实践检验的科学性。结合临床应用，岭南刺络疗法具有以辨证为基础，适应证广，疗效显著、见效迅速，操作简单，无菌、无痛、准确，方法多样，放血部位多元化，副作用少，协助诊断、判断预后的特点。

一、以辨证为基础

论治必先辨证，这是中医治病的基本原则，正如《灵枢·九针十二原》提出"粗守形，上守神"。临证以"阴阳互济、通调和畅"的思想为指导，首先明确诊断，辨别病位属何脏何腑、在表在里，病性属寒还是属热、是虚证还是实证，方可进行刺络放血。

二、适应证广

刺络疗法在临床上的适应证多，使用范围广，在《内经》时期已有腰痛、痹证、癫狂、厥证、疟病等30余种。据不完全统计，岭南刺络疗法现已用于近百种疾病的治疗，已涉及临床内科、外科、妇科、儿科及五官科等各科疾病。尽管各种疾病的致病因素不尽相同，但是其病理变化特征及病机趋于一致，因此临床实践中如果能在准确辨证的基础上应用岭南刺络疗法，进行异病同治，在治疗上可以得到显著的效果。

三、疗效显著、见效迅速

《素问·离合真邪论》认为，刺络放血法是种猛烈的攻邪疗法，对于邪盛者，可"疾出以去盛血，而复其真气"；对于新犯，还没有侵犯特定部位的邪气，"刺其出血，其病立已"；若是久病邪实，正气未虚，"一刺不已，五刺已"（《素问·缪刺论》），显示刺络放血疗法的疗效显著，见效颇快。在临床上运用岭南刺络疗法治疗相关疾病，可在短时间内缓解或控制主要症状，甚至达到临床治愈的标准，其疗效之显著、见效之快确实令人惊叹！

四、操作简单

岭南刺络疗法操作十分简单，一般不需要特殊的用具，简单易学，只要掌握要点即可在临床上施治。应用时需要特别注意无菌操作，以及施术部位的安全性。一般来说与普通的针刺没有太大区别。施术者要在针刺前用洗手液将手洗干净，或涂抹消毒凝胶，才可进行操作；同时在放血过程中要注意防止职业暴露，做好防护；沾有血液等污染性的医疗废物要有相应的处理措施，不可随手乱丢。

五、无菌、无痛、准确

刺络疗法是一种专门的治疗技术，初用时，由于刺血操作欠熟练（过快或过慢）而引致病人痛苦。这种不正确的治疗操作，不但增加病人的痛苦，也严重削弱了患者对针刺治疗的信心；同时由于在治疗过程中对病人是一种劣性刺激，必然减弱了大脑皮层的反射及调节机制，因而也直接或间接地减弱了刺络疗法应有的治疗效果。因此，在进行刺络疗法治疗过程中，如何使进针手法易于熟练掌握，达到无痛或尽量减少疼痛发生，并且避免污染，是刺络疗法迫切需要解决的技术问题。

陈全新教授长期致力于无痛进针法的研究，他对古今进针法做了详尽分析比较，在苏联"无痛分娩法"和我国梁洁莲所创"无痛注射法"启发下，经过长时间临床探索，在20世纪50年代初创造出"牵压捻点法"和"压入捻点法"两种无痛进针法。前者是参照古法之平掌押手法及单刺手捻转法综合改进而成，适用于一般刺激点及身体各部位进针；后者参照古法之拇、食指押手和刺入捻转法综合改进而成，适用于长针刺激时用（如针环跳穴）。此两种无痛进针法特点是应用刺激点旁押手法和运用均匀的捻转、点压手法进针，因而可借错觉影响，分散病人注意力和减弱末梢神经敏感度，在避免污物接触针体的严格消毒原则下，达到无痛进针的效果。

20世纪50年代后期，一贯对技术精益求精的陈教授在上述无痛进针法基础上做了进一步的创新。他应用电针机原理，创造出"透电进针法"。这种新的进针法主要是借着透电"押手"，使针刺局部末梢神经产生短暂麻痹感而消除针刺时过敏痛觉，故能更有效地减轻病人针刺痛感，而且该法更易于医者掌握与推广。

如果说陈教授的上述进针法是受窦汉卿《标幽赋》中"左手重而多按，欲令气散，右手轻而徐入，不痛之因"的启示所创，那么在20世纪70年代他的快速旋转进针法则受何若愚《流注指微赋》"针入贵速，既入徐进"的影响而独创。针刺的疼痛是机体对外来刺激的一种保护性反应，能否减少或避免针刺的疼痛，主要取决于针刺受损区域的大小、敏感度，以及刺激强度的持续时间。快速进针法，缩短了刺激时间，减弱了刺激的强度，因此可以达到进针基本无痛的效果。从西医学角度来看，人体腧穴作为人体的感受器，可以接收外来任何形式的刺激，通过反射弧传到人体神经中枢或各个相关的核团。如果刺激的时间长、强度大，那么产生的疼痛也较剧烈。采用快速进针法，因进针速度极快，刺激时间极短，其刺激还未通过反射弧传到中枢使中枢作出相应反应时，针已刺入穴内，进针已经完成，所以这种方法具有基本无痛的效果。

岭南刺络疗法比之普通刺络疗法最大的不同之处在于岭南刺络疗法无菌、无痛或少痛、穴位准确。岭南刺络疗法的刺血操作结合了岭南陈氏飞针的优势，快速旋转刺入，有快、准、稳的特点，故穿透力强，刺入迅速，痛感极微。在刺络放血的同时辅助以提、捏、推、按等动作，也可大大降低患者的痛感，操作熟练者，甚至可做到无痛。该法集多种刺法优点，由于针是快速刺入，故穿透力强，刺入迅速，痛感极微，而且由于医者持针手指不接触针体，故更有效防污染，达到无菌、无痛、准确、快速的效果，深受患者欢迎。

六、方法多样

刺络疗法的治疗方法多样，这也是岭南刺络疗法的一个重要特点。就其针具而言，可分为三棱针、梅花针、注射针头等；就手法而言，可分为点刺法、散刺法、挑刺法、叩刺法、割点法、针罐法等；就面积而言，可有点刺的小面积、散刺的大面积等；就强度而言，可分为轻刺、中刺、重刺等。刺血手法的多样性，不仅可以满足不同病证的需求，还可大大提高治疗效果，并有推广价值。

七、放血部位多元化

在古代，刺络疗法使用的穴位多局限在肘膝以下的特定穴、经外奇穴和阿是穴等。岭南刺络疗法遵循"远近取穴通经络、俞募配穴调脏腑、上下配伍和阴阳、左右思变畅六经"的取穴原则，在放血部位上具有多元化的特点。除常用穴位外，岭南刺络疗法的穴位选择有较大发展。如耳穴，最常用的刺血穴位就有十余个，对急性结膜炎、急性扁桃体炎等多种病症有较独特的效果。又如皮肤针，其叩刺部位几乎遍布全身，包括重要的体穴、阳性反应点及阳性反应物、体表各个部位等。有人将皮肤针用于头针穴位，也取得了较好的效果。

八、副作用少

应用刺络疗法时，只要准确辨证，遵守操作规范，一般比较安全，大部分患者较能接受，不会引起患者的不适与其他副作用。

九、协助诊断、判断预后

经验丰富的医师，可以根据刺出的血色、血液性状、出血缓急等特点来协助诊断及判断预后，以供参考。如血色的深浅可确定疾病的病因病机、病理性质，判断疾病预后，为临床治法方药的确定提供依据，临床上不可忽视。

（陈秀华　陈艳婷）

第五章　络病辨治

一、辨病因

(一)外感

1.风邪袭络　风邪为六淫之长,主动而为阳邪,多侵袭人体的头面部、阳络和肌表。风邪致病善动不居,轻扬开泄,故常见恶风、汗出、头痛、眩晕,或肢体麻木、强直、痉挛、震颤、四肢抽搐、角弓反张、口眼㖞斜,或皮肤瘙痒、疹块此起彼伏等症。舌苔薄白,脉浮缓。

2.寒邪入络　寒邪凝滞收引而主痛。寒为阴邪,易伤阳气,阳气被遏,失其温煦,易致血脉气血运行不畅,或凝结阻滞不通,不通则痛。寒邪袭表,可见发热、恶寒、无汗、头身肢体关节疼痛;寒邪侵袭胃络,可见脘腹冷痛、呕吐、腹泻;寒邪直中,筋脉收引,可见气血凝滞、血脉挛缩、手足厥冷、关节屈伸不利;寒邪耗伤阳气,可见下利清谷,小便清长,精神萎靡,脉微细。若直中内脏,阴络拘急,可见相应脏腑较剧烈的疼痛,如寒侵胃络拘急而胃脘痛,寒客心络之胸痹心痛等,舌苔薄白,脉浮紧。

3.湿浊阻络　湿邪重浊,黏腻,病势缠绵难愈,不易速去,常表现为胸闷、头胀重、渴不多饮、口黏口甜、皮肤湿疹湿疮、分泌物或排泄物秽浊不清等。若湿邪留驻肌表阳络,络气瘀滞,则见头身困重,肌肤不仁,面垢眵多;若湿夹风寒,风寒湿三气杂至,痹阻气机,阻滞络脉,表现为肢体关节疼痛、重着等症;湿性趋下,多易伤及人体下部络脉,致使下肢足跗水肿,络脉曲张。舌苔厚滑黏腻,脉濡缓。

4.火(暑、燥)邪灼络　火、燥、暑皆属阳热之邪,易伤津液。

火乃热之极,易灼伤阳络,生风动血,临床常见四肢抽搐、角弓反张及各种出血,如鼻衄、齿衄、肌衄等症。火为阳邪,其性燔灼趋上,可表现为肌肤局部红肿热痛,壮热目赤,咽喉肿痛,口舌生疮糜烂,痈肿疮疡;火热易扰心神,可表现为心烦,狂躁不安,神昏谵语,小便短赤,大便秘结。舌质红绛,苔白或黄,脉洪数或细数。

暑邪炎热升散，扰神伤津耗气。暑为阳邪，其性炎热，可见高热汗出，烦渴，面赤，尿赤短少；暑性升散，易伤津耗气，可见多汗，气短，乏力，甚则暑热炽盛熏蒸，脑之气络功能失司，则见周身灼热，神昏谵语，四肢抽搐，角弓反张；或邪入心包络，伤及血分则见灼热烦扰，神昏谵妄，斑疹密布，色呈紫黑；或暑热壅肺，灼伤肺之脉络，骤然咯血、衄血，咳喘气粗，气随血脱。舌红，苔白或黄，脉洪大或虚数。暑多夹湿，常兼见身热不扬，汗出不畅，四肢困重，倦怠乏力，胸闷呕恶，大便溏泄不爽等湿滞症状。

燥为秋季主气，其性干涩收敛，可见恶寒无汗，皮肤干涩，毛发不荣，小便短少，大便干结。燥邪多从口鼻而入，最易伤及肺络，故见咽干喉燥，干咳少痰，甚则痰中带血。舌质干，苔白或黄，脉浮数。

5.疫毒伤络　所谓疫毒是指具有强烈致病性和传染性的外感病邪。疫毒侵犯人体多从口鼻、肌表皮毛而入。从鼻窍而入者首先犯肺，毒邪伤及肺之脉络则有痰中带血或咯血，循肺经伤及肌表络脉而见恶寒，周身酸痛，斑疹瘀络透露；从口而入者主要伤及胃肠，胃肠之络功能失常，腹内绞肠，欲吐不吐，欲泄不泄，甚则见便血。若疫毒炽盛，高热不退，毒邪从肺胃之络弥漫周身，甚至从气入血，则可见营血症状，神昏谵语，动风痉厥。舌苔白如积粉，脉浮大而数。

（二）内伤

1.七情内伤　七情是指人体喜、怒、忧、思、悲、恐、惊七种情志变化。七情致病主要表现在阴阳气血的失调。脉络是气血津液运行输布全身的通道，七情过极导致情感过度，使脉络中的气血运行紊乱，经络信息传达、调节控制功能失常，继而引起脏腑功能失调。气血运行失常导致血脉瘀滞，引起多种器质性损伤病变。

2.饮食不节　饮食失宜，影响人体正常的生理功能，导致脏腑功能失调或正气损伤而发生疾病。饮食失宜主要伤及胃肠，引起胃肠之络功能失常。伤在胃，则胃痛，恶闻食臭，胸膈痞满，吞酸嗳腐，苔厚腻，脉滑有力。伤在肠，则食积停滞，腹痛，泄泻。

3.劳逸失度　可导致脏腑经络及精、气、血、津液的失常而引起疾病的发生。《素问·宣明五气》提到："久视伤血，久卧伤气，久坐伤肉，久立伤骨, 久行伤筋, 是谓五劳所伤"。可见过劳过逸都不利于人体健康。过劳, 则耗气伤血, 血运无力, 络脉空虚; 过逸, 则气机郁滞, 血行不畅, 络脉壅塞。

4. 痰瘀阻络　痰浊和瘀血既是疾病过程中的病理产物, 又是其他病理过程的致病因素。痰饮由水液代谢障碍所致; 瘀血由血液运行不畅, 或离经之血停积而成, 津血同源, 痰瘀相关。痰浊流滞血脉中导致血行滞涩, 血液黏稠, 凝聚成瘀, 痰瘀互结, 瘀阻脉络, 易引起中风、胸痹。《局方发挥》有云:"痰挟瘀血, 遂成窠囊"。瘀阻于某一脏腑之络, 则结聚成形而为癥瘕, 若瘀阻于体表脉络, 则面色晦黯, 皮肤见红丝赤缕。

5. 外伤(络脉受损)　金刃虫兽、跌仆堕坠均可导致络脉损伤。若血脉破裂, 则见局部青紫, 红肿或出血。若络脉受阻, 则气血运行不通而致肢体麻木不仁, 面色苍白, 头晕, 唇舌指甲青紫, 络脉扭曲呈蚯蚓状, 严重者甚至引起瘫痪、痿废不用等症。

二、辨病机

1. 络脉瘀阻　络脉瘀阻往往在气机郁滞或久病不愈的基础上发展而来, 即所谓"久病入络""久痛入络""久瘀入络"。络脉是气血津液输布的枢纽和通路, 故气机通畅、络道无阻是维持正常功能的前提。若气虚血行不畅, 或气滞而血行不利, 或寒凝血脉, 或血热互结, 或湿滞络脉, 或痰阻络道, 或邪气犯络等均可导致络脉瘀阻, 气血不畅, 影响络中气血的运行及津液的输布, 产生一系列的病理变化, 变生诸病。临床上常表现为胸胁、脘腹、肢体疼痛, 胸闷, 头晕头痛, 皮下紫斑, 肌肤甲错, 或肢体酸麻痛胀甚则痿软无力, 或见关节肿痛, 或见有形积块, 或见水肿, 臌胀, 腹壁青筋显露, 皮肤出现红丝缕缕, 或见出血, 血色紫黯, 舌下青筋, 舌紫黯或有瘀点瘀斑, 脉细涩或结代。

2. 络脉气郁　络脉气郁是指络气输布运行障碍, 升降出入之气机失常。六淫外侵, 七情过极, 或痰瘀阻滞, 均可引起络脉气机紊乱, 升降出入变化失常而致络脉气郁。临床上常表现为胸胁胀满, 脘腹、肢体等处的胀闷或疼痛, 情志抑郁或烦躁易怒, 善太息, 或嗳气呃逆, 或咽中如有物阻, 或乳房胀痛, 或四肢关节痛, 纳眠差, 大便干。舌质淡红, 苔薄白, 脉弦。

3. 络脉损伤　络脉损伤是指脉道破损或络脉扭曲变形等改变, 多是由于外伤或病理产物阻塞脉道引起。若络脉损伤可见其循行部位肢麻酸胀，甚则络脉断绝、络气不通而致肢体肌肉萎缩、痿软无力；脉络损伤可致各种出血，如胃肠之络出血表现为吐血便血，肺络损伤而致咯血，体表黏膜阳络损伤可致鼻衄、齿衄、肌衄等，肌肤皮下血络破损可见皮肤青紫，皮下瘀斑瘀点。

4.络脉挛缩拘急　络脉挛缩拘急可由于机体感受外邪、情志过极、饮食劳逸等各种原因引起。络脉是气血运行的主要通道。气滞、血凝、痰浊内停、寒邪凝滞均可使络脉血行不畅，脉道变窄，导致络脉收引、挛缩、痉挛。络脉的这种变化可在络脉瘀阻的基础上发生，也可单独为患。临床上常表现为肌肉、气道、胃肠发生的痉挛拘急状态；也可见高热痉厥，角弓反张，肢体强直，癫痫抽搐，口吐涎沫；或喉中哮鸣有声，胸闷心痛，脘腹疼痛；或头晕头痛，失语，半身麻木；或四肢末端皮色苍白、青紫甚则发绀，伴局部冷、麻、针刺样疼痛。舌质或淡或红或黯紫，苔薄白或黄腻，脉沉细或沉涩。

5.络脉不荣　络脉不荣是指由于各种原因引起络脉气血阴阳的亏虚，导致络脉不充，失于荣养，互化津血、贯通营卫等功能失司，因虚致瘀，从而产生病变。气虚者，神疲乏力，少气懒言，头晕目眩，自汗，麻木，疼痛，肢体困倦，健忘，舌淡苔白，脉虚弱无力或细涩；血虚者面色萎黄或淡白无华，眼睑、口唇、爪甲淡白，伴眩晕、心悸、多梦、手足发麻，妇女月经量少，色淡，延期或经闭，舌淡苔白，脉细无力或细涩；阴虚者，五心烦热，口燥咽干，午后颧红，盗汗，肌肤干燥粗糙，伴心烦失眠、两目干涩或腰酸软等症，舌红少苔或无苔，脉细数。阳虚者，面色㿠白，畏寒肢冷，少气懒言，喘咳身肿，便溏，局部麻木，青紫冷痛，舌质淡或黯，脉弱。

三、辨体质

体质是指人类个体在生命过程中，由先天性遗传因素和后天获得性因素所决定的表现在形态结构、生理功能和心理活动方面综合的相对稳定的特性。体质禀受于先天，受后天影响，是在人类生长、发育和衰老过程中所形成的与自然、社会环境相适应的相对稳定的个体个性特征。它通过人体形态、功能和心理活动的差异性表现出来。在生理上表现为功能、代谢以及对外界刺激反应等方面的个体差异，在病理上表现为对某些病因和疾病的易感性或耐受性，以及产生病变的类型与疾病传变转归中的某种倾向性。每个人都有自己的体质特点，人的体质特点或隐或显地体现于健康或疾病过程中。

因此，体质辨证有助于提高临床辨证论治的准确性。临床上同种的疾病或相同的致病因素，可能会因为不同患者的体质差异而表现为不同的症状和体征。《素问·疏五过论》："圣人之治病也……从容人事，必明经道，贵贱贫富，各异品理；问年少长，勇怯之理，审于分部，知病本始。"《素问·经脉别论》："诊病之道，观人勇怯，骨肉皮肤，能知其情，以为诊法也。"辨证时只有掌握患者体质特点，才能抓住疾病本质，提高辨证的清晰度和准确度。另外，辨别患者的体质能够预测疾病的发生、发展变化以及转归。如《灵枢·百病始生》云："风雨寒热，不得虚邪，不能独伤人。卒然逢疾风暴雨而不病者，盖无虚，故邪不能独伤人。此必因虚邪之风，与其身形，两虚相得，乃客其形。"《灵枢·论勇》说："有人于此，并行并立，其年之长少等也，衣之厚薄均也，卒然遇烈风暴雨，或病或不病，或皆病，或皆不病，其故何也……此因薄皮弱内，不胜四时之虚风，皮厚肉坚，不伤于四时之虚风。"说明体质的强弱是决定发病与否的内在因素。正如《素问·评热病论》说："邪之所凑，其气必虚。"体质强壮，正气充足，则难以致病；体质衰弱，正气亏虚，则易发病。体质的特殊性导致机体对某种疾病的易感性。如《灵枢·五变》说："肉不坚，腠理疏，则善病风……五脏皆柔弱者，善病消瘅……粗理而肉不坚者，善病痹。"说明不同体质的人，发病的情况也有所不同。临床常见肥人多痰湿，善病中风、眩晕；瘦人多火，易得肺痨、咳嗽之证；素体脾胃虚弱，饮食不节即腹泻便溏，或易感冒伤风。所以病邪侵袭人体，随其体质阴阳强弱变化而为病，或致虚或成实，或出现化风、化寒、化热、化湿、化燥等不同的转化。在刺血疗法的应用上，同样要注重区分体质特征而施治。

络病的体质辨证主要分为以下8类。

1.血瘀质 血瘀质是指机体具有容易出现瘀血内阻，气血运行不畅等特点的一类人群体质状态。血瘀质的人群大多体形偏瘦。瘀血内阻，气血运行不畅，则易出现肌肤失养，面色晦黯，皮肤粗糙，甚至口唇爪甲紫黯。此种体质的人群易患痛证，多表现为疼痛剧烈，如针刺状，痛有定处。在女性多见痛经、闭经，或经血中多凝血块，或经色紫黑有块，崩漏，或有出血倾向。舌质紫黯，或见瘀斑瘀点，舌下静脉曲张，脉细涩或结代。瘀血质的患者容易出现疼痛部位的皮下瘀斑，皮肤浅表瘀络，或腹部青筋怒张，或下肢青筋胀痛。

2.血虚质　血虚质是以机体平素血液不足，脏腑百脉失养，全身虚弱等为主要特征的体质状态。血虚质的人群以瘦人居多。血液亏虚，不能濡养机体，多有面色、唇色苍白无华，爪甲淡白无光泽等表现。此种体质的人群容易出现头晕眼花，手足麻木冰冷，心悸失眠的症状。在女性多见月经后期、月经过少、闭经，或经质稀薄，经色变淡。舌淡苔白，脉细而无力。血虚质患者的皮下络脉由于失去血液的充盈而塌陷、萎缩，颜色苍白而不易分辨。

3.痰湿质　痰湿质是指痰湿内阻，水液代谢障碍，以黏腻重浊为主要特征的体质状态。痰湿质的人群体形肥胖，腹部肥满松软，面部皮肤油脂较多。此种体质的人群汗多且黏，胸闷，痰多，口黏腻或甜，身重不爽，面色淡黄而黯，眼胞微浮，容易困倦，大便正常或不实，小便不多或微混。舌体胖大，或边有齿印，舌苔白腻，脉滑。由于湿邪重浊黏腻，痰湿质的患者瘀络多出现在下肢，血液黏度增高，络脉变粗，颜色为红黄色。

4.湿热质　湿热质是指湿热内蕴，郁蒸表里内外为主要特征的体质状态。湿热质的人群形体偏肥胖或消瘦。此种体质的人群大多满面油光，易生痤疮、粉刺，容易口苦口干，身重困倦，心烦懈怠，眼睛红赤，大便燥结或黏滞，小便短赤。男性易致阴囊湿痒，女性易患阴痒、带下增多。舌质偏红，苔黄腻，脉多滑数。湿热质的患者络脉充盈、扩张、伸展，或沿络脉循行扩散，颜色为鲜红或深红色。

5.气虚质　气虚质是以元气不足，全身功能活动低下为主要特征的体质状态。气虚质人群多肌肉不健壮，形体消瘦。此种体质的人群平日少气懒言，神疲倦怠，自汗，头晕目眩，口淡，唇色少华，毛发不华，健忘，舌淡红，苔白，脉虚缓无力。气虚质的患者络脉短小，塌陷，颜色淡红。

6.气郁质　气郁质是以气机郁滞，气行不畅为主要特征的体质状态。气郁质的人群形体瘦者为多。此种体质的人群对精神刺激适应能力较差，平素忧郁寡欢。胸胁胀满，或走窜疼痛。多伴善太息，或嗳气呃逆，或咽中有异物感，或乳房胀痛，或四肢关节痛，睡眠较差，大便多干，小便正常，舌淡红，苔薄白，脉弦细。气郁质患者的络脉多扭曲如蚯蚓状，或呈团块壅滞于局部，颜色青紫或紫黑。

7.阴虚质　阴虚质是指由于阴液不足，阴不制阳，易出现功能虚性亢奋为主要特征的体质状态。阴虚的人群体形瘦长。此种体质的人群平素易口燥咽干，喜冷饮，面色潮红，骨蒸潮热，盗汗，五心烦热，目干涩，视物花，唇红微干，皮肤偏干，易生皱纹，眩晕耳鸣，睡眠差，小便短涩，大便干燥，舌红少津少苔，脉象细弦或数。阴虚质的患者络脉空虚，不充盈，络脉延长，颜色淡红色或鲜红色。

8.阳虚质 阳虚质是指由于阳气不足，以虚寒现象为主要特征的体质状态。阳虚质的人群多形体白胖，肌肉不健壮。此种体质的人群多易精神不振，面色㿠白，畏寒肢冷，脘腹冷痛，喜热饮食，毛发易落，大便溏薄，小便清长，舌淡胖嫩，苔润，脉微细。阳虚质患者络脉大多短小，塌陷，颜色淡。

四、辨络脉

经络是经脉和络脉的总称，是运行全身气血，联络脏腑形体官窍，沟通上下内外，感应传导信息的通路系统，是人体结构的重要组成部分。经络分为经脉和络脉两大类，络脉是经脉支横别出的分支。络脉的"络"，有联络、网络之意。正如《说文》所解释的，"络，絮也"。言其细密繁多。《灵枢·脉度》说："支而横者为络。"络脉错综联络，遍布全身。络脉从经脉别出后，逐层细分，形成别络、孙络、浮络等不同分支。浮络是指循行于人体的浅表部位的络脉，即《灵枢·经脉》中所说的"诸脉之浮而常见者"。而浮络显露于皮肤的微细脉络，称为血络，它是能够将机体的病理改变反映于体表的络脉。我们所指的瘀络，也就是发生病理变化后的血络。

络脉有广义、狭义之分，广义的络脉包括经络之"络"和脉络之"络"，即"络脉"和"脉络"。经络之络是对经脉之横旁出的分支部分的统称，脉络之络是指血脉的分支部分。脉络在《灵枢》中亦称为"血络"。刺血疗法中，所刺的"络"，主要是指发生病理变化后的体表血络。

络脉的病变不是一个独立的疾病，而是多种疾病发展过程中的病理状态，既是内外各种因素而导致的病理变化，又是促使疾病发展加重的致病因素。正常的血络络体细小，色泽浅红，或红黄相兼，隐隐显于浅表皮肤之中，大多不浮露。络脉分支众多，分布广泛，循行沿经布散，形成纵横交错的"网络"，是营卫气血津液输布贯通的枢纽，起沟通表里和渗灌气血的作用。络脉是沟通内外的桥梁，又是气血汇聚之处。一旦机体的阴阳平衡被打破，发生体内的病变，或感受外来的邪气，则容易影响络中气血的运行及津液的输布，致使络失通畅或渗灌失常，导致络脉的正常形态、色泽、粗细长短、循行方向等发生病理性的改变。

络脉的辨证可以分为以下几个方面。

1.辨络脉的长短　络脉长短能够提示病情的发展趋势。络脉日渐增长者为病进，病情有加重的趋势；络脉日渐短缩者为病退，病情向愈。但各种虚证导致络脉不荣，气血不充，也可出现络脉短缩。阴虚阳浮，或热证者，多见络脉延长。

2.辨络脉扩张、挛缩　络脉扩张者提示为热证或者实证，络脉挛缩者多为寒证或虚证。气血得热则行，热盛则血脉扩张；寒性收引，寒凝则血脉痉挛收缩。

3.辨络脉分支　络脉的病理性分支数量越多，表明疾病有向四周及深部延伸扩散的趋势；单支或仅有少量分支者提示病变范围较局限，或者病情得到控制。

4.辨络脉的充盈和塌陷　络脉的充盈和塌陷能够反映疾病的虚实。络脉充盈、饱满、增宽，为气血未亏，正气未损，多属实证；络脉变细、塌陷，为血液不足，津伤未复，多属虚证。

5.辨络脉形态

（1）络脉扭曲如蚯蚓状：多为气机郁滞，血行受阻，不规则冲击、压迫脉壁所致。

（2）络脉呈团块状壅滞于局部：提示有瘀血内阻，壅滞于局部，或寒凝气滞，使脉道壅塞不通。

（3）络脉呈直线状循行：提示疾病按照一定的趋势发展，传变较少，多属新病或病轻。

（4）络脉弯曲循行：提示疾病容易变异，或继发他病，传变较快，多属久病或病重。

五、辨皮部

皮部，是十二经脉功能活动反映于体表的部位，也是络脉之气散布之所在。《素问·皮部论》："凡十二经络脉者，皮之部也""欲知皮部，以经脉为纪者，诸经皆然"。十二皮部区域的划分，是以十二经脉体表的分布范围为依据。十二皮部居于人体最外层，与外界直接接触，随外界变化对机体起调节作用，是机体的卫外屏障，起着保卫机体、抗御外邪的作用。此外，皮部又与经络气血相通，受十二经脉及络脉气血的濡养滋润而维持正常的功能，是机体内外联系的桥梁。观察不同皮部络脉的色泽和形态的变化，有助于发现和诊断体内某些脏腑、经络的病变。下面将十二皮部按照阴阳的三分法归纳为太阴、阳明、少阴、太阳、厥阴、少阳等6个皮部分别进行叙述。

1.太阴皮部　包括手太阴肺经和足太阴脾经的皮部。手太阴肺经从肺系横走浅出侧胸上部，沿上肢内侧前缘，经过肘关节、腕后寸口部，沿手掌大鱼际缘，止于拇指桡侧端。分支从腕后分出，止于示指桡侧端。足太阴脾经起于足大趾内侧端，沿大趾内侧赤白肉际，过第1跖趾关节后，上行至内踝前，循行于小腿内侧的中间，至内踝上8寸后循行于小腿内侧的前缘，行经膝股部内侧前缘。其分支在躯干部分布于胸腹部第3侧线，经锁骨下，止于腋下。

太阴皮部沿上述经络的体表循行部位分布，其中瘀络最常出现的部位有鱼际、示指、舌下、足跗部等。临床常见于咳嗽，气喘，少气不足以息，咯血，伤风，胸部胀满，咽喉肿痛，缺盆部及手臂内侧前缘痛，肩背冷痛；或胃脘痛，呕恶嗳气，腹胀便溏，黄疸，身重无力，下肢内侧肿胀，厥冷等症。

2.阳明皮部　包括手阳明大肠经和足阳明胃经的皮部。手阳明大肠经起于示指桡侧端，上行通过第1、2掌骨之间，以及拇长伸肌腱与拇短伸肌腱之间的凹陷处，沿前臂外侧前缘，至肘部外侧，再沿上臂外侧前缘，上走至肩，沿肩峰前缘，向上交会颈部大椎穴。其分支浅出夹口，过人中沟，止于对侧鼻旁。足阳明胃经起于鼻翼两侧，上行到鼻根，向下沿鼻外侧，进入上齿，回出环绕口唇，向下交会于颏唇沟承浆处，再循行至下颌、耳前，沿发际到达额颅中部，向下沿颈至锁骨上窝，循行于胸腹第2侧线至气冲部。面部支脉：从大迎前下走人迎，沿喉咙，进入缺盆部。缺盆部直行的支脉：经乳头，向下夹脐旁，进入少腹两侧气冲。胃下口部支脉：至气冲部浅出后，下循下肢外侧前缘，再沿胫骨外侧前线，下经足跗，止于第2趾外侧端。胫部支脉：从膝下3寸处分出，进入足中趾外侧。足跗部支脉：从冲阳穴分出，进入足大趾内侧端。

阳明皮部沿上述经络的体表循行部位分布，其中瘀络最常出现的部位有腹壁、膝关节附近、足跗部等。临床常见于腹痛，肠鸣，泄泻，便秘，痢疾，咽喉肿痛，齿痛，流清涕或出血；或肠鸣腹胀，水肿，胃痛，呕吐或消谷善饥，口渴，咽喉肿痛，鼻衄，胸部及膝髌等部位疼痛，热病，发狂等症。

3.少阴皮部 少阴皮部包括手少阴心经和足少阴肾经的皮部。手少阴心经从肺部浅出腋下，循行于上臂内侧后缘，到达肘部，沿前臂内侧后缘，至掌后豌豆骨，进入掌内。止于小指桡侧端。足少阴肾经起于足小趾之下，斜向足心，出于舟骨粗隆下，沿内踝后进入足跟，再向上行于腿肚内侧，出腘窝的内侧，向上行股内后缘，通向脊柱。腧穴通路：向上行于腹部前正中线旁开0.5寸，胸部前正中线旁开2寸，终止于锁骨下缘俞府穴。

少阴皮部沿上述经络的体表循行部位分布，其中瘀络最常出现的部位有腹壁、膝关节附近、足跗部等。临床常见于心痛，咽干，口渴，目黄，胁痛，上臂内侧痛，手心发热；或咯血，气喘，舌干，咽喉肿痛，水肿，大便秘结，泄泻，腰痛，脊股内后侧痛，痿弱无力，足心热等病症。

4.太阳皮部 包括手太阳小肠经和足太阳膀胱经的皮部。手太阳小肠经起于小指尺侧端，沿着手掌和腕部尺侧，直上沿着前臂外侧后缘，经尺骨鹰嘴与肱骨内上髁之间，沿上臂外侧后缘至肩关节，绕行肩胛部，交会于大椎。缺盆部支脉：沿颈部上达面颊，至目外眦。颊部支脉：上行目眶下，抵于鼻旁，至目内眦。足太阳膀胱经起于目内眦，上额交会于巅顶。巅顶部支脉：从头顶到颞颥部。巅顶部直行的脉：从头顶下行项部，沿着肩胛部内侧，夹着脊柱，到达腰部。腰部的支脉：向下通过臀部，进入腘窝中。后项的支脉：通过肩胛内侧缘直下，经过臀部下行，沿着大腿后外侧后缘，与腰部下来的支脉会合于腘窝中。从此向下，通过腓肠肌，出于外跟的后面，沿着第5跖骨粗隆，至小趾外侧端。

太阳皮部沿上述经络的体表循行部位分布，其中瘀络最常出现的部位有腘窝、足跗部等。临床常见于少腹痛，腰脊痛引睾丸，耳聋，目黄，颊肿，咽喉肿痛，肩臂外侧后缘痛；或小便不通，遗尿，癫狂，疟疾，目痛，迎风流泪，鼻塞多涕，鼻衄，头痛，项、背、腰、臀部以及下肢经络循行部位疼痛等症。

5.厥阴皮部 包括手厥阴心包经和足厥阴肝经的皮部。手厥阴心包经胸部支脉：沿着胸中，出于胁部，至腋下3寸处，上行到腋窝中，沿上臂内侧，进入肘窝中，向下行于前臂两筋中间，进入掌中，沿着中指到指端。掌中支脉：从劳宫分出，沿着无名指到指端。足厥阴肝经起于足大趾上丛毛部，沿着足跗部向上，经过内踝前，至内踝上8寸处交出于足太阴经的后面，上行经膝内侧，沿着股部内侧，进入阴毛中，绕过阴部，上达小腹。

厥阴皮部沿上述经络的体表循行部位分布，其中瘀络最常出现的部位有腹壁、足跗部等。临床常见于心痛，胸闷，心悸，心烦，癫狂，腋肿，肘臂挛急；或腰痛，胸满，呃逆，遗尿，小便不利，疝气，少腹肿等症。

6.少阳皮部 包括手少阳三焦经和足少阳胆经的皮部。手少阳三焦经起于环指末端，向上出于第4、5掌骨间，沿着手背，出于前臂外侧桡骨和尺骨之间，向上通过肘尖，沿上臂外侧，上达肩部。胸中支脉：从胸直上，出于缺盆部，上走项旁，沿耳后向上，出于耳部上行额角，再屈而下行至面颊部，到达眶下部。耳部支脉：从耳后进入耳中，出走耳前，与前脉交叉于面颊部，到达目外眦。足少阳胆经起于目外眦，向上到达额角部，下行至耳后，沿颈部至肩上，向下进入缺盆部。耳部的支脉：从耳后进入耳中，出走耳前，到目外眦后方。外眦部的支脉：从目外眦处分出，下走大迎，再向上达目眶下，下行经颊车，由颈部向下会合前脉于缺盆，再沿着胁肋内，出于少腹两侧腹股沟动脉部，经过外阴部毛际，横行入髋关节部。缺盆部直行的脉：下行腋部，沿着侧胸部，经过胁肋，向下会合前脉于髋关节部，再向下沿着大腿的外侧，出于膝外侧，下行经腓骨前面，下到外踝前，沿足背部，止于足第4趾外侧端。足背部支脉：从足临泣处分出，沿着第1、2跖骨之间，出于大趾端。

少阳皮部沿上述经络的体表循行部位分布，其中瘀络最常出现的部位有头颞部、耳背、足跗部、腹壁等。临床常见于腹胀，水肿，遗尿，小便不利，耳鸣，耳聋，咽喉肿痛，目赤肿痛，颊肿，耳后、肩臂肘部外侧疼痛；或口苦，目眩，疟疾，头痛，颌痛，目外眦痛，缺盆部肿痛，腋下肿，胸、胁、股及下肢外侧痛，足外侧痛，足外侧发热等症。

7.其他 其他部位的瘀络包括了不沿经络分布的瘀络和聚集于病变部位或疼痛部位的瘀络。这些部位的瘀络不是由正常络脉发生病理改变后形成的，而是由于外邪留驻，离经之血的瘀阻，病理产物的堆积，或者机体应激性的代偿变化而导致瘀络的产生。病变部位可以是局限的，也可能与正常的络脉形成吻合，使病灶扩大。临床上多见于痛症，尤其是关节、肌肉的疼痛部位最常见。

六、辨血色

除了上述提到的辨络脉的形态、络脉的分布以外，还需要辨别络色、血色，以确定疾病的发病因素、病理性质、病机类型，判断疾病的预后，为临床制定治法方药提供依据。

1.血呈淡红色　针刺瘀络出血后，血液呈淡红色者，多属血液亏虚，或湿邪入络所致。血虚者，血液中的精微物质稀少，血出乏源，故色淡。多见于慢性消耗性疾病、虚劳、消渴病、久泻久痢、脘腹隐痛、冲任虚损不孕、经后腹痛、崩漏等。

2.血呈鲜红色　血色鲜红常见于表热证或阴虚阳浮的患者。血得热则行，热入营血，血脉充盈，血色显露，红活鲜明。多见于痈疽肿疡、湿热黄疸、水肿臌胀、脘腹胀痛、目赤头痛、湿热痹证、痛经、月经不调、带下阴痒等。

3.血呈深（黯）红色　刺出血液为深红色者，多提示里热盛，或为瘀血内阻。里热盛，血液长期受火热之邪燔灼而焦黑干涸，故呈黯红色。瘀血内阻，血液浓缩凝结成块，故亦色深。多见于各种出血，如咯血、吐血、衄血、尿血、便血等，或神昏谵语、躁狂、腹胀满痛、头痛眩晕、癥瘕、热痹等。

4.血呈紫黑色　血液呈紫黑色者，多因瘀血壅滞，或寒凝气滞。黑色为阴寒水盛之色，寒凝不解，血失温养，络脉挛缩，故见血呈紫黑；多见于癥积、臌胀、真心痛、喘咳咯血、吐衄便血、脘腹刺痛或冷痛、痛经、痰核流注等。

七、辨出血时血液的性状

1.血质浓稠黏腻　刺络出血后，血质浓稠黏腻者，多属气虚或血瘀。气虚者，元气不足，无力推动血行，使血液运行缓慢，瘀滞于脉道，血液浓缩，黏稠度增加，故刺络后血质浓稠难出。血瘀者，血行不畅，血液在局部停积瘀滞，最终亦导致血液浓稠黏腻。另外，饮食不节，嗜食肥甘厚味者，易酿湿生痰，痰浊流注血脉中导致血行滞涩，凝聚成瘀，痰瘀互结，也可致血液黏稠。

2.血质清稀透明　出血清稀透明者，多为血虚的表现。血液生成不足或耗损过多，均能导致阴血亏虚，络脉不荣，多有面色唇色苍白无华，爪甲淡白无光泽等表现。此时，津液代偿性地进入血脉，以维持血络的充盈。脉中血液被稀释而表现为清稀透明。

3.血夹气泡　刺络放血后，加上火罐以助拔血。根据临床经验总结发现，若见血中或罐边有气泡冒出者，多兼有风邪袭络。

八、辨出血的缓急

1.出血缓慢　点滴而出者，多因气血亏虚，络脉不荣。气虚，无力推动血行，则出血缓慢；血虚，血出乏源，则点滴而下。

2.出血急促　多属热证。外感热邪或体内郁热炽盛，热入血络，燔灼络中气血，轻则影响血液运行，重则灼伤脉络，迫血妄行。

九、辨病程的长短

所谓辨病程，就是通过对临床资料的分析，确定病程之久暂，从而判断其络脉病理变化的类型及阶段。

1.新病入络，邪与血结　疾病初期，由于六淫之邪，蕴结络脉，与络中气血相搏结，络脉瘀阻，或跌仆劳倦，郁怒气逆，饮食失节导致络脉损伤，血溢脉外，瘀血内阻，皆可导致络脉发生病理性的改变。新病入络，主要侵犯机体皮肤肌腠之络脉，多为疾病的初始阶段，其病程短，病位浅，病情亦较轻。此阶段，络脉的形态、色泽、循行方向均无太大的改变，治疗以祛邪为要。

2.久病伤血，病邪入络　一般而言，久治不愈之病皆可导致络脉瘀滞，出现络脉的病理改变。所谓"久病入络"，"百日久恙，血络必伤"，疾病失治、误治，或病情缠绵，日久不愈，邪渐入血，络脉不利，为瘀为痰，痰瘀并阻，终成伤血阻络。久病多瘀、久病多痰、久病多虚，故久病入络之病症以正虚、瘀阻、痰凝为主，主要涉及脏腑深部的络脉，其病程长，病位深，病情较重且复杂，治疗以通络为要，攻补兼施。

（奎瑜　于凡钧）

第六章 治疗穴位和部位选取原则

岭南刺络疗法的治疗取穴及部位选取原则与针灸治疗的选穴规律有相似之处，都是根据中医的脏腑、经络、气血理论来辨证施治，同时也遵循腧穴的近治、远治、特殊作用来选穴、配穴。不同之处是刺络疗法的部位不一定为十四经腧穴，有的是离穴不离经，主要选取穴位处或穴位附近瘀滞明显的血络。有时选取的穴位与病变部位经络无明显关联，但从实际经验方面来说，却是行之有效的。岭南刺络疗法的选穴正确与否是决定疗效的关键之一，如果选穴不当，不但没有治疗作用，反而增加患者的痛苦。

一、循经选穴

岭南刺络疗法是针刺疗法中的一种，根据脏腑经络学说而辨证施治，选取病之所属经穴。循经取穴可分为以下3类。

（一）本经取穴

本经取穴即在病变的本经穴位点刺出血。这种取穴方法是《内经》刺血疗法中最常用的方法之一，如《素问·刺疟》："肝疟者，令人色苍苍然太息，其状若死者，刺足厥阴见血……心疟者，令人烦心甚……刺手少阴……疟发身方热，刺趾上动脉，开其空，出其血，立寒。"根据具体的临床症状来确定病变的相关经络，从而选取相应的腧穴进行治疗。

另外，《内经》中还有一种刺血取穴法，虽不是在病变经络上取穴，但也是在脏腑经络理论指导下，选取脏腑在体表的对应腧穴进行治疗，这种取穴法也归在循经取穴的范畴内，只不过这种循经是在结合了脏腑辨证的基础上进行的，如《素问·长刺节论》中记载："深专者刺大脏，迫脏刺背，背俞也。刺之迫脏，脏会，腹中寒热去而止。与刺之要，发针而浅出血。"《素问·刺疟》中记载："风疟，疟发则汗出恶风，刺三阳经背俞之血者。"上述都是结合脏腑辨证，点刺对应的背俞或腹募穴出血进行治疗。

（二）表里经取穴

此法是根据经脉脏腑辨证取其表里经的腧穴来刺络放血。如《素问·脏气法时论》所说："肝病者……取其经，厥阴与少阳，气逆则头痛，耳朵不聪，颊肿，取血者"。肝属足厥阴经，与足少阳胆经相表里，故足厥阴病，既可取之厥阴，又可取之少阳。上述是利用经络的表里关系来取穴的，而相互表里的经络在生理、病理上的联系则是这种取穴方法的理论依据。

（三）多经取穴

当病症复杂、涉及脏腑经络较多时，还可选取两条经脉以上的腧穴，即多经取穴治疗。如《素问·脏气法时论》："肺病者，喘咳逆气，肩背痛，汗出尻阴股膝髀腨胻足皆痛，虚则少气不能报息，耳聋嗌干，取其经，太阴足太阳之外厥阴内血者。"虽言肺病，但由于日久已涉及其他经脉，单取手太阴肺经已不足以胜病，故取太阴、太阳、少厥阴3条经脉。《素问·刺疟》："治疟，疟方欲寒，刺手阳明太阴，足阳明太阴。"当疟疾发作，将要出现恶寒症状时，需选取手阳明、手太阴、足阳明、足太阴4条经脉上的相关腧穴进行治疗。总之，病情轻、症状单一时取本经穴即可，稍复杂者可据症而多经取穴。多经取穴时应首先考虑其表里经，若病情复杂多变者，应在多条经脉上选穴治疗。

二、局部选穴

局部取穴是指选取病痛局部或附近的部位点刺出血，多用于局部症状比较明显的病症，而刺血点往往在病灶之上，或周围显露的静脉，甚或动脉。《素问·刺疟》记载："刺疟者，必先问其病之所先发者，先刺之。先头痛及重者，先刺头上及两额两眉间出血；先项背痛者，先刺之；先腰脊痛者，先刺郄中出血；先手臂痛者，先刺手少阴阳明十指间；先足胫酸痛者，先刺足阳明十指间出血。"《灵枢·厥病》："厥头痛，意善忘，按之不得，取头面左右动脉……厥头痛，头痛甚，耳前后脉涌有热，泻出其血……厥头痛，头脉痛，心悲，善泣，视头动脉反盛者，刺尽去血。"此两处均为局部取穴的典型，都是由于局部症状比较明显，先治其标，点刺局部出血。

另外，《素问·气血论》言"疾泻无怠，以通荣卫，见而泻之，无问所会"，提示了另一种局部取穴的办法，即注意观察有无显露血脉，有则点刺出血（见而泻之），而不必拘于穴位（无问所会）。

三、对症选穴

对症取穴是指根据病症而选取的一些特殊治疗点，这些治疗点既不在病变的相关经络上，也不在病变局部，但却对病症有特殊疗效，类似于经验取穴，这类选穴办法体现了腧穴治疗作用的相对特异性。如《素问·刺疟》中记载："䯒酸痛甚，按之不可，名曰胕髓病。以镵针，针绝骨出血，立已。"骨髓病变而选绝骨穴点刺出血，既非循经取穴，也不属于局部取穴，而是根据"髓会绝骨"的理论进行选穴治疗。《素问·刺疟》："诸疟而脉不见，刺十指间出血，血去必已。"疟疾而出现脉隐不见，是阴阳之气不相顺接而出现的厥逆情况，点刺十指出血，能通阴阳之气而回厥逆。临床上不仅疟疾出现"脉不见"的情况时可以用刺十指间出血的办法来治疗，在其他病出现厥逆的时候，点刺十指间出血也是常用的办法，因此"十指间"在此条文中属于对"脉不见"一症的对症取穴。《素问·刺疟篇》中"身体小痛，刺至阴。诸阴之井无出血，间日一刺"等，亦属类似的取穴方法。这种处方具有选穴精、针对性强、作用显著的特点，常常是经验的总结，而不是简单的循经取穴。此种方法，尤多用于急症的治疗。

四、特定穴

刺络疗法选取的特定穴以五输穴为主，五输穴与脏腑经络关系极为密切，故取此类穴位常能收到奇效。井穴用于治脏之急证，如《灵枢·顺气一日分为四时》云："病在脏者，取之井。"《针灸大成·乾坤生意》中论述"凡中风跌倒，卒暴昏沉，痰涎壅滞，不省人事，牙关紧闭，药水不下。急以三棱针，刺手十二井穴，当去恶血"。《灵枢·邪气脏腑病形》认为"荥输治外经，合治内府"，故外邪袭经，引起经气痹阻之急候，或跌仆损伤，气血瘀滞之证，均可在局部选取穴位行刺络疗法。在临证治疗时特定穴多配合应用。如《针灸聚英》"治大热喉痹，即须点刺少商、合谷、丰隆、关冲等穴"。

五、耳穴

元代《世医得效方》记述了"赤眼……挑耳后红筋",就是我们现在仍常用的耳背静脉放血治疗红眼病的方法。我国民间早就开始通过刺耳穴治疗腮腺炎、感冒等。耳穴刺血疗法符合我国古代"刺络放血"的基本理论。它是根据"血实宜决之""宛陈则除之"及"泻热出血"的治疗原则而形成。临床验证具有退热、消炎、镇静、止痛、消肿、美容等功能。所有耳穴均可用于刺络治疗,但以耳尖最为常用,因耳尖穴位于耳郭最高点,具有便于操作、敏感等特点,能够替代其他部位放血。

六、董氏奇穴

董氏奇穴理论认为久病必瘀、怪病必瘀、重病必瘀、难病必瘀、痛症必瘀。特别是在治疗慢性顽固性内脏病变时,非刺血针法不能根治。董氏奇穴疗法治疗多年大病、久病难治之病,往往通过刺络放血,豁然而愈。剧烈疼痛亦可于刺络放血之后立即止痛。在董氏奇穴临床应用上,全身上下,无处不可放血。其主张泻络远针,极少在患处刺血。董氏奇穴有十大特效刺血区,如心肺区在小腿足阳明胃经循行区域,找病变瘀络刺血,治疗慢性心肺疾患引起的胸闷胸痛有立竿见影之效;肾脑区在内踝下,刺血治疗脑震荡及泌尿生殖系疾病疗效极佳;董氏奇穴刺络方法的最大特点是远离患处放血,效果甚好。另外,关于董氏奇穴刺病象法,所谓"病象",即身体内部病变在体表的异常形态或颜色反应,如瘀斑、斑块样色素沉着等。刺病象法即于体表异常颜色、异常感觉或异常形态处进针。刺络法有时也于病象外下针。

（奎瑜　于凡钧）

第七章　操作方法

刺络疗法的诞生可追溯到新石器时期。远古时代人们以利石划割伤口引流瘀脓，初始时代使用的针具、操作的手法等随针灸学在历史长流中更替增减。演变至今，放血疗法结合岭南陈氏针灸阴阳互济，通调和畅思想，通过浅刺局部络脉以产生疗效的方法有着见效迅速、操作简便、隐形痛感等优点。《素问·调经论》有言："病在脉，调之血；病在血，调之络"。随着经、络、气、血各类学说的发展壮大，岭南刺络疗法逐渐形成其特有的理论体系。

第一节　针　具

自古以来，刺络疗法即受许多医家追捧推崇。受生活水平、医疗规定、科技能力等影响，刺络疗法的针具多样。针具的选择又需结合疾病种类、病情发展、操作部位等因素考虑。不同种类、型号的针具，其作用机制、实操手法上都有一定区别。正确地选择针具能达到事半功倍的效果。临床上，三棱针、一次性注射针头和梅花针使用频率最高。

一、三棱针

材质多为不锈钢，整体形似三棱柱。其针柄为稍扁的圆柱状，针体三角锥形延伸至针尖，尖锋锐利。

1. **历史源流**　以"菀陈则除之，去血脉也"作为其治疗思想，三棱针的具体操作是刺破患者穴位或一定部位，或伴有瘀血的流出。直全北宋，"三棱针"一词方正式出现，载于宋代王怀隐《太平圣惠方》："若灸即恐拔气太上。令人眼暗，故不用相续。加灸满五十壮。即以细三棱针刺头上，令宣通热气。"此前，三棱针多以"锋针"一名活跃于医家书籍，对其结构和主治的叙述最早见于《灵枢·九针论》："四曰锋针，取法于絮针，筒其身，锋其末，长一寸六分，主痈热出血。"而对锋针具体操作应用，可在《灵枢·九针论》《针灸甲乙经》中查得。泻血热、排痈脓一直是三棱针的主要治疗方向。以此为根据，可查得秦汉至唐是三棱针应用的进阶时代。

2.分类 按照型号，三棱针可分为大、中、小3种；按照针柄材质，可分为软柄皮肤针和硬柄皮肤针。若针柄直径约为2mm，针体约长9cm，属粗针，适于四肢、躯干等肌肉丰厚等部位使用；若针柄直径约1mm，针体长度约为6cm，则属细针，适于头面、四肢末端等肌肉薄嫩处使用。

3.适应证 三棱针由九针中的"锋针"发展而来，古籍中又记载以"络刺""赞刺""豹文刺"等，多配合点刺法、散刺法和挑治法使用。常见于治疗瘀血证、实热证等阳病，患者体质多属壮、实、热。

二、梅花针

针具形似小锤，可分三段观之，材质各不相同。针柄末端多由硬塑料制成，称"硬柄"；中端多由延展性高的材料（如牛角）制成，称为"软柄"；顶端束以针具为一体，似带针锤头，形如梅花故得称。

1.历史源流 古称梅花针，治法为扬刺、半刺、毛刺，如《灵枢·官针》述："扬刺者，正内一，傍内四"；陈实功《外科正宗》卷四记载："用粗线针扎在箸头上，在患处点刺出血。"故而有学者疑今日梅花针实出自箸针。

梅花针疗法的理论依据扎根于经络学说的皮部理论。中邪、内伤于人体的络、经、腑、脏，正邪出现不同程度的斗争情况，在一定程度后即反应在人体表层，如头痛、局部皮肤疼痛感、瘀斑瘀点的形成。梅花针疗法即叩刺人体表层，或至腧穴，刺激全身气血运行，使得机体功能恢复，以治疗疾病。

2.分类 根据顶端的针具数目将梅花针划分为三类：梅花针（五支针）、七星针（七支针）和罗汉针（十支针）。现代制针技术的进步，让梅花针的使用更加安全。选用合适型号的梅花针还可用于治疗小儿疾病，故称此类梅花针为小儿针。

3.持针方法 梅花针针柄软硬不同，对应持针的手法也略有差别。

（1）软柄梅花针：持针手呈握拳状。拇指扣于针柄上方，示指第二指节托于针柄下方，将针柄尾端捏于手心中。

（2）硬柄梅花针：示指伸直做针柄上部支持，用持针手拇指和中指合力扣住针柄侧部，环指和小指顺势轻握针尾，使针柄末端固定于掌心。

叩刺梅花针对持针人的手法、腕力及临床经验有一定要求。握针过松会导致针体不稳，针面不能垂直落于皮肤，受力不匀而有局部异常出血，疼痛感明显；握针过紧会导致针体回弹力不足，针面留于皮肤过久，而疼痛感明显。正确手法为腕发力，带动针体如麻雀啄米，提针若触弹簧，每分钟宜叩刺80次。

4.适应证　梅花针轻刺宜小儿、久病等患者及头面、四肢末端等肌肉浅薄处；重刺宜壮热体质、实热证等患者及肌肉丰厚如臀、腿等部位。中刺介于轻刺和重刺之间，即为叩打到局部潮红、丘疹，但不出血的程度。梅花针叩刺可用于治疗多种皮肤病，或其他如肋间神经痛、三叉神经痛、小儿麻痹、腰肌劳损等相关疾病。

三、一次性注射器针头

针体材质多为不锈钢，针头尖端楔形切口，可装卸于注射器，配有塑料针套。

适应证　作为近现代的医疗产物，针口楔形设计使其易刺破皮肤且疼痛感不明显。即用即取、安全卫生、造价低廉、广泛应用，是临床上代替三棱针的首选针具，常配合点刺法、散刺法使用。使用一次性注射器针头刺络放血，适用于耳尖、单一穴位等部位较小、点刺数目少的治疗方案。

四、其他针具

安全锁卡式采血针，即一次性血糖采血针，塑料外壳，针体后压弹簧。针尖是带有弧度的三棱状，在减小创口面积和疼痛感的同时保证一定出血量；弹簧设计降低了施术者的手法要求。采血针可配合点刺法，代替三棱针运用于小儿刺血疗法。但其刺入的深度浅、面积小、出血少，存在一定局限性。

其他如小眉刀、针刀、刀片、缝衣针等针具，皆可在特定情况下用于刺络疗法。如需大面积划割皮肤，可用手术刀配合割刺法，其创口深、面积大、出血多，适用于实热停表的痈疮等治疗。作为新时代的衍生品，大部分针具未大规模投入临床实用中，对它们的实用性、安全性和有效性的相关阐述尚未丰满。根据目前医学的安全指导和规范化标准，三棱针、梅花针和一次性注射针头仍是我们的首选针具。

五、注意事项

部分针具,如三棱针、梅花针等,若在特定环境下需重复使用,则需检查针具安全性和可用性,积极、正确消毒,妥善保存。

各针具针体虽由不锈钢制作,但长时使用、不注意护养等情况下亦会导致针具变形,严重时造成缺损。故在使用前,应检查针具,发现有针尖弯钩、缺损,针体变形、生锈等应及时处理或更换。若需重复使用,每次使用后应检查器具完整性,在消毒液中浸泡30分钟以上,后用肥皂液冲洗清洁。将不同长度、材质的针分别放于纱布中叠置,用木板固定针体防止变形,放于消毒锅内常规或加压消毒。需留意,消毒后针具应远离碘伏、酒精等物品放置,防止其被氧化、污染。

第二节 手法操作

手法是刺络疗法的点睛之处。历年来,不同医家对于其手法的命名和具体操作或有差别。现将临床上最为常用的手法——点刺法、散刺法、刺络或一次性法、挑治法做详细介绍。

一、点刺法

用针具快速刺入人体特定浅表部位后迅速出针的一种刺络手法。

1.**具体操作** 根据临床上术者常用的辅助手操作,将点刺法分为直接点刺法、挟持点刺法和结扎点刺法。

(1)直接点刺法:消毒局部皮肤后,术者以一手定位待刺局部,另一手的拇、食指持针柄,中指抵于针尖上端,使针尖露出适当长度,垂直角度迅速进出针。在点刺前后或可通过挤、压、推等手法促使局部充血,以便放出适量血液或分泌物。

(2)挟持点刺法:消毒局部皮肤和施术者双手。术者以惯用手拇、食指持针,辅助手轻提起待刺部位皮肤和肌肉。快速进针0.3~0.5cm,辅助手可轻压，帮助瘀血、脓液排出。

（3）结扎点刺法：用压脉带结扎待刺局部上端约一横指，充分消毒后以辅助手按压待刺局部下端约一横指处。术者持针确定位置，迅速点刺，进出针时角度一致。创口血流停止时，松开压脉带以消毒棉球按压。

2.适应证　临床上，点刺法应用频率高，常配合三棱针或一次性注射针头使用。将3种点刺法相比较，直接点刺法更适用于血流量较少或治疗部位平面不规则的刺血，如四肢末梢、耳尖穴等；挟持点刺法更适于面部的刺血，如针刺攒竹穴、印堂穴；而结扎点刺法更宜于局部血流量较大的部位或穴位刺血，如曲泽、委中穴。

二、散刺法

用针具在人体特定部位行多点点刺的一种刺络手法。

1.具体操作　充分消毒后，术者以辅助手固定待刺局部，以持针手从外至内在其上进行连续、垂直、多次点刺。临床上，以三棱针或一次性注射针头单次治疗可连续刺15针，但强调术者持针手法快、稳、准，连续操作下动作不变形。据其点刺特点，古时又称散刺法为"丛刺""围刺""豹文刺"。

2.适应证　散刺法较点刺法的治疗面积大，或可配合梅花针使用。在局部散刺后置罐适宜时间，更可促进疮疡、局部瘀血等病理产物的排出。故而临床上多用在各类实热证、瘀血证的皮肤病和软组织损伤疾病中。特定条件下，根据病情可调整沿经脉循行散刺或加刺于病变外周部位。

三、刺络或一次性法

用三棱针或一次性注射器针头刺入人体特定部位的血络，放出适量血液的一种刺络手法。

1.具体操作　因待刺部位为血络，故与结扎点刺法相似。以压脉带固定待刺部位近心端，加以按、揉、推等手法促进充血。充分消毒后，术者用辅助手固定部位，持针手露出针尖0.1~0.3寸，垂直部位快速进出针，挤压排放出适量血液，松开压脉带，用消毒棉球按压针口以止血。

2.适应证　因放血量较大，故偏向对体质壮实、腠理紧密等患者使用，热证、急证等特殊情况也可使用。

四、挑治法

用三棱针或一次性注射针头挑刺人体特定部位的皮肤或皮下组织的一种刺络手法。

古用竹制针具操作，发展于"九针"中的"络刺"，文献记载最早可见于马王堆汉墓帛书《五十二病方》。岭南地区潮湿闷热，易感时邪瘟疫。粤地常以此法挑刺泄热，民间亦多使用，效果明显。今有司徒铃教授以此为根据，创立"司徒氏针挑法"，丰富了岭南特色针灸技术，临床上收效斐然。

1.具体操作　在待刺部位大面积消毒，术者辅助手固定皮肤，持针从适宜角度刺入皮下约0.3cm，挑尽其白色纤维组织层，或伴有少量液体、血液的渗出，出针后以无菌敷贴或一次性输液贴保护针口，以消毒棉球清理外部，注意感染。

2.适应证　挑治法创口大、部位深，适用于多种感染性疾病，如结膜炎、前列腺炎；亦可用于治疗实证、热证如小儿惊风、肝阳上亢型高血压等；还有医家用于治疗皮下伏虫等特殊情况。在临床实践中，还可配合腧穴处方治疗疾病，如哮喘取穴肺俞，胃痛取穴胃俞等。

五、其他手法

1.针罐法　即针刺后于针口处留置气罐或火罐的一种刺络手法。

局部充分消毒，在病灶处施点刺法或散刺法后，迅速将消毒火罐或气罐扣在点刺部位，留置约8分钟。可结合药物同时拔扣，助局部病理产物的排出。起罐后先用消毒干棉球擦拭清理，再用碘伏或酒精由内向外环形消毒针口。因其拔脓力度强，适用于病灶范围较大、部位较深的疾病，如神经性皮炎、丹毒等。

2.叩刺法　本法用梅花针在局部表层反复叩刺，略有血珠渗出为佳，是散刺法的延伸，可用于某些皮肤病、脱发、神经性疼痛等的治疗，或可配合针罐法使用。施术时当以腕力带动针具在皮肤弹刺，针具宜垂直进出。

通常可根据叩刺部位分为循经叩刺、穴位叩刺和局部叩刺3种。

（1）循经叩刺：即沿着经脉循行路线进行叩刺的一种方法，常叩刺项背、腰骶部和四肢如督脉、足太阳膀胱经、手三阳经等循行部位。

（2）穴位叩刺：即固定叩刺某个穴位的一种方法。常用于特定穴出现敏感反应，或触得皮下结节，或皮下条索状等，通过刺激相应穴位而达到治疗目的。常见选穴有背俞穴、四肢的原穴、络穴等。

（3）局部叩刺：又称患部直接叩刺。常应用于顽固性皮癣、斑秃等疾病。注意叩刺安全使用，评估是否符合适应证范围方可使用。

根据叩刺力度，叩刺法分为轻、中、重3种刺激程度。考虑年龄、体型和病情轻重，对于小儿、初诊、体质虚弱等患者，适于轻度刺激，亦可用于头面部等肌肉浅薄处；对于素体强健、病情深重、热证明显等患者，可用重度刺激，可致局部出血，患者自觉疼痛感明显，亦可用于肩、背、腰、臀等肌肉丰厚处；中度刺激介于轻、重度之间，叩刺部位皮肤潮红无出血，患者可有轻微疼痛感，在多数情况下适宜使用。

3.割点法　是利用小眉刀或手术刀自皮肤切割或至小静脉，分离病变组织的一种治疗方法。临床上又称"割刺法"，与挑治法相似。持刀手法因人而异，刀身与病灶表面垂直，切口约长0.5cm，破刺小静脉的深度不宜超过其直径1/3。待创口流出适量血液后清理消毒，用无菌敷贴按压覆盖。以往常用于口腔黏膜、耳背静脉等部位的放血。因割点法较挑治法的切割伤口更深、血流量更大、容易感染、患者不易接受等原因，现临床上很少使用此法。

第三节　操作步骤

一、选定针具

术者应结合病灶部位、病情深重、患者体质、自身能力等挑选合适的针具，并确认所选针具的针尖锐利、针身光滑无锈迹、整体无倒钩、无缺损。

二、揣定腧穴

选穴的正确与否是疗效好坏的关键影响因素之一。错误的选穴对病情无正向作用，甚者引起不良反应，浪费医疗资源的同时给患者带来痛苦。在确认使用刺血疗法时，医者即需选定治疗的腧穴。揣穴时可在体表按压揣摸，根据病灶部位或压痛点、阿是穴等确定操作位置，用龙胆紫标记笔或直接轻压留下标记。

三、确认体位

综合考虑患者状况，若卧位时眩晕明显的患者需调整体位。以医者便于取穴治疗，患者可在一定时间内不移动为原则选择体位。临床上常见体位有如下几种。

1.直立坐位　以人体外侧和腹侧的腧穴为宜。

2.仰靠坐位　以人体上水平面，如颜面、上胸部的腧穴为宜。

3.俯卧坐位　以人体背侧，如枕部、背部腧穴为宜。

4.侧伏坐位　以人体外侧，如头颞、面颊、颈侧、耳部腧穴为宜。

5.仰卧位　适用于身体腹侧面部位的腧穴。

6.侧卧位　用于胸侧、腹侧、手背和下肢外侧等部位的腧穴。

7.俯卧位　适用于身体背侧面部位的腧穴。

上述体位以直立坐位为常用。应向初行刺络疗法的患者详细解释针法的治疗目的与相关操作，尽量减少患者的焦虑不安，提高其依从性。

四、正确消毒

刺络疗法多因排脓、放血而疗效显著。在病原微生物充斥于四周的前提下，术前术后的消毒至关重要。而患者常因对感染的重要性认知度低、对医学信息的了解度不足及针口部位不利于观察等原因忽视针口愈合情况。故而医者的消毒与叮嘱显得至关重要。

1.环境消毒　应在通风、光线充足、干净整洁的操作室中进行刺血疗法，操作室每天应用紫外线灯照射消毒45分钟以上。

2.针具消毒　从安全消毒的角度考虑，尽可能选择一次性注射器针头进行操作。而对重复使用的针具消毒方法繁多，通常情况下以高压蒸汽灭菌法为佳。但考虑部分针具易变形、缺损，故而消毒前应检查针具完整性，可考虑用纱布包裹针具后以木板固定，防止消毒时针具变形。消毒后针具应置于适宜的无菌区域，慎与酒精、碘伏、药物等一同存放。凡是生锈、缺损、变形的针具均需丢弃至利器盒，不可再使用。

3.术者消毒 在揣定穴位后，医者需以七步消毒法用免洗酒精清洁剂清洗双手；或先用肥皂水清洗，再用医用酒精棉球二次擦洗双手。必要时可选择一次性无菌医用手套操作。

4.施术部位消毒 用医用酒精棉球或蘸取适量安尔碘的棉签在待刺部位从中心向四周环形消毒两次。若用2%碘酊消毒，则待稍干后用医用酒精棉球擦拭脱碘。消毒半径约5cm，根据操作部位、进针手法、深度等灵活调整。出针后再以上述方法消毒，后用洁净消毒棉球擦拭。

五、具体操作

1.持针方法 临床上刺络疗法多分为二指持针法和三指持针法，由医者个人操作方便作选择标准。

（1）二指持针法：仅用拇指、示指的远节指骨固定针柄，多适于小型针具。

（2）三指持针法：以拇指、示指和中指合力固定针柄。对于不同针具具体持针方法略有差异。

2.进针角度 当以针体垂直于进针点为佳。若针刺部位较浅而范围较大，或治疗点定于怒张静脉、局部瘀络血络等时，针体可倾斜一定角度。皮下进针角度宜在15°~30°之间。若需控制进针深度，且利于血液或脓液等排出，可倒置针体使得针尖在上，向上刺入皮肤。

3.针刺深度 多以进针3~5mm为佳。不应直接刺划未查明原因的瘢痕组织、肿块包物。审查进针处解剖位置，若与重要的组织器官，如肺尖、正中神经、腘静脉等邻近，不应深刺。必要时嘱患者治疗前排尿，以防针刺下腹部时伤及膀胱。

4.观察判断 操作中当留意情况，随时询问患者感觉，以免发生危险。

（1）患者反应：刺时或有疼痛，治疗后顿感轻松，症状缓解或消失；或可表现为治疗后症状加重，但一段时间后逐渐好转或消失；或有少量患者有头晕昏沉、倦怠乏力等症状，都属正常反应。症状反加重是因患者体虚，气血不能及时荣养所致。治疗后宜稍饮温水休息，可配合食疗等调养身体，多在4天后可恢复如常。若患者在治疗后症状无明显改善，考虑为针刺不及或针法不当，医者需及时调整治疗方案。在过程中，患者出现惊恐、慌乱，甚则辱骂、尖喉等，应立即停止操作，消毒针口，平缓患者情绪，确认有无不良反应的发生。

（2）针口情况：①分泌物：针刺疮疡等时，当有一定脓液物质的排出。注意清洁，防止感染物的二次污染。观察分泌物的量、质地、颜色等，进一步确定具体病灶情况，以做出下一步治疗判断。②出血：若进针点定于血络等部位，针刺常伴血液，应结合患者体质强弱、病状寒热偏移、病情轻重缓急等考虑治疗时应放血量。对于久病、体质虚弱、病灶部位较浅、小儿等，放血量当少，常规1~5ml；对于实证、气血旺盛、素体强健者或病灶面积大、程度深等，放血量可适当增至10~50ml。观察血液颜色和凝血情况，动态调整治疗方案，可"出血如大豆"，可"出血盈斗"，出血量当以祛邪不伤正为准则。

（3）治疗时间：单次治疗时，因个体方案不同而具体时间有异。多次刺血疗法间隔宜久不宜小。一般情况下，无必要则不予刺血。若针刺浅、部位少、无出血或仅微出血，可行隔日重复治疗；若针刺深、部位多、治疗面积大、出血排脓较多，宜每周1次治疗。临床上根据患者反应、针口情况等综合判断。特殊情况下，如中风、抽搐、急腹症等辨证后应予刺血疗法，可连续治疗1~2次，病势稍缓即停止手法或调整处方。多数患者在1~3次治疗后症状明显改善，部分需治疗6~8次。

六、出针及术后处理

针法不同，其要求出针速度、角度等都有差异，不同疾病群体和医者惯用操作等都有区别。常见出针方式分类为快速出针和缓慢出针，临床上并无统一硬性要求。

出针后，当予医用酒精棉球或蘸取碘伏的棉签消毒针口，再予消毒洁净棉签擦拭。若针口创面大、出血排脓量多，可先用洁净的消毒棉球按压约3分钟止血，再行2~3次清理消毒，以无菌敷料覆盖。若排量较大，可用洁净器皿承接，排出物应及时作无害化处理。多数情况下，出针后出血可自然停止而邪祛不伤正。

第四节 适应证和禁忌证

刺络疗法被称为"绿色疗法",是因其具有取材简易灵活、操作相对简单、取穴单一、消耗少而起效迅速、无明显不良反应、易被患者接受等优点。通过刺激穴位以协调气血运行,继而调整脏腑功能,刺络疗法的治疗范围广泛、效果显著,但并非适用于全部疾病。

一、适应证

经曰:"虚虚实实,补不足损有余。"刺血针法以泻为主,临床上多用于热证、实证或顽固性疾病。

1.内科疾病 头痛、胸痛、胃痛、哮喘、高血压病、失眠、痛风、中暑、感冒、扁桃体炎、慢性咽炎、急性淋巴炎、休克、胆囊炎、腹痛、胃炎、便秘等。

2.外科疾病 颈椎病、急性腰扭伤、落枕、腰椎间盘突出、骨性关节炎、腱鞘囊肿、软组织损伤、肩周炎、甲沟炎、网球肘、肋间神经痛、痔疮等。

3.神经科疾病 面瘫、神经官能症、癔症、癫痫等。

4.妇科疾病 月经不调、多囊卵巢综合征、盆腔炎、痛经、乳腺增生、围绝经期综合征、白带异常、漏乳等。

5.泌尿科疾病 前列腺炎、睾丸炎、遗精、早泄、尿道综合征等。

6.儿科疾病 小儿疳积、小儿急惊风、小儿高热、百日咳等。

7.皮肤科疾病 睑腺炎、带状疱疹、特应性皮炎、湿疹、痤疮、银屑病、白癜风、丹毒、斑秃、过敏性紫癜、脂溢性脱发、荨麻疹、黄褐斑等。

二、禁忌证

在《灵枢·五禁》中有"五夺"一说:"形肉已夺,是一夺也;大夺血之后是二夺也;大汗出之后,是三夺也;大泄之后,是四夺也;新产及大血之后，是五夺也，此皆不可泻也"。虽现有医疗水平已明显提高，但类似情况下医者需再三斟酌后确定治疗处方。

1.**禁用人群**　新生、早产等婴幼儿，孕妇、产后恢复期者、习惯性流产者、经期妇女，血友病、巨幼细胞贫血、地中海贫血、血小板减少性紫癜等造血、凝血功能障碍患者，严重脱水、失血，血栓重症如DIC、肺栓塞，严重心、肝、肾等脏器衰竭、脑出血昏迷、重度静脉曲张等患者，甲级传染病或传染病并发重症等患者禁用。

2.**慎用体质**　素体虚弱，如老年久病、佝偻病、侏儒症、先天发育不良等患者；气血亏损，如大出血恢复期、营养不良等患者；阴阳俱虚，如糖尿病后期、肿瘤晚期等患者慎用本疗法。

3.**禁忌部位**　病灶溃疡、瘢痕或有不明肿物等不可直接用刺络疗法点刺取穴；若有血管瘤、局部感染等，可在其周围选择适宜穴位；头面、舌底、关节、颈项等部位慎用割刺法。

（奎瑜　邓启粤）

第八章　安全控制措施

人体经络是一条运行全身气血、联络脏腑肢节、沟通内外上下的道路。经脉再分别络，逐层细化而有系络、缠络和孙络。络脉更为细小，网状交织分布于全身，使气血得以渗灌濡养机体，维持机体的正常生命活动。而刺络疗法则强调对于机体浅表、局限的病变，如络脉病、血瘀证等，通过调整脉络循行结构、方式等综合调整机体阴阳偏倚。治疗过程强调注意操作局部范围、深度、放血量等，以安全、无痛或微痛、无明显副作用为中心。

根据临床上针刺常见事故的总结，分析发现安全事故的发生在操作任一时期皆有可能发生。部分情况虽极其少见，但可引发严重后果，甚至危及生命。故而安全控制措施必不可少，是术者铭记的要点。现将目前临床上常见的各项异常情况出现的原因、表现、应对方法等按照操作前后顺序做出列举，分为操作前期、操作中期、操作后期。

一、操作前期

1.焦虑不安　治疗前向患者详细解释操作流程与目的，语调平和、面带微笑，详细了解患者忧虑原因，安抚患者情绪。一般在未征得患者同意的情况下不得强行针刺。而当患者神经极度紧张，甚至出现应激反应时，不应使用刺络疗法。

2.晕针　不同患者在治疗前后都有可能发生晕针。清代医家李守先在《针灸易学》中提出："论晕针，神气虚也。"西医学认为，晕针与自主神经调节功能差、迷走神经过度兴奋、短暂性脑供血异常等相关。典型晕针患者分为三期：先兆期、发作期、恢复期。

（1）先兆期：患者神情疲乏、目睛欲闭，常伴有不自觉的身体晃动、声低气弱。患者或述天旋地转、恶心欲呕。

（2）发作期：患者猝然昏仆，不省人事，面色苍白，四肢冰凉，或应答混乱，言语模糊，脉细弱。

（3）恢复期：患者逐渐恢复意识，述其四肢疲软，心悸短气，或有渴欲饮水。观其面色渐有血色，四肢转温，血压恢复如常，脉应指有力。

临床上发生晕针的常见情况有患者空腹或饥饿状态；因高度紧张、情绪激动，患者处于应激状态；针刺疼痛剧烈，刺激神经发生晕针等。医者当从个人心理、体质因素、体位改变等分析晕针原因，预防是降低晕针发生概率的第一要义。医者可根据情况，应用语言、音乐、心理安慰方式，消除患者焦虑。

无论患者处于晕针的哪个阶段，发现情况异常时应立即停止针刺治疗，与患者家属一起放置患者于仰卧体位，确保周围空气流通、环境卫生。若患者昏迷，可尝试指掐人中、甲根穴。嘱家属备温开水或糖盐水，待患者意识稍清时缓慢饮用。注意环境温度，可用毛巾保温。多数情况下患者可在2~6分钟后自行缓解。

因此，操作前开始前术者应注意以下情况。①评估患者状态：患者就诊时应询问其有无晕针、凝血功能障碍相关病史，确定患者血压、血糖等相关生理指标情况。若患者处于极度劳累、困倦疲乏、饮酒饱食、剧烈运动后等状态，不宜立即行刺络放血治疗。②确定器具情况：治疗所用针具、火罐、纱布、棉球等，应尽量选用一次性医用无菌种类。使用前需检查包装日期和密闭性，确认器械在使用期内。若拆封棉签、碘伏等物，需在其外包装上写明开封日期与具体时间，确保下一次使用时在有效期内。③消毒：严防交叉感染，术者应严格按照规章制度执行无菌操作，使用一次性消毒器具。操作过程中，任一用品污染都不可再用于下一步治疗操作中。若放血排脓量偏多，宜提前铺垫一次性无菌防水铺巾或报纸、纱布等，据患者体位调整位置，尽可能减少或阻止污染物播散。治疗完成后，应再次消毒进针口，嘱病人在4~6小时内勿洗浴、游泳，防止伤口感染。若行点刺法，因创口小、数量少、层度浅，可酌情缩短恢复时间；若行割刺法或挑治法等，因创口大、数量多、层度深，应在消毒的基础上加用无菌敷料，确保患者针口停止流血，并加嘱病人治疗后三天勿提重物、做剧烈运动，以防伤口崩裂。据报道，临床上偶见因消毒不当造成严重医疗事故情况，如感染致菌血症；耳尖放血处理不当，致耳部肌肉萎缩变形、耳软组织炎，后造成患者耳郭萎缩畸形。

二、操作中期

1.疼痛 操作时刺激痛觉神经纤维可引起疼痛等不适感，疼痛强度与针刺手法、针刺部位、术者操作技术等相关联。若患者述其局部酸、胀、痛感难以忍受，术者当减缓针刺频率、降低刺激强度、调整进针角度，必要时可在局部注射一定浓度的利多卡因等麻醉缓解。

选取特定穴位时，应动态观察患者反应，根据痛感程度判断治疗情况。刺络疗法在针刺过深、位置偏移而刺破血管等情况下将带来剧烈疼痛。

2.出血量异常 刺络疗法常伴有一定量的出血。微出血量≤1.0ml；出血少量应指其量在1.1~5.0ml；中等出血量在5.1~10.0ml；大量出血则指其量>10.0ml。一般状况下，刺络治疗时当控制出血量≤10.0ml。

若出针后血液在较长时间内持续呈喷溅样射出或血流不止，术者应用干燥洁净的医用消毒棉签按压针口约3分钟以止血。再次确认患者现状和相关病史，为防止晕针、晕血等造成晕厥发生，当予适量温开水，助其平卧休息，停止治疗，注意消毒。尤其注意风池、风府、百劳、天柱等穴位的点刺深度。若术者手法不当，将引起局部大出血，甚至引发脑缺血，严重时致死。

3.滞针 滞针指因皮肤组织或肌纤维缠绕，导致针刺后出现明显阻力，影响深部进针或出针，或伴有明显痛感。常因患者高度紧张、术者进针手法操作不当、局部肌肉未放松等原因造成滞针。

若发生滞针，切忌强行进针或立即拔针。轻声提醒患者放松肌肉，缓和情绪，另一只手在适宜部位轻推、揉、拿作辅助。待局部少还，轻轻旋转针体，以滞针情势缓解为方向转动，待阻力消失后，继续针刺或出针。操作结束后，向患者解释痛感产生原因。

4.弯针 弯针指针体发生弯曲变形，若在患者体肤内发生则易造成疼痛及进出针困难，常由针刺手法不当、针体质量低、患者活动导致组织肌肉牵拉针体变形等原因导致。

弯针情况略同于滞针，不可用力拔针。术者应注意防范该类情况发生。可通过改变患者体位、调整针体角度方向后再出针，并立即更换针具，向患者解释弯针的原因，获得患者谅解。

5.折针 因刺络治疗针具较坚硬，临床上极少发生针体在体内折断的现象，在操作不当、术前未检查器具、患者突发癫痫等情况时可见。古时亦有医家谈论折针的应对方法，如元代即创有涌针膏，通过药物外敷以摘取断针。后有《针灸大成》"治折针法，一用磁石引起肉中针即出。一用象牙屑，碾细，水和涂上即出"。

若折针发生，术者当镇定，平稳患者情绪的同时嘱咐其保持体位。结合具体情况，尝试用医用镊子夹出断针，或配合推压肌表，挤出针体，必要时采用外科手术治疗方法处理。若为特殊情况，患者意识不清，考虑直接采用割刺法取出断针。检查针体结构，确认无残留于体内后，严格按照消毒原则处理创口，若创面较大，予无菌敷料的同时嘱患者24小时内伤口不可触水，近3天忌辛辣海鲜等发物。同时恳切表达歉意，获得患者原谅。

6.气胸 在胸背、两胁等处操作不当时，针体极易穿刺肌层、脏膜，使得空气进入胸腔，造成患者骤然胸腔疼痛及呼吸困难，胸部听诊呈鼓音，肺泡呼吸音减弱或消失，严重者呈进行性呼吸困难，伴有发绀。若处理不及时，将引起休克或昏迷，危及生命。

在进行挑治法时，偶因患者痛阈低而进行表面麻醉，若此时进针过深或针法不熟练形成气胸，在初期，患者可仅表现出气促、咳嗽，而患者缺乏相关知识经验，较难主动提出质疑。故而进针时，术者应时刻询问患者感受，控制进针手法，关注进针深度。发生气胸后，立即停止治疗，消毒并做观察治疗，积极向患者解释情况，动态观察其表现。若仅为轻度气胸，出针后可自行逐渐缓解；若气胸严重，患者呼吸困难，情况危急，采用胸腔穿刺排气。

三、操作后期

1.感染 刺血后，消毒操作不当或患者术后未保护好伤口等会导致针口局部出现炎症反应，或致流脓生疮，甚则伤口腐臭溃烂，或伴有恶寒发热、头痛眩晕严重，发生菌血症等。

故而患者应按照正确消毒流程，注意术后针口情况。操作后向患者再次强调针口清洁问题，4小时内不宜洗澡或游泳，若应用无菌敷贴，则针口24小时内不宜触水。需考虑天气炎热、针口所在部位等因素对其恢复的影响，向患者提出合理建议。

经反馈知晓伤口感染化脓时，清洁消毒局部皮肤，可配合擦用适当药膏；

若因针罐法导致皮肤烧伤引起水泡，体积小者可用一次性注射器针头挑破水泡；体积较大者需用无菌纱布覆盖保护。上述行为均需遵守无菌操作原则，操作前后应用碘伏或医用酒精消毒。

2.**局部血肿**　少部分患者可在放血时形成皮下包块，即局部血肿。考虑为局部血液回流、瘀积，或针刺较深致静脉内膜损伤引起静脉炎等。包块触之硬，不可滑动，轻压有痛感，色或青或紫。若肿块体积较小，一般不做处理，一段时间后可自行消退；若局部肿块较大，疼痛剧烈，或影响患者自身活动情况，可考虑按照应对局部急性瘀血方法处置，即先用冰块冷敷止血24小时，再用热毛巾敷盖或在局部轻揉。局部血肿发生后，需向患者及时解释相关情况的发生原因和对后续治疗的影响，不宜直接点刺其上或立即揉按包块。

一般情况下，因酒精不染色，且可良性刺激局部促使瘀血排尽，故而刺络疗法宜配合医用酒精进行。

3.**头晕**　治疗后，患者述其有天旋地转感，或伴有视物模糊、眼胞欲合，严重者可有身体不自觉晃动震颤、即时倒地，常发生在素体气血亏虚或气机一时调整，不得上荣头目之时。故而治疗过程中，术者应密切观察患者状态，动态调整治疗方案。发现患者头晕即停止进针，消毒针口后嘱其坐位或卧床休息，饮适量温开水休息片刻。

4.**症状加重**　临床上，少部分患者反馈，刺血后几天内会出现症状加重。若几天后症状逐渐缓解，则与体质相关，属于正常情况；若1周后症状未见好转，或伴有其他新症状出现，考虑为术者操作不当或处方不对症，或因患者后续行为不当，如刺后立即浴水，导致病情加重。需结合详细情况考虑，排除急症危候，防止医疗事故发生。

另外，关于治疗周期，应向患者详细解释刺血疗法不需规律性多次使用，通常达其治疗目的即可停用。按照患者体质、症状等，术者可安排其隔天或隔周1行，强调确认下次治疗时间，以免患者误解。若无必要，常规再次治疗宜于上次治疗的3~7天后进行。若患者症状明显缓解，考虑改用其他方法巩固治疗；若重复治疗3~5次无明显效果，当结合实际情况判断是否替换治疗方案。

（奎瑜　邓启粤）

第九章　展　望

刺络疗法作为针灸领域中一大特色疗法，尚未获得应有的重视。相较于目前其他针灸技术的发展速度，刺血疗法的书写篇幅尚且不足。

中医相关术语定义特殊，往往偏于广义，即使参考各项指标，其含义亦可能因各家学说观点的区别而有不同。新时代的趋势，推动世界各地文化领域的大融合，如何将刺络疗法与西医学结合应用是目前面临的一大难题。通过西医学的先进技术，可由临床操作印证实验结论，或可结合临床提出疑问，设计实验，实验室中通过各项技术，如结合动物实验得出相关信息，指导临床进一步改善。两者如阴阳联系，相辅相成。

现有情况中，国家标准《三棱针技术操作规范》等是指导刺络疗法的相关推荐指标。然其中尚有矛盾未解决。如何从西医学、细胞生物学等的角度阐述针刺放血对人体作用的具体原理；又如何规范规定刺络疗法适宜的使用情况、选穴方法、针刺深浅、放血量，这些指标的改变会如何影响刺络疗法的临床效果；刺络疗法是否在临床上有其他相关不良效果，其在治未病领域的发展又能如何发挥效用，等等。相关标准指导都需今人和后人的进一步努力。

刺络疗法操作简易、安全迅速，治疗临床常见疾病有明显疗效。中医药作为中华民族的绚丽瑰宝，其走向国际大舞台的趋势是必然的。本书立意于此，欲为刺络疗法的发展作垫脚石，供后人踏出璀璨之路。

（奎瑜　邓启粤）

下篇 各论

第十章 痛 症

第一节 头 痛

一、概念

头痛是患者自觉头部疼痛的一类病症，其可发生于头部整体或局部。常见的如高血压病、感冒、鼻窦炎、神经官能症等病症均可引起头痛。中医将本病分为两大类：外感头痛和内伤头痛。西医分为原发性头痛和继发性头痛，原发性头痛有偏头痛、紧张性头痛、丛集性头痛等；继发性头痛由头颈部外伤、头颈部血管病变、非血管性颅内疾病、感染、代谢障碍、五官病变等引发。本书主要讨论原发性头痛，其他疾病引起的继发性头痛，可参照本节论治。

二、临床表现

患者自觉头部，包括前额、额颞或顶枕部位疼痛，是其共同的证候特征。按部位分有太阳、阳明、少阳、太阴、厥阴、少阴头痛，或全头痛、偏头痛；据发病原因的不同，有外感和内伤之分。

外感头痛，以突发、其痛如破为特征，疼痛多以掣痛、跳痛、灼痛、胀痛或重痛为主；内伤头痛，以起病缓慢，病势绵绵，时痛时止，长久不愈为特征，其痛多为隐痛、昏痛，遇劳或外感刺激则可加重。

三、病因病机

1.病因

（1）外感六淫：头痛多由六淫外邪侵袭经络，上犯巅顶，导致清阳之气受阻，气血不畅而致。以风邪为主，常兼夹其他邪气。

（2）情志失调：忧郁恼怒太过，肝失条达，肝气郁结，气郁化火，上扰清窍；或郁火日久，耗伤阴血，肝肾亏虚，肝阳上亢，上扰清窍而致头痛。

（3）饮食不节：饮食不节，脾失健运，痰湿内生，阻遏清阳，上蒙清窍，发为痰浊头痛。

（4）元气不足：先天禀赋不足，或房劳过度，导致肾精久亏。肾主骨生髓，脑为髓海，肾虚则脑髓空，清窍失养而为头痛。久病体虚，气血不足，不能上荣脑窍，亦可发为头痛。或脾胃虚弱，气血生化不足，脉失濡养，发为头痛。

（5）头部外伤：跌仆损伤，脑脉受损，瘀血阻于脑络，不通则痛。或各种头痛迁延不愈，久病入络，也可转变为瘀血头痛。

2. 病机 头痛的基本病机为"不通则痛"和"不荣则痛"两大类，头为"诸阳之会""清阳之府""脑为髓海"，居于人体最高位。手足三阳经上循头面，五脏六腑之精气皆上注于头。

四、辨证分型

1. 辨外感与内伤 外感头痛起病较急，头痛较明显、剧烈，常伴肺卫受邪的症状，应注意区别寒、湿、热之不同。内伤头痛起病缓慢，病程较长，常反复发作，时轻时重，并当分辨气虚、血虚、肾虚、肝阳、痰浊、瘀血之异。具体分型如下。

（1）外感头痛

1）风寒犯头：头痛可连及项背，常伴拘急收紧感，或有跳动感，痛势较剧，恶风畏寒，遭受风寒则疼痛加剧，口不渴，苔薄白，脉浮紧。

2）风热犯头：头痛而胀，甚则头痛如裂，发热或恶风，面红目赤，口渴欲饮，大便不畅或便秘，小便黄，舌质红，苔薄黄，脉浮数。

3）风湿犯头：头痛如裹，肢体困重，纳呆胸闷，大便或溏，小便不利，苔白腻，脉滑。

（2）内伤头痛

1）肝阳上亢：头昏胀痛，两侧为重（足少阳胆经），常波及巅顶（足厥阴肝经），头晕目眩，心烦易怒，睡眠不宁，面红目赤，口干苦或兼胁痛，舌红，苔黄，脉弦数。

2）痰浊犯头：头痛头昏，头重如裹，时有目眩，胸脘痞闷，纳呆呕恶，倦怠乏力，苔白腻，脉弦滑。

3）瘀血犯头：头痛屡发，痛处固定，痛如锥刺，日轻夜重，舌质紫黯，或有瘀斑，苔薄白，脉细或细涩。

4）气血两虚：头痛绵绵，双目畏光，午后更甚，神疲乏力，面色㿠白，心悸少寐，舌淡，苔薄，脉弱。

5）肾虚髓亏：头痛且空，眩晕耳鸣，腰膝酸软，神疲乏力，遗精带下，舌淡苔白，脉细无力。

2. 辨疼痛部位　头为诸阳之会，手足三阳经均循行头面，三阴经亦在头顶交会。由于脏腑经络受邪不同，头痛的部位亦各异。太阳经头痛，多在头后部，下连于项；阳明经头痛，多在前额及眉棱等处；少阳经头痛，多在头两侧，并连及耳部；厥阴经头痛，则在巅顶部位，或连于目系。

五、安全操作治疗

岭南刺络放血根据外感辨证和内伤辨证选取不同的穴位。

1.处方

（1）外感头痛

主穴：太阳。

配穴：风寒型配风池，风热型配大椎，风湿型配丰隆。

（2）内伤头痛

前额头痛：上星。

后枕部头痛：大椎。

偏头痛：太阳，先配以百会重灸。

2.方解

（1）外感头痛：太阳为经外奇穴，是止头痛之效穴，一般作为主穴。风池为足少阳与阳维脉之会穴，阳维脉主阳主表，可散风解表。大椎能散表之阳邪而清热。丰隆为胃经之络穴，可健运中焦以运化水湿。主配穴共用，共奏解表止痛之功。

（2）内伤头痛：太阳、上星通络止痛；百会位于巅顶，与大椎均属督脉，督脉入络脑，调气血，通络止痛。

3.**操作方法** 根据头痛辨证类型，在适合的穴位用单手或双手配合，施以如推、揉、挤、捋等手法，使局部充血；以所选取穴位为圆心，用含0.5%~1%碘伏的棉球消毒半径为10cm的圆形区域，由内向外环形擦拭消毒皮肤3遍。然后，操作者戴好无菌手套，右手持一次性刺络放血三棱针，左手固定被针刺部位，右手拇、食指夹持针柄，中指抵住针尖，针尖露出2~5分，对准所刺部位刺入后出针，放出适量血液。有微量或少量出血时，用一次性无菌医用棉签擦拭；中等量或中等量以上出血时宜使血直接流入大小适宜的敞口器皿内。

临床上，对于仅有头痛症状的患者效果显著；对于兼有其他疾病的患者，不可拘泥于刺络放血疗法，以免损伤正气，可联合陈氏飞针、腹针疗法、热敏灸、穴位注射、耳穴压豆、中药调理等疗法，更迅速地发挥疗效，以免延误病情。

六、辅助治疗措施

1.**岭南陈氏针法**

主穴：百会、风池、太阳、合谷、太冲、阿是穴。

配穴：风寒证配风门，风热证配大椎、曲池，风湿证配丰隆、中脘，肝阳上亢证配肝俞、行间，肾虚证配肾俞、太溪，血虚证配百劳、膈俞，痰浊证配中脘、脾俞，瘀血证配膈俞、章门。阳明头痛可加上星、头维，少阳头痛加率谷、外关、足临泣，太阳头痛加天柱、后溪、申脉，厥阴头痛加肝俞、内关。

2.**腹针** 处方：中脘、阴都（双）、商曲（双）、滑肉门（双）。外感头痛配曲池（双），血虚头痛配气海、天枢（双），瘀血头痛配气海、关元、滑肉门（双）。每次据患者实际情况留针20~40分钟，约10次1个疗程。

3.**耳针** 取相应脏腑的痛点和神门、皮质下，每次选1~2穴埋针或用磁珠贴压，用于巩固治疗。

4.**穴位注射** 参考上述取穴法。肝阳头痛用丹参或维生素B_1注射液，其他头痛可用当归注射液，每次选2~3穴，每穴注入0.5~1ml，每日1次。

5.**梅花针** 可在头痛区和相应背俞叩刺，适用于临床实证、热证。

6.**热敏灸** 在颈部、背部足太阳经和督脉、腹部任脉进行热敏灸，适用于虚证、寒证、痰证。

七、生活调护

1. 饮食疗法 枸杞蒸蛋：鸡蛋2个，枸杞15g，熟猪油5~10g，精盐，酱油等。将鸡蛋放入盆中打散成蛋糊，加入用热水浸泡过的枸杞，再加入精盐和少许酱油调味，蒸10~15分钟，加猪油食用。可起到滋补肝肾、养精明目的作用。

2. 日常自我保健 按摩合谷、太冲、太阳、百会、风池等穴位以活血化瘀。每穴位揉100~300下。

八、典型病案

蔡某，女，39岁，2017年9月就诊。

主诉：头痛反复发作3个月余，嗅觉减退1月余。

现病史：患者诉近3月眉棱骨处反复疼痛，在以下情况下疼痛更甚：①吃油炸食物后；②同房后第2天；③月经后；④睡眠时间不足时。伴有腹胀，双眼球胀痛，肩膀僵硬、麻木。

1个月前潜水后感鼻腔内有紧塞感，嗅觉减退，至今未恢复，全身疲倦乏力，右手无力运动，睡眠质量差。LMP：2017年9月23日~2017年9月26日。月经量少，色暗红，无痛经，无血块，既往月经周期正常，经期4天。二便正常，纳一般，舌红苔白腻，舌下有瘀络，脉浮数。

中医诊断：头痛（肝阳上亢，肾虚血瘀型）。

西医诊断：偏头痛。

治则：疏肝理气，活血化瘀，通络止痛。

取穴：肩井（双）、大椎、至阳。

操作：取一次性刺络三棱针、4号玻璃罐（环氧乙烷气体灭菌，可重复使用）、碘伏、灭菌棉签。嘱患者取坐位。操作前向患者解释清楚行此操作的目的及意义，消除患者的担忧，嘱患者身体放松。在患者肩井（双）、大椎、至阳4穴位置寻找瘀络，以所选取穴位为圆心，常规碘伏消毒半径为10cm的圆形区域，由内向外消毒3遍。然后操作者戴好无菌手套，右手持无菌注射器，拧紧注射器与针头连接处，快速针刺瘀络点，针刺深度为1~2mm，见有出血后迅速于出血部位吸上灭菌玻璃罐，留罐5分钟，一般罐内出血量为1~5ml

为宜。此项治疗结束后用酒精棉签擦干血迹，针刺部位按压30秒防止形成血肿。治疗后，患者自觉症状明显好转，头痛缓解明显。嘱患者回家后避风寒，忌食生冷食物。

其他辅助治疗：

（1）耳穴压豆：取肺、脾、肾、鼻，左右耳交替贴压，每3天换1次。

（2）切脉针灸。

腹部：天地针，商曲，滑肉门（双），上、下风湿点（右），水分，气穴（双）、大横（双）。

头部：百会、印堂、攒竹（双）、安眠（双）。

上肢：外关（双）、曲池（双）、列缺（双）。

下肢：足三里（双）、阳陵泉（双）、阴陵泉（双）、三阴交（双）、照海（双）、太冲（双），并随症加减。

（3）中药治疗。

二诊：患者同年10月复诊，诉头痛缓解明显，现偶有头皮紧张感，二便正常，纳一般，舌淡红，苔薄，脉沉细滑。余病史同前，继续针灸治疗。经首诊刺络放血治疗后外感寒湿得除，经络得通。本次治疗以活血祛瘀，疏肝理气为主，取次髎（左）、大肠俞（左）、膈俞（双）4穴进行刺络放血治疗。

经过两次治疗，患者头痛完全消除，嘱调整情绪，避风寒，后随访1周未发作。

【按语】本例的病因病机是内伤头痛伴外感，肝郁使肝阳上亢，且肾虚血瘀在内，外感寒湿牵动内伤，瘀血上阻头络，血行不畅故头痛。故应先解其外感辅以活血祛瘀，再疏肝理气，补益脾肾。大椎为手足三阳经与督脉的交会穴，统一身之阳气，可宣阳解表，理气降逆。肩井为足少阳胆经与足阳明胃经之交会穴，可疏肝行气，通络止痛。至阳为督脉上阳气最旺盛的地方，可扶正祛邪，疏肝和胃。配穴得当，获效甚捷。后从脉象和症状上得知外感已解，故改刺血穴位为次髎、大肠俞与膈俞，活血祛瘀，疏肝理气。

九、体会与讨论

《素问·骨空论》："灸寒热之法，先灸项大椎，以年为壮数。"《伤寒论》曰："太阳与少阳并病，头项强痛，或眩冒……当刺大椎第一间。"故当头痛的病因中有外感因素时，可选用大椎以祛邪外出。《针灸大成》对肩井的论述："主中风……头项痛，五劳七伤，臂痛，两手不得向头。"且足少阳胆经与足阳明胃经交会于此穴，肝胆、脾胃相表里，可起到疏肝解郁之功。

临床上头痛患者往往虚实间杂，面对外感兼内伤的患者，医生应注意首次应以治疗外感为主，兼以治疗内伤。待外感祛除后，再针对内伤头痛的部分进行治疗。且大多患者往往伴有其他疾病，应注意头痛和其他疾病的关联。

第二节　胸　痛

一、概念

胸痛，又称"胸痹"，指胸廓或胸壁病变引起的胸痛。引起胸痛的原因有冠心病心绞痛、胸神经根痛、肋胸综合征、胸骨柄关节综合征、心脏神经症、肋间神经痛、肺炎等。

二、临床表现

患者自觉胸部闷痛，甚则胸痛彻背，喘息不得卧，常牵引肋胸关节，可表现为肩部主动前伸或缩进，深呼吸和完全抬高手臂均可引发疼痛，耸肩也可再次引起疼痛，可伴呼吸困难。

三、病因病机

胸痛基本病机为心脉痹阻，气血运行不畅，病位在心，与肝、脾、肾等脏关系密切，与任脉、足阳明经、手足三阴经相关。具体病因如下。

1. **寒邪内侵**　素体阳虚，加之工作劳累，致使胸阳不振，阴寒之邪乘虚而入。寒主收引，既抑遏阳气，所谓暴寒折阳；又使血行瘀滞，发为胸痛。

2. **饮食失调**　饮食不节，如过食肥甘厚味，或嗜酒、饮料，以致脾胃损伤，运化失常，聚湿生痰，上犯心胸清旷之区，阻遏胸阳，胸阳失展，气机不畅，心脉闭阻，而成胸痹。若痰浊留连日久，痰阻血瘀，亦成本病。

3. **情志失调**　过怒伤肝，肝失于疏泄而气滞，久之而致血瘀，甚则气郁化火，灼津成痰。或肝郁横逆犯脾，脾土受抑，升降受阻，运化停滞，聚湿生痰。无论气滞、血瘀或痰阻，均使血行失畅，脉道涩滞，胸阳痹阻，气机不畅，心脉挛急或闭塞而发本病。

4. 劳倦内伤 劳倦伤脾，脾虚运化失健，气血生化乏源，无以濡养心脉，拘急而痛。积劳伤阳，阴寒内侵，血行涩滞，而发胸痹。

5. 年近体虚 年老体虚，久病体衰，或先天不足，房劳过度，久而伤肾。年过半百，肾气自半，精血渐衰。肾为先天之本，肾阳对人体五脏六腑起温煦生化作用，肾阴起滋养柔润作用。如肾阳虚衰，则不能鼓舞五脏之阳，可致心气不足或心阳不振，血脉失于温运，痹阻不畅，发为胸痹。凡此均可在本虚的基础上形成标实，如寒凝、血瘀、气滞、痰浊，而使胸阳失运，发胸痹。

四、辨证分型

1. 气滞血瘀 胸部刺痛，固定不易，入夜更甚，可兼有心胸胀闷，两胁胀痛，舌质紫暗，脉沉涩。

2. 痰热内阻 闷痛如窒，喘咳咯痰，可兼有口气秽浊，咯吐黄痰，舌红，苔浊腻，脉滑。

3. 寒湿阻滞 胸痛受寒加剧，胸闷气短，可兼有形寒肢冷，肢体困重。舌苔白腻，脉沉紧。

4. 气阴两虚 胸闷隐痛，时作时休，心悸气短，动则尤甚，可兼有倦怠乏力，声息低微，心烦，头晕，口干，手足心热，舌质嫩红或苔少，脉细数或结代。

5. 心肾阳虚 胸闷痛，气短，遇寒加重，心悸，自汗，腰酸，乏力，畏寒肢冷，动则气喘，甚则不能平卧，可兼有面浮足肿，舌质淡胖，边有齿痕，苔白或腻，脉沉细迟。

五、安全操作治疗

1. 处方
主穴：曲泽、阳交、太阳。

配穴：少海。

2.方解 曲泽、少海分别为心包经和心经的合穴，"所入为合""合治内腑"，合穴乃经气深入，进而会合于脏腑的部位，取之刺血能调理疏通经络，血行流畅，"去宛陈莝"，祛瘀理气止痛；阳交是阳维脉的郄穴，功善理气宁神，配合奇穴太阳，二者刺血能镇静宁神，和络止痛。

3.操作方法 在曲泽、阳交、太阳等穴附近，用单手或双手配合，施以如推、揉、挤、捋等手法，使局部充血；以所选取穴位为圆心，用含0.5%~1%碘伏的棉球常规消毒半径为10cm的圆形区域，由内向外环形擦拭消毒皮肤3遍。然后，操作者戴好无菌手套，右手持一次性刺络放血三棱针，左手固定被针刺部位，右手拇、食指夹持针柄，中指抵住针尖，针尖露出2~5分，对准所刺部位刺入后出针，放出适量血液。有微量或少量出血时，用一次性无菌医用棉签擦拭；中等量或中等量以上出血时宜使血直接流入大小适宜的敞口器皿内。

六、辅助治疗措施

1.耳针 取心、肝、肾、胃、胸、交感等，可用揿针埋针法或耳穴压豆法，适用于巩固治疗。

2.热敏灸 取足太阳经、督脉、任脉、胃经、肾经、局部阿是穴等热敏灸，适用于气滞血瘀、寒湿阻滞型。

3.腹针

处方：引气归元（中脘、下脘、气海、关元）、水分、商曲（左）、气旁（左）、气穴（双）。行手法后留针20~40分钟，约10次为1个疗程。

方解：本处方以引气归元方为主，中脘为胃之募穴，中脘、下脘两穴合用可理中焦、调升降，且手太阴肺经源于中焦，故兼主肺气肃降的功能。气海为气之海，关元培肾固本，肾主先天之原气。以上4穴组成调理后天脾胃和先天肾气的主方，有"以后天养先天"之意。总方合奏通调心、肺、脾、胃和补益肝肾之功。气旁可补肾气以养心气。水分分清泌浊，升清降浊，"通则不痛"。商曲和气穴则重在活血祛瘀，通经止痛。

4.穴位注射 取郄门、心俞、厥阴俞、足三里等穴。每次选2穴，用复方丹参注射液或川芎嗪注射液，每穴2ml，每日1次。

七、生活调护

1. 饮食疗法

（1）桃仁山楂粥：炒桃仁10g，山楂30g，粳米50g。先将桃仁、山楂捣碎研末，与50g粳米共煮粥，于早晨食用。用于气滞血瘀型冠心病。

（2）木耳烧豆腐：黑木耳15g，豆腐60g，葱、蒜各15g，菜油少量。将豆腐煮十几分钟后下木耳翻炒，最后下葱、蒜等调料炒匀。成品清淡而能降血脂，可常食。

2. 日常自我保健

取心俞、厥阴俞、膈俞、内关、间使、三阴交、心前区阿是穴。每次选3~4穴，用拇指按揉每穴3~5分钟。

八、典型病案

谢某，男，67岁。

主诉：胸部闷痛1周。

现病史：因胸部闷痛、气促心慌、脉结代在某职工医院检查心电图，报告：窦性心律不齐，慢性冠状动脉供血不足，偶见室性期外收缩，Ⅰ型房室传导阻滞，偶见室性融合波。外院初步诊断为"冠心病"。对症治疗，效果欠佳，故来诊。症见：胸部闷痛，心慌气短，纳差，难入睡，易醒，小便调，无力排便，舌淡暗，有瘀斑，脉细涩。

辅助检查：心电图提示窦性心律不齐，慢性冠状动脉供血不足，偶见室性期外收缩，Ⅰ型房室传导阻滞，偶见室性融合波。

中医诊断：胸痹（气虚血瘀型）。

西医诊断：冠心病。

治则：益气通阳，活血止痛。

取穴：阳交、少海。

操作：取一次性刺络放血三棱针、4号玻璃罐（环氧乙烷气体灭菌，可重复使用）、碘伏、灭菌棉签。选取舒适安静环境，嘱患者取坐位，脱去上衣，注意保暖。操作前向患者解释清楚行此操作的目的及意义，消除患者的担忧，嘱患者身体放松。在患者阳交、少海2穴位置寻找瘀络，以所选取穴位为圆心，常规碘伏消毒半径为10cm的圆形区域，由内向外消毒3遍，然后操作者戴好无菌手套，右手持无菌注射器，拧紧注射器与针头连接处，快速针刺瘀络点，针刺深度为 1~2mm，见有出血后迅速于出血部位吸上灭菌玻璃罐，留罐5分钟，一般以罐内出血 1~5ml 为宜。此项治疗结束后用酒精棉签擦干血迹，针刺部位按压30秒防止形成血肿。治疗后，患者自觉症状明显好转，胸痛缓解明显。嘱患者回家后避风寒，忌食生冷食物。每半个月刺血治疗1次。

辅助治疗措施：

（1）腹针：中脘、下脘、气海、关元、水分、商曲（左）、气旁（左）、气穴（双）。每日治疗1次，每次留针20~40分钟，约10次为1个疗程。

（2）足浴法：以当归、川芎、赤芍、红花、鸡血藤、乳香、没药、苏木、桂枝等煎水，每晚浸足约30分钟。

疗效：共刺血治疗5次，结代脉消失，症状缓解，能参加劳动。退休后病情亦较稳定。

【按语】胸痛病位大多在心，与肝、脾、肾关系密切。疼痛分为虚实两大类。该患者病性为本虚标实，患者67岁，肾精不足，其本虚为气、血、阴、阳之虚；气血乏源，无力运化水谷精微，聚湿成痰，气虚血瘀，故标实为痰浊、血瘀、寒凝、气滞。病程较长，易反复发作。病机关键为心脉挛急或闭塞，易在情绪激动、饱餐、劳累过度、寒冷刺激等因素作用下诱发。

九、体会与讨论

胸痛治疗当急则治标，缓则治本。急则治标，特别是真心痛的治疗，必须分秒必争。若用药恰当，无厥、脱等并发症，则病情稳定，预后较好。若出现厥、脱等并发症，治疗较难，预后较差。缓则治本，根据气虚血瘀、气滞血瘀、痰热内阻、寒湿阻滞、阴阳两虚等证型的不同，进行辨证论治。为预防心绞痛发作，应注意饮食调节，避免肥甘厚味，少食多餐，晚餐不宜过饱；应注意天气变化，特别是天气突然转寒，应适当增减衣物，避免外寒侵袭；注意精神调摄，避免情绪激动，保持乐观，不宜大怒、大喜、大悲；注意劳逸结合，适当体育运动，避免过劳。

第三节 胃 痛

一、概念

胃痛，又称"胃脘痛"，是指上腹胃脘反复性、发作性疼痛为主的症状。在古代，胃痛又有其他说法。如在《伤寒论》中，胃痛又有"心下痞，按之濡""心下痞，按之痛"的说法，此处"心下痞"对应的部位皆指胃部。《外台秘要·心痛方》曰："足阳明为胃之经，气虚逆乘心而痛，其状腹胀归于心而痛甚。谓之胃心痛也。"此处心痛即指胃脘痛。故应特别注意，不能把属于胃脘痛的心痛和属于心经本身病变的心痛混为一谈。

西医学中的急性胃炎、慢性胃炎、胃下垂、消化性溃疡、胃癌、胃肠神经综合征、十二指肠溃疡病等以上腹部疼痛为主要症状的疾病，均属于"胃痛"范畴，均可参照本节辨证施治。

二、临床表现

临床以上腹胃脘部近心窝处疼痛为主要症状，痛时可以牵连胁背，或兼见胸脘痞闷、恶心呕吐、纳差、嘈杂、嗳气，或吐酸，或吐清水，便溏或秘结，甚至呕血、便血。饮食不当时常病情加重。可伴有患病的周期性和节律性，在春秋季节变化时疼痛加剧。

据胃痛之久暂、疼痛之性质特点，有虚实之分。

实性疼痛，以突发、痛甚无法行走为特征，其痛多以坠痛、跳痛、灼痛、胀痛或重痛为主，拒按；虚性胃痛，以反复发作，病势缠绵，长久不愈为特征，其痛多隐痛，遇劳或外感刺激则可加重，喜按。

三、病因病机

基本病机为胃气郁滞，不通则痛。具体病因病机如下。

1. 寒邪客胃 外感寒邪，内客于胃，寒性凝滞，致胃气郁滞而胃痛暴作。《素问·举痛论》曰："寒气客于肠胃之间，膜原之下，血不能散，小络急引，故痛。"中阳素虚者，在冬春季节受寒邪，由外寒触动内寒亦可发病。

2. 饮食伤胃 饮食不节是胃痛最常见的病因。胃为水谷之海，主要功能是受纳和腐熟水谷。饮食过量，胃纳过盛，脾运不及，久则宿食内停，气机阻滞，发为胃痛。

3. 情志失调 肝为刚脏，性喜条达而主疏泄，有疏泄气机而助消化之功。恼怒伤肝，肝失疏泄，肝气郁结，横逆犯胃，胃气郁滞，不通则痛。

4. 体虚久病 素体脾胃虚弱，或劳倦过度，或饥饱失常，或久病脾胃受损，均能导致脾阳不足，中焦虚寒，胃失温养而作痛；或胃阴不足，胃失濡养而作痛。此外，亦有过服寒凉、温燥药物，损伤脾胃而作痛者。

四、辨证分型

胃痛患者，常在足阳明胃经、足太阴脾经的循行路线上有压痛点。除此之外，脾胃的背俞穴，腹部的中脘、章门、巨阙，膝上的梁丘、血海，膝下的足三里、阴陵泉等处也常有压痛。压痛明显者，多为久瘀入络，根据患者体格和病情严重程度度决定泻多泻少；压痛不明显者，多为久虚伤血，不宜多泻。刺血后，瘀血去而新血生，再依据患者体质及病邪予以辨证调养。

如寒邪客胃、食滞胃肠、湿热中阻、瘀血内阻、肝气犯胃等，多属实证；脾胃虚寒、胃阳亏虚，多属虚证。根据"虚则补之，实则泻之""辨别阴阳之所在而调之，以平为期"的原则，结合刺络疗法的特点随证而取。胃痛日久的患者，体瘦肤黯，舌质黯淡，伴有瘀点，呈现有瘀血体质的特点。

1. 寒邪客胃 疼痛突起，病势较剧，恶寒喜暖，得温痛减，遇寒加重，口不渴，或喜热饮，可伴有呕吐，苔薄白，脉弦紧。

2. 食滞胃肠 胃脘胀痛拒按，嗳腐吞酸，或呕吐不消化食物，吐后痛减，不思饮食，大便不爽，得矢气及便后稍舒，舌苔厚腻，脉滑。

3. 湿热中阻 胃脘疼痛可伴有热感，口干口苦，渴不欲饮，脘痞腹胀，纳呆恶心，小便色黄，大便不畅，舌苔黄腻，脉滑数。

4. 肝气犯胃 胃脘胀痛，痛连两胁，胸闷嗳气，大便不畅，得气、矢气则舒，郁怒则痛或痛甚，舌苔薄白，脉弦。

5. 瘀血内阻 胃脘疼痛，痛有定处而拒按，多为刺痛，食后痛甚，入夜尤甚，或见吐血、黑便，舌质紫黯或有瘀斑，脉涩。

6.脾胃虚寒 胃痛隐隐，喜温喜按，空腹痛甚，得食痛减，劳累或受凉后发作或加重，泛吐清水，神疲乏力，手足不温，大便溏薄，舌淡苔白，脉虚弱或迟缓。

7.胃阴亏虚 胃脘隐隐灼痛，心烦嘈杂，似饥而不欲食，口燥咽干，大便干结，舌红少津，苔少或光无苔，脉细数。

五、安全操作治疗

1.处方

主穴：足三里、下巨虚。

配穴：脾胃虚寒型配脾俞；肝气犯胃型配肝俞、期门；瘀血内阻型配膈俞、太冲。

2.方解 足三里为胃之下合穴，下巨虚为小肠之下合穴，可和胃降逆止痛，预防疾病传变；肝俞为肝的背俞穴，期门为肝的募穴，可疏肝以调理气机；膈俞为八会穴之血会，太冲为肝经之原穴，肝为血室，点刺可活血祛瘀。

3.操作方法 在足三里、下巨虚等穴附近，用单手或双手配合，施以如推、揉、挤、捋等手法，使局部充血；以所选取穴位为圆心，用含碘伏的棉球常规消毒半径为10cm的圆形区域，由内向外环形擦拭消毒皮肤3遍。然后，操作者戴好无菌手套，右手持一次性刺络放血三棱针，左手固定被针刺部位，右手拇、食指夹持针柄，中指抵住针尖，针尖露出2~5分，对准所刺部位刺入后出针，放出适量血液。有微量或少量出血时，用一次性无菌医用棉签擦拭；中等量或中等量以上出血时宜使血直接流入大小适宜的敞口器皿内。

六、辅助治疗措施

1.腹针

处方：中脘、足三里、神阙、气海、梁门、建里、期门、天枢、大横。

方解：中脘为胃之募、腑之会，足三里乃胃之下合穴，故凡胃脘疼痛，不论其寒热虚实，均可用之通调腑气、和胃止痛；脾胃虚寒可加神阙、气海以温中散寒止痛；饮食停滞可加梁门以健脾消食导滞；肝气犯胃可加期门以疏肝理气；天枢、大横协同梳理胃肠气机。总方义为理气和胃止痛。每次留针20~40分钟，10次为1个疗程。

2.岭南陈氏针法

处方：内关、公孙、太溪、三阴交、梁丘、太冲。

方解：内关为手厥阴心包经之络穴，沟通三焦，功擅理气降逆，又为八脉交会穴，通于阴维脉，"阴维为病苦心痛"，取之可畅达三焦气机、和胃降逆止痛；公孙为足太阴脾经之络穴，调理脾胃而止痛，也为八脉交会穴，通于冲脉，"冲脉为病，逆气里急"，与内关相配，专治心、胸、胃病症；太溪、三阴交滋阴养胃；梁丘散寒止痛；太冲疏肝理气。总方义为和胃降逆止痛。行手法后留针20~40分钟，10次为1个疗程。

3.耳针　取脾、胃、肝、交感、神门等，可使用揿针埋针法，用于巩固治疗。

4.热敏灸　选取背部足太阳经、督脉和腹部任脉、脾经、胃经等进行热敏灸，适用于寒邪犯胃证或脾胃虚寒证。

5.穴位注射　取脾俞、胃俞、足三里，选用黄芪注射液或丹参注射液等穴位注射，用于脾胃虚寒证或肝胃气滞、瘀阻胃络证。

七、生活调护

1.饮食疗法　姜苏粥：取陈皮5~10g，紫苏3~5g，生姜1块并切片，米适量。将米煮成糜粥后放入陈皮、紫苏和生姜，再煮20分钟即可。

2.日常自我保健　取中脘、至阳、足三里等穴，以双手拇指或中指点压、按揉，力度以自身能耐受并感觉舒适为度，同时行缓慢腹式呼吸，连续按揉3~5分钟即可止痛。

八、典型病案

霍某，女，61岁，2019年11月就诊。

主诉：胃脘胀痛9个月。

现病史：患者诉胃脘胀痛9个月，泛酸，时有恶心嗳气，偶有双眉棱骨处胀痛，颈部肌肉偶有僵硬感，无头晕，情绪焦虑时加重，无汗出过多，活动可。纳可，轻微口干口苦，睡眠时好时坏，大便1日1行，排便无力，小便调。舌暗红，苔薄白，脉弦细。伴过往情绪焦虑10余年，54岁停经，自觉身体多个部位不适，外院检查后未见明显异常。未行心理科论治。

中医诊断：胃痛、郁证、不寐（肝郁脾虚，湿瘀互结型）。

西医诊断：慢性胃炎、焦虑状态、睡眠障碍。

治则：疏肝健脾，补肾益肺，安神定志。

取穴：膈俞（双）、胆俞（双）、胃俞（双）。

操作：取一次性刺络放血三棱针、4号玻璃罐（环氧乙烷气体灭菌，可重复使用）、碘伏、灭菌棉签。选取舒适安静环境，嘱患者取俯卧位，脱去上衣，注意保暖。操作前向患者解释清楚行此操作的目的及意义，消除患者的担忧，嘱患者身体放松。在患者膈俞（双）、胆俞（双）、胃俞（双）6穴位置寻找瘀络，以所选取穴位为圆心，常规碘伏消毒半径为10cm的圆形区域，由内向外消毒3遍，然后操作者戴好无菌手套，右手持无菌注射器，拧紧注射器与针头连接处，快速针刺瘀络点，针刺深度为1~2mm，见有出血后迅速于出血部位吸上灭菌玻璃罐，留罐5分钟，一般罐内出血量为1~5ml为宜。此项治疗结束后用酒精棉签擦干血迹，针刺部位按压30秒防止形成血肿。

辅助治疗措施：

（1）耳针：肝、脾、颈椎、神门，左右耳交替贴压，每3日换1次。

（2）平衡火罐疗法：颈背部督脉、膀胱经背俞穴。

（3）切脉针灸：

腹部：引气归元、气穴（双）、天枢（双）、大横（双）、上下风湿点（右）、气旁（右）、商曲（右）。

头部：胃区（双）、印堂、迎香（双）、安眠（双）。

上肢：内关（双）、合谷（双）、列缺（双）、神门（双）。

下肢：足三里（双）、阳陵泉（双）、阴陵泉（双）、梁丘（双）、照海（双）、太冲（双）、三阴交（双），并随症加减。

（4）中药治疗。

二诊：患者于同年11月复诊，诉胃脘胀痛较前改善，颈部肌肉僵硬感缓解，寐一般，余病史同前，舌淡暗，苔薄白，脉弦细数。经首诊刺络放血治疗后，气得行，血得活，瘀得以化，前法合度，仍按原方案继续辨证取穴治疗，本次取大肠俞（双）、胆俞（双）、胃俞（双）6穴进行刺络放血，辅助治疗措施同前。

疗效：经过2次刺络治疗、3次针灸后复诊，诉胃痛消失。

【按语】胃痛多因饮食、劳倦、外邪、情志不畅或脏腑功能失调而致肝郁气滞，肝木克脾土，肝气犯胃。该患者长期情绪焦虑，泛酸，时有恶心嗳气，偶有双眉棱胀痛，属典型肝气犯胃证。因长期情志不畅而致肝疏泄失常，肝气犯胃，故见胃脘胀痛，泛酸，时有恶心嗳气，且情绪焦虑时加重；又因病程长，造成脾胃虚弱，故见排便无力。故治疗加用益胃降逆之法，并嘱患者规律饮食，劳逸结合，调整生活方式，使情绪畅达。

九、体会与讨论

"见肝之病，知肝传脾，当先实脾"，肝主情志，情志不畅首先影响肝的疏泄，进而影响脾胃功能而致胃痛。多种治疗方法结合运用有助于从多个角度提高疗效，加快治疗的进度，并巩固疗效。

第四节　胆绞痛

一、概念

本病属中医的"腹痛""胁痛"范畴。西医中胆囊炎、胆管炎、胆石症、胆道蛔虫病等可引起绞痛，可参考本节诊治。

二、临床表现

胆绞痛以右侧胁肋部或上腹部剧烈疼痛，可放射至肩背部，阵发性加剧或持续性疼痛为主症，多伴有恶心呕吐、发热及汗出，或有皮肤黄染。腹部超声检查有结石或胆囊炎征象。疼痛性质有刺痛、闷痛、胀痛、隐痛、窜痛等。

三、病因病机

1. **情志失调**　忧郁恼怒太过，肝失疏泄，肝郁气滞。

2. **三焦不畅**　三焦不畅，运化失常，胆腑郁热，湿热蕴结。

3. **蛔虫、胆石内阻**　蛔虫、胆石内阻胆腑，腑气不通。

本病与足厥阴肝经、足少阳胆经、足太阴脾经、足太阳膀胱经相关，与胆、肝、脾、膀胱等脏腑密切联系。

四、辨证分型

1.肝郁气滞 除了右侧胁肋部或上腹部剧烈疼痛外，患者还可伴有性情急躁、心烦易怒、纳呆腹胀、嗳气频发等与情志密切相关的症状，常累及脾胃，使脾胃运化功能失常，舌淡红，脉弦。

2.湿热蕴结 除了右侧胁肋部或上腹部剧烈疼痛外，患者还可伴有发热目黄、口苦咽干、大便秘结等湿热蕴结肝胆的症状，舌苔黄腻，脉弦滑数。

3.蛔虫妄动 除了右侧胁肋部或上腹部剧烈疼痛外，患者还可伴有右上腹和剑突下钻顶样疼痛、拒按、寒战高热、呕吐蛔虫等症状，舌红苔白，脉弦。

4.胆石内阻 伴有胆结石病史、腹痛拒按、阵发加剧等症状，舌红苔白，脉弦。

五、安全操作治疗

1.处方

主穴：胆俞、日月、胆囊、阳陵泉。

配穴：肝俞、曲泽。

2.方解 胆绞痛急性发作时，多数考虑为实证，应用泻法以疏肝利胆，行气止痛。故选穴以胆的背俞穴、募穴、下合穴为主。胆俞为胆的背俞穴，胆之腑气皆输注于胆俞，日月为胆的募穴。由《难经·六十六难》"阴病行阳，阳病行阴。故令募在阴，俞在阳"等论述，可知脏病多与背俞穴相关，腑病多与募穴相关。临床上多将病变脏腑的俞、募穴配合运用，以发挥协同作用。

3.操作方法 在胆俞、日月、胆囊、阳陵泉等穴附近，用单手或双手配合，施以如推、揉、挤、捋等手法，使局部充血；以所选取穴位为圆心，用碘伏棉球消毒半径为10cm的圆形区域，由内向外环形擦拭消毒皮肤3遍。然后，操作者戴好无菌手套，右手持一次性刺络放血三棱针，左手固定被针刺部位，右手拇、食指夹持针柄，中指抵住针尖，针尖露出2～5分，对准所刺部位刺入后出针，放出适量血液。有微量或少量出血时，用一次性无菌医用棉签擦拭；中等量或中等量以上出血时宜使血直接流入大小适宜的敞口器皿内。

六、辅助治疗措施

1.岭南陈氏针法

处方：胆俞、日月、阳陵泉、胆囊、人迎。

方解：胆俞、日月两穴合用为俞募配穴法，可起到利胆止痛的作用；阳陵泉为胆腑的下合穴，"合治内腑"，有调理胆腑、行气止痛的作用；胆囊穴为经外奇穴，是治疗胆病的经验效穴；人迎为"五脏六腑脉所出之所"，有调胆腑止痛之功。

2.耳针　取胆、肝、心、神门等，毫针刺法或揿针埋针法，用于急性止痛或巩固治疗。

3.腹针　取期门、日月、中脘。每次留针20~40分钟，用于缓解期巩固治疗。

七、生活调养

1.饮食疗法　鸡蛋汁黄瓜藤饮：黄瓜藤100g，新鲜鸡蛋1个。黄瓜藤洗净煎水100ml，加入鸡蛋，取汁服用。

2.日常自我保健　在背部寻找压痛点，大多在第9胸椎旁及两侧胆囊穴，用点按法先刺激背部压痛点3~5分钟，然后刺激胆囊穴3~5分钟，点按阳陵泉3~5分钟，最后用擦法推拿于两侧胁肋部共10分钟以疏肝利胆，每日1次，7日为1个疗程。

八、典型病案

周某，女，39岁。

主诉：上腹部不定时疼痛6月余，伴加重4天。

现病史：6个月前因感受风寒，出现右上腹部阵发性不固定部位疼痛，多于夜间和进食油腻食物后发作，疼痛持续1~2小时后可自行缓解。4天前出现右上腹部绞痛，于呕吐后缓解，自己按胃痛服药疗效不佳。平素时有口苦和嗳气，无腹胀，纳差，寐可，大便干燥，舌质红，苔薄微红，脉弦细。

查体：形体消瘦，营养中等，巩膜无黄染。辅助检查：体温36.8℃，血压104/70mmHg，腹部平软，未触及包块，肝、脾肋下未及，墨菲征阳性。白细胞7.4×10^9/L，中性粒细胞0.70×10^9/L，淋巴细胞0.22×10^9/L。B超示胆囊75mm×33mm，壁厚4mm，毛糙，胆囊内可见数枚增强光团，光团最大21mm×22mm，伴声影，无胆汁透影。

中医诊断：胁痛（胆石内阻，肝气郁结型）。

西医诊断：胆绞痛、慢性胆囊炎。

治则：标本兼治。

治法：疏肝利胆。

取穴：胆囊（双）、曲泽（双）、胆俞（双）、肝俞（双）。

操作：取一次性刺络放血三棱针、4号玻璃罐(环氧乙烷气体灭菌，可重复使用)、碘伏、灭菌棉签。选取舒适安静环境，嘱患者取俯卧位，脱去上衣，注意保暖。操作前向患者解释清楚行此操作的目的及意义，消除患者的担忧，嘱患者身体放松。在患者胆囊（双）、曲泽（双）、胆俞（双）、肝俞（双）8穴位置寻找瘀络，以所选取穴位为圆心，常规碘伏消毒半径为10cm的圆形区域，由内向外消毒3遍，然后操作者戴好无菌手套，右手持三棱针，快速针刺瘀络点，针刺深度为1~2mm，见有出血后迅速于出血部位吸上灭菌玻璃罐，留罐5分钟，一般罐内出血量为1~5ml为宜。此项治疗结束后用酒精棉签擦干血迹，针刺部位按压30秒防止形成血肿。

疗程：4组穴位总出血量约60ml，间隔15天刺血治疗1次，前后共刺血3次。

其他辅助治疗：

（1）腹针：取中脘、期门（双）、日月（双），每日治疗1次，每次留针20~40分钟。

（2）岭南陈氏针法：取支沟（双，平补平泻）、阳陵泉（双，平补平泻）、太冲（双，泻）、行间（双，泻），行手法，每日治疗1次，每次留针20~40分钟。

（3）耳针：取肝、胆、胸、神门。毫针浅刺，留针20~40分钟，也可用王不留行籽贴压。

（4）皮肤针：用皮肤针轻轻叩刺胸胁部痛点及胸7~10夹脊穴，并加拔火罐辅助。

（5）穴位注射：用10％葡萄糖注射液10ml，注入相应节段的夹脊穴。

疗效：第一次刺血治疗后疼痛明显缓解，经过3次刺血治疗后复诊，3个多月间右上腹部已无疼痛发作，饮食增加。B超复查示：胆囊70mm×22mm，壁厚3mm，囊壁光整，胆囊回声好，胆囊内无光团声影。提示胆囊、胆总管内未见结石。

【按语】该患者曾感受风寒，胁痛日久不愈，现腹部绞痛，呕吐后缓解，时有口苦和嗳气，大便干燥，为肝气郁结胁痛。因寒邪内侵，肝气收引，日久肝气郁滞导致胁痛、腹痛；胆汁失疏，上泛于口，故见口苦；气机阻滞，津液不行，则见嗳气，大便干燥；舌质红，苔薄微红，脉弦细，为肝胆久郁之象。急性发作时，治疗当以泻法为主，后期巩固治疗当以疏肝利胆为主，配以益气和胃降逆，调畅情志，少食多餐，丰富食物纤维、维生素的摄入，宜低胆固醇、低脂肪饮食。

九、讨论与体会

以前，胆绞痛因情志不畅，饮食不节，久病耗伤，劳倦过度，或外感风寒湿热等病因导致急性发作的较多。肝胆受累，导致气滞、血瘀、湿热蕴结，肝胆疏泄不利，或肝阴不足，络脉失养。如今由胆石症引起的胆绞痛发作占比越来越大，胆石症、胆囊炎在急腹症中所占比例逐渐升高，如何用针灸治疗达到更好的临床效果仍需进一步研究。

第五节　软组织痛

一、概念

软组织痛是因椎管外骨骼肌、筋膜、韧带、关节囊、滑膜、脂肪垫或椎管内脂肪结缔组织等人体运动系统的软组织损害（旧称软组织劳损）引起的疼痛。本病属于中医"经筋病""伤筋"范畴，也称"痹证""漏肩风"等。

软组织损害性疼痛一开始就伴随劳动而发生，相应的也产生了砭石、砭针等原始的治疗方法。随着实践经验的积累和知识的丰富，人们对软组织疼痛的认识也逐渐深化。早在公元前13世纪的甲骨文卜辞中，就有手病、臂病、关节病、足病及趾病的记载。《灵枢》对经筋病的病因、病理和治疗方法做了详细的阐述。《素问·刺腰痛》中还对腰痛做了专门的论述。以后的历代名著如《诸病源候论》《仙授理伤续断秘方》《圣济总录·治法》《丹溪心法》《张氏医通》等均有关于经筋病的详细论述，并总结了筋断、筋转、筋歪、筋走、筋翻、筋柔、筋粗、筋结、筋菱等细致的分类，对经筋病的治疗，提出了"以痛为腧""治以燔针劫刺，以知为数"的观点。

二、临床表现

软组织痛临床可表现为自觉颈部疼痛僵硬麻木、腰腿痛、各关节疼痛不适，常随病情变化出现不同程度的活动受限；疼痛部位可有头、颈、背、肩、臂、腰、骶、臀、腿、足趾。可伴有眩晕、牵连双上肢或双下肢放射状疼痛麻木，也可单侧上肢或单侧下肢出现放射状疼痛麻木，以及眼胀、眼痛、视力减退、吞咽不适、口张不大、胸闷、胸痛、心悸、早搏、腹胀、腹泻、腹痛、尿频、尿急、大小便失禁、痛经、月经失调、行经不畅、男女性生殖器痛或性功能障碍等涉及各科疾病的征象。体格检查时常可寻得压痛点。

三、病因病机

软组织痛基本病机为经络不通或经络失养，不通则痛，不荣则痛。具体病因病机如下。

1. 寒邪内侵　素体阳虚，加之工作劳累，使阴寒之邪乘虚而入。寒主收引，既抑遏阳气，又阻滞经络，所谓暴寒折阳，又使血行瘀滞，发为疼痛。

2. 饮食失调　饮食不节，如过食肥甘厚味，或嗜酒、饮料成癖，以致脾胃损伤，运化失常，可聚湿生痰，痰湿阻滞经络，经络不通导致疼痛，痰浊留连日久，痰阻血瘀，亦成本病；受损脾胃无法运化水谷精微，使人体气血亏虚，经络失养，而致疼痛。

3. 情志失调　过怒伤肝，肝失于疏泄而气滞，久之而致血瘀，甚则气郁化火，灼津成痰。或肝郁横逆犯脾，脾土受抑，升降受阻，运化停滞，聚湿生痰。无论气滞、血瘀或痰阻，均使血行失畅，脉道涩滞，经络痹阻，不通则痛。

4. 劳倦内伤 劳倦伤脾，脾虚运化失健，气血生化乏源，无法充盈血脉，使经络失养，发为疼痛。

5. 年近体虚 年老体虚，久病体衰，或先天不足，房劳过度，久而伤肾。年过半百，肾气自半，精血渐衰。肾为先天之本，肾阳对人体五脏六腑起温煦生化作用，肾阴起滋养柔润作用。如肾阳虚衰，则不能鼓舞气血运行，日久可使经络失养，流动不畅的血液亦可阻滞经络，发为疼痛。

四、辨证分型

病因辨证应注意辨虚实，具体如下。

1. 病因辨证

（1）寒湿留滞：痛处冷重，转侧不利，遇热痛减，可伴头身困重、疲倦、纳呆等，舌淡，苔白腻，脉沉或滑。

（2）湿热蕴结：痛处牵掣拘急，伴有热感，可伴有身体困重、口渴等，舌红，苔黄腻，脉濡数。

（3）气滞血瘀：发病急骤，病程较长，疼痛如刺，痛处拒按，可伴胁腹胀满、面色晦暗等，舌暗，舌底有瘀络，脉弦。

（4）气血亏虚：疼痛为酸痛，头晕，心悸，面色无华等，舌质淡，少苔，脉细弱。

（5）肝肾不足：疼痛为酸痛，耳鸣，失眠多梦，肢体麻木等，舌淡，苔薄白，脉沉细。

2. 经络辨证 根据疼痛部位的不同，分别与各经脉关系密切。

（1）颈痛

手太阳经颈痛：颈项后外疼痛连肩胛，转侧障碍，伴颊肿、上肢外侧后缘痛。

足太阳经颈痛：颈项后两侧痛，甚则不可俯仰，可伴有腰痛。

足少阳经颈痛：外侧颈项疼痛连肩井，转侧困难，伴有口苦、咽干、目眩。

手少阳经颈痛：颈项、耳后疼痛连肩胛上，伴有上肢外侧正中放射痛、肿胀。

足阳明经颈痛：颈前肿痛，伴有牙痛、腹胀、胃脘不适等。

手阳明经颈痛：颈前外侧疼痛，甚则左右转侧困难，伴肩痛、上肢外侧前缘痛。

足少阴经颈痛：颈项疼痛反复发作，劳累加重，伴腰痛、头昏、失眠等。

督脉颈痛：颈部后正中疼痛，可上连头部。

（2）肩痛：肩前臑痛属手阳明经，肩上及臑外侧痛属手、足少阳经，肩后及肩胛疼痛属手太阳经，肩髃疼痛属手阳明经、阳维脉、手太阳经别、足太阳经筋，绕肩胛痛属手、足太阳，肩前髃及臑内廉痛属手太阴经筋。

（3）腰痛：

足太阳经腰痛：一侧或两侧腰痛，痛连腰骶，向下肢后侧放射，低头、弯腰加重，甚者引项背或腰如被折断样，且有恐惧感。

足阳明经腰痛：腰痛，转身回顾受限，甚则善悲，伴腹胀，饥不欲食。

足少阳经腰痛：腰痛如针刺其肤感，俯仰、转侧困难。

足太阴经腰痛：腰痛引及少腹或季胁，局部僵硬，仰身深呼吸加重。

足少阴经腰痛：夹脊腰痛，痛牵引股内后廉，头昏，大便难。

足厥阴经腰痛：腰痛局部强直，伴精神抑郁、胸胁胀满，转侧困难。

督脉腰痛：后正中腰痛僵硬，弯腰困难。

（4）膝痛：

足阳明经膝痛：膝痛位于髌骨外侧上下，向下牵拉至小腿外侧。

足少阳经膝痛：膝痛位于膝外侧腓骨小头上下。

足太阳经膝痛：膝痛位于膝后腘窝，腘横纹中外侧。

足太阴经膝痛：膝痛位于髌骨内侧及胫骨内侧髁上下。

足少阴经膝痛：膝痛位于膝后，腘横纹上，半腱肌肌腱外侧。

足厥阴经膝痛：膝痛位于膝内侧胫骨内侧髁后方，半腱肌肌腱内侧。

五、安全操作治疗

因软组织痛涉及病证众多，相关经脉、穴位亦众多，此处以临床上较常见的颈痛、腰痛和膝痛为例进行治疗论述。

1.处方

（1）颈痛

主穴：阿是穴（颈部压痛点）、百劳、肩中俞、大椎。

（2）腰痛

主穴：阿是穴（腰部压痛点）、肾俞、腰眼、委中。

（3）膝痛

主穴：关节局部瘀络点。

配穴：太阳皮部则重用委中、委阳；阳明皮部则重用梁丘、膝眼；少阳皮部重用阳陵泉、膝阳关；太阴皮部多用阴陵泉、血海；少阴皮部重用阴谷；厥阴皮部重用膝关、曲泉等。

2.方解

（1）颈痛：阿是穴为局部取穴，可疏通局部经气，通络止痛；百劳既是局部取穴，又有治疗诸虚劳损作用；肩中俞为手太阳经腧穴，有疏经通络、散寒止痛的作用；大椎为经验用穴，可疏通一身阳气，祛邪外出。

（2）腰痛：腰为肾之府，肾俞乃肾经经气转输之处，可补益肾气；腰眼梳理局部筋脉，通经止痛；"腰背委中求"，委中可通调足太阳经气，通络活血止痛。此法多用于寒湿腰痛和瘀血腰痛。所谓"旧血不去，新血不生"。

（3）膝痛：阳陵泉、阴陵泉、委中、委阳、膝眼、血海、梁丘等穴皆为治疗膝关节病变之要穴，膝关节有病变，在这些穴位处往往出现瘀络或压痛等敏感反应。取之刺血旨在疏通经络，使血行流畅，"去宛陈莝"，或加温灸以温经散寒，逐瘀祛邪，使膝关节部肿消痛减而功能恢复。膝痹或因于风，或因于寒，或因于湿，但重在"邪之所凑，其气必虚"，故治重在本。刺血一法，调和气血，活血祛瘀，标本兼治，则痛可除也。

3.操作方法 根据软组织痛的类型，在所选取的穴位附近，用单手或双手配合，施以如推、揉、挤、捋等手法，使局部充血，以所选取穴位为圆心，用含碘伏的棉球消毒半径为10cm的圆形区域，由内向外环形擦拭消毒皮肤3遍。然后，操作者戴好无菌手套，右手持一次性刺络放血三棱针，左手固定被针刺部位，右手拇、食指夹持针柄，中指抵住针尖，针尖露出2～5分，对准所刺部位刺入后出针，放出适量血液。有微量或少量出血时，用一次性无菌医用棉签擦拭；中等量或中等量以上出血时宜使血直接流入大小适宜的敞口器皿内。

临床上，对于有瘀血阻滞的软组织痛，刺络放血常常有显著的疗效，治疗时可联合陈氏飞针、腹针疗法、热敏灸、穴位注射、耳穴压豆、中药调理等疗法，以更迅速地发挥疗效，以免延误病情。

六、辅助治疗措施

1. 腹针

处方：引气归元（中脘、下脘、气海、关元）、气旁、水分、水道、归来。后可根据疼痛所属经脉和证型进行配穴。

方解：中脘、下脘两穴可调理中焦，巩固加强后天之本；气海、关元固本强肾；气旁补益肝肾；水分、水道、归来行气活血。总为扶正固本，活血止痛。

2. 岭南陈氏针法　腰痛可配委中、肾俞、大肠俞、腰阳关、阿是穴，颈痛可配百劳、后溪、申脉、中渚。

七、生活调护

日常生活保健中可自我按摩压痛点并适当活动疼痛部位以活血止痛，每部位按揉100~300下。腰痛等亦可配合游泳、打太极拳、练习八段锦等运动疗法以改善症状。平时应注意保暖，防止外感侵袭，多注意休息，避免久坐。

八、典型病案

刘某，女，31岁。

主诉：反复左侧腰痛8月余。

现病史：患者8个月前健身时不慎致腰部扭伤，左侧腰部酸胀疼痛明显，当时在外院就诊，查腰部DR未见明显异常，行针灸、外敷等对症治疗后症状好转，但时有反复。现症见：左侧腰部酸胀疼痛，久坐、经期、雨天酸痛症状明显，未见明显活动受限，无双下肢牵拉麻木感，平素双侧肩颈麻木疼痛，左侧疼痛症状甚。偶有头晕，无双上肢麻木，平素月经规律。纳可，寐一般，多梦，白天精神稍疲倦，肩颈痛偶有影响睡眠，二便调，舌暗红，苔白腻，脉沉细。

中医诊断：腰痛（肝肾亏虚，痰瘀阻络型）。

西医诊断：腰肌劳损。

治则：标本兼治。

治法：疏肝理气，活血化瘀，通络止痛。

取穴：大肠俞（左）、胆俞（左）、膈俞（左）、胃俞（左）、委中（双）。

操作：取一次性刺络放血三棱针、4号玻璃罐（环氧乙烷气体灭菌，可重复使用）、碘伏、灭菌棉签。选取舒适安静环境，嘱患者取俯卧位，脱去上衣，注意保暖。操作前向患者解释清楚行此操作的目的及意义，消除患者的担忧，嘱患者身体放松。在患者大肠俞（左）、胆俞（左）、膈俞（左）、胃俞（左）、委中（双）6穴位置寻找瘀络，以所选取穴位为圆心，常规碘伏消毒半径为10cm的圆形区域，由内向外消毒3遍。然后操作者戴好无菌手套，右手持三棱针，快速针刺瘀络点，针刺深度为1~2mm，见有出血后迅速于出血部位吸上灭菌玻璃罐，留罐5分钟，一般罐内出血量为1~5ml为宜。此项治疗结束后用酒精棉签擦干血迹，针刺部位按压30秒防止形成血肿。

（1）耳穴针：肝、脾、肾、神门，左右耳交替贴压，每3日换1次。

（2）穴位埋线：引气归元，气穴（双），气旁（双），上、下风湿点（右），安眠（双）。

（3）切脉针灸

腹部：引气归元，气穴（双），气旁（双），上、下风湿点（右），气穴（双）、大横（双）。

头部：印堂、迎香（双）、安眠（双）。

上肢：内关（双）、神门（双）、列缺（双）。

下肢：足三里（双）、阳陵泉（双）、阴陵泉（双）、三阴交（双）、照海（双）、太冲（双），并随症加减。

（4）中药调理。

二诊：经首诊刺络放血等治疗后，左侧腰部酸胀疼痛较前缓解明显。但近日因雨天和工作熬夜，疼痛偶有加重，症状反复。现左侧腰部酸胀疼痛整体较前改善，久坐、经期、雨天酸痛症状明显，未见明显活动受限，其余病史同前，纳可，寐一般，白天精神有改善，夜尿1~2次，小便调，大便稍黏腻，成形。舌淡红，苔稍黄，边有齿痕，脉滑细数。

中医诊断：腰痛（肝肾亏虚，痰瘀阻络；脾肾两虚，湿热内蕴型）。

治法：疏肝和胃，健脾补肾，清热利湿，活血养血。

取穴：大肠俞（左）、次髎（双）、委中（双）。

其余同前。

其他辅助治疗：中药调理中清热利湿力度加大，其余辅助治疗措施大致同前。

疗效：经过3次刺血治疗，其余针灸疗法5次后复诊，诉腰部酸痛基本缓解。

【按语】因病因和病情轻重程度的不同，针刺治疗腰痛往往疗效会有差异。风湿性痛和腰肌劳损疗效较好；针刺治疗腰椎病变和椎间盘突出引起的腰痛，可明显缓解症状；内脏疾病引起的腰痛要以治疗原发病为主。

同时运用多种疗法治疗软组织疼痛，可提高疗效，更快达到缓解症状甚至根除疾病的目的。对于腰椎间盘突出引起的腰痛可配合手法复位治疗。

软组织疼痛和人们的不良生活习惯关系密切，平时应避免久坐、熬夜、长时间固定姿势工作，应定时活动身体，改正跷二郎腿、长时间低头看手机的不良生活习惯，防止病情反复。

九、讨论与体会

在软组织疼痛的早期研究中，人们当时对这类疾病的本质缺乏整体性认识，还未掌握可靠的检查手段和诊断技术，因此，早期的软组织手术效果欠佳。更因当时解剖、生理学的进展和X线技术的发现，人们较多地注意骨性变化。随着软组织疼痛越来越常见，所涉及的器官、系统越来越多，结合并借鉴中医对经络疾病的认识与治疗，人们开始更多地从整体的角度去认识软组织疼痛，提出"以钊代刀"的设想，并在临床上推广使用软组织松解术和针灸相关疗法，取得了较好的疗效。刺络放血即是其中一种疗法。由此可知，在众多疾病的诊治上，西医充分借鉴和学习中医"整体观念"的精髓和"以痛为腧"的治则，中医也学习西医的基础理论和诊治方法。促进中西医结合可以大幅度提高临床疗效，形成软组织外科学的中国特色。

第六节 痛 经

一、概念

痛经又称"经行腹痛"，是指经期或行经前后出现的周期性小腹疼痛，以青年女性较为多见。

西医将之分为原发性和继发性两种。原发性指生殖器官无明显异常者；后者多继发于生殖器官某些器质性病变，如子宫内膜异位症、子宫腺肌病、慢性盆腔炎、子宫肌瘤等。

二、临床表现

经期或行经前后小腹疼痛，随着月经周期而发作。疼痛可放射至胁肋、乳房、腰骶部、股内侧、阴道或肛门等处。一般月经来潮前数小时已感到疼痛，成为月经来潮之先兆。重者疼痛难忍，面青肢冷，呕吐汗出，周身无力甚至晕厥。

三、病因病机

痛经基本病机为冲任瘀阻或胞宫失养，导致不通则痛或不荣则痛。具体病因病机如下。

1. 寒湿内侵 机体正气虚弱，使寒湿邪气乘虚而入。寒主收引，既抑遏阳气，又阻滞经络，所谓暴寒折阳，又使冲任瘀阻，发为疼痛。

2. 情志失调 过怒或情志不畅，时间过长易伤肝，肝失于疏泄而气滞，久之而致血瘀，甚则气郁化火。肝胆相表里，胆受肝影响而气机不畅，郁而化火，使肝胆郁热，冲任瘀阻。或肝郁横逆犯脾，脾土受抑，升降受阻，后天气血生化乏源，而致气血虚衰，胞宫失养，发为痛经。

3 劳倦内伤 劳倦伤脾，脾虚运化失健，气血生化乏源，使胞宫失养，发为痛经。伤脾日久亦可累及肝肾，致肝肾亏虚，无先天肾精充养胞宫。

本病与冲脉、任脉、督脉、足厥阴经、足太阴经相关，与肝、脾、肾等脏腑关系密切。

四、辨证分型

1.虚证 不荣则痛，痛经由气血虚弱或肝肾亏损导致。由于气血不足或脾胃运化失职，气血运行无力，滞而不畅，或肝肾脏腑功能亏损所致的精亏血少，使与妇女生理密切相关的冲任脉失于濡养，造成痛经。治法多宜调补，补气养血或滋补肝肾。

（1）气血亏虚：常为经期或经期后1~2日小腹隐痛，喜按，经行量少质稀，可兼有形寒肢疲，头晕目眩，心悸气短，舌质淡，苔白，脉细弱。

（2）肝肾亏虚：常为经期或经期后1~2日小腹绵绵作痛，经行量少，色红无血块，可兼有腰膝酸软，头晕耳鸣，舌淡红，苔薄，脉细弦。

2.实证 不通则痛，痛经由气血运行不畅导致。由于肝气不疏，肝失条达，气滞血瘀，经血滞于子宫；或因感受寒邪，如外感风寒、过食寒凉生冷食物，使血液凝滞；或感受湿热之邪，湿热与血搏结，以致气血凝滞不畅。由于月经前或月经时，气血下注冲任、子宫，胞脉壅滞，塞而不通，造成疼痛。治法宜祛瘀止痛。在月经前3~5天，气滞型应行气活血止痛，寒凝型应温经散寒止痛，湿热型应清热除湿止痛。

（1）气滞血瘀：小腹胀痛，拒按，经行量少不畅，色紫黑，有血块，块下痛减，可兼有乳胁胀痛。舌质紫暗，舌下有瘀络，舌边或有瘀点，脉沉弦或涩。

（2）寒湿凝滞：小腹冷痛，得温则舒，拒按，经量少，色紫暗，有血块，可兼有形寒肢冷，小便清长。苔白，脉细或沉紧。

（3）肝郁湿热：小腹疼痛，或痛及腰骶，或感腹内灼热。经行量多质稠，色鲜或紫，有小血块，时伴乳胁胀痛，大便干结，小便短赤，平素带下黄稠，舌质红，苔黄腻，脉弦数。

五、安全操作治疗

1.处方 三阴交、膈俞、血海、次髎。

2.方解 三阴交属足太阴脾经，系足太阴、厥阴、少阴之会，有健脾胃、益肝肾、调经带之功；膈俞为八会穴之一，且"血会膈俞"，该穴有理气宽胸, 活血通脉之功; 血海为足太阴脾经之穴, 有活血化瘀、补血养血、引血归经之功。

3.操作方法 在三阴交、膈俞、血海、次髎等穴附近, 用单手或双手配合, 施以如推、揉、挤、捋等手法, 使局部充血; 以所选取穴位为圆心, 用含碘伏的棉球消毒半径为10cm的圆形区域, 由内向外环形擦拭消毒皮肤3遍。然后操作者戴好无菌手套, 右手持一次性刺络放血三棱针, 左手固定被针刺部位, 右手拇、食指夹持针柄, 中指抵住针尖, 针尖露出2～5分, 对准所刺部位刺入后出针, 放出适量血液。有微量或少量出血时, 用一次性无菌医用棉签擦拭; 中等量或中等量以上出血时宜使血直接流入大小适宜的敞口器皿内。

六、辅助治疗措施

1.腹针

处方: 气海、关元、下风湿点(双)。每次留针30~40分钟, 约10次1个疗程。

方解: 气海、关元固本强肾; 下风湿点调理下焦, 补脾益肝。总方义为调补肝肾, 活血止痛。

2.岭南陈氏针法

处方: 关元(补)、三阴交(补)、地机(平补平泻)、十七椎(平补平泻)。行手法后留针30~40分钟, 10次为1个疗程, 可配合进行热敏灸。

方解: 关元属于任脉, 通于胞宫, 与足三阴经交会, 针之行气活血, 化瘀止痛, 灸之温经散寒, 调补冲任; 三阴交为足三阴经的交会穴, 调理脾、肝、肾; 地机为足太阴脾经的郄穴, 足太阴经行于少腹部, 阴经的郄穴治血证, 可调血通经止痛; 十七椎为治疗痛经的经验穴。

3.热敏灸
在腰骶部膀胱经、督脉及腹部任脉、脾胃经穴行热敏灸, 适用于气滞血瘀证、寒湿凝滞证和虚证痛经。

4.穴位注射
取地机、肝俞、肾俞等穴, 选用黄芪、当归、丹参注射液穴位注射, 用于缓解期治疗。

七、生活调护

1. 饮食疗法 佛手香元粥：取佛手1个（约100~200g），香元1个，粳米100g同煮，粥成后放入精盐、小茴香等适量调味，早晚各一碗，可疏肝理气止痛。

2. 日常自我保健 自我按摩阴陵泉、行间以疏肝理气，每穴位按揉100~300下。

八、典型病案

黎某，女，25岁，2019年9月底就诊。

主诉：痛经1年，加重伴下腹坠胀酸痛3天。

现病史：1年前开始痛经，3天前月经来潮时开始出现下腹坠胀酸痛感，LMP：2019年9月23日至今。量多，色鲜红，有痛经，伴暗红血块，无腰酸，无经前乳房胀痛，情绪稍暴躁；近半年来右侧颈部不适，偶有少许头痛头晕，无双上肢麻木，畏寒，纳一般，胃脘部少许胀满感，易嗳气，时有泛酸，大便2~3次/日，小便可，舌淡红，苔薄腻，脉弱。

中医诊断：痛经、郁证（肝郁脾虚型）。

西医诊断：原发性痛经、焦虑状态。

治则：标本兼治。

治法：疏肝理气，补肾活血，祛瘀止痛。

取穴：膈俞（双）、次髎（双）、胆俞（双）。

操作：取一次性刺络放血三棱针、4号玻璃罐（环氧乙烷气体灭菌，可重复使用）、碘伏、灭菌棉签。选取舒适安静环境，嘱患者取俯卧位，脱去上衣，注意保暖。操作前向患者解释清楚行此操作的目的及意义，消除患者的担忧，嘱患者身体放松。在患者膈俞（双）、次髎（双）、胆俞（双）6穴位置寻找瘀络，以所选取穴位为圆心，常规碘伏消毒半径为10cm的圆形区域，由内向外消毒3遍，然后操作者戴好无菌手套，右手持三棱针，快速针刺瘀络点，针刺深度为1~2mm，见有出血后迅速于出血部位吸上灭菌玻璃罐，留罐5分钟，一般罐内出血量为1~5ml为宜。此项治疗结束后用酒精棉签擦干血迹，针刺部位按压30秒防止形成血肿。

其他辅助治疗：

（1）耳针：肝、肾、胃、大肠（双），左右耳交替贴压，每3日换1次。

（2）穴位埋线：天地针、中极、气海、气穴（双）、下风湿点（双）、水道（双）、足三里（双）。

（3）艾灸：将艾箱放置于腹部。

（4）平衡火罐疗法：颈背腰部督脉、膀胱经、背俞穴。

（5）切脉针灸

腹部：天地针、气海、中极、下风湿点（双）、水道（双）、归来（双）、大赫（双）、气穴（双）。

头部：印堂、迎香（双）、生殖区（双）。

上肢：内关（双）、列缺（双）、曲池（双）。

下肢：足三里（双）、阳陵泉（双）、阴陵泉（双）、三阴交（双）、太冲（双）、照海（双）。

（6）中药治疗。

二诊：患者两周后复诊，诉经上次治疗后，当天痛经明显缓解。2年前于外院行鼻息肉摘除术后，有鼻液倒流症状持续至今，近期熬夜后反复咽喉疼痛，喉咙有痰、量多、色白质黏，双眼干痒，面部少许粉刺，颈部以上有发热感，纳差，睡眠一般，胃脘部少许胀满感，易嗳气，时有泛酸，大便1~2次/日，小便可，舌淡红，苔薄腻，脉弦细。辨证后选取耳尖（双）、肺俞（双）、胃俞（双）6穴刺络放血，加以火罐辅助。

三诊：距二诊1个月后复诊，诉经2次刺络放血等治疗后，痛经症状改善80%，欲继续针灸巩固治疗。现症见：咳嗽，咳黄痰，双目干涩且瘙痒，纳寐可，胃脘少许胀闷感，少许反酸，二便调。舌暗红，苔薄腻，脉细弱。"通则不痛"，为经络气血疏通之象，气得行，血得活，瘀得化，仍按原方案继续辨证取穴治疗。

疗效：经过3次刺血疗法，其他针灸疗法5次后复诊，诉痛经基本缓解。

【按语】在刺络放血的治疗中，处方的穴位不是绝对的，若患者耳背、耳尖有明显瘀络，即可在常规消毒后直接刺络放血，亦能起到较好的疗效。该患者在二诊时因发现耳尖处有明显瘀络，故首选耳尖瘀络刺络放血；有喉咙痛、咳痰等肺系症状，故取肺俞穴。肺俞属足太阳膀胱经，为肺之背俞穴，

《针灸大成》曰"主寒热喘满，虚烦……肺痿咳嗽"，可祛邪外出。取胃俞以和胃降逆，调理气机。

九、讨论与体会

原发性痛经经刺血疗法和其他针灸治疗后常有较好的疗效，继发性痛经应以治疗原发病为主。痛经反复发作是本病的难点，应明确病因，加强辨证与辨病的结合，根据月经周期进行调经，以整合特色针灸技术治疗为主，注意配合条达情绪。

第七节　牙　痛

一、概念

牙痛又称牙宣、牙槽风，是指牙齿因各种原因引起的疼痛，为口腔疾患牙周炎、龋齿、牙髓炎和牙本质过敏等常见的症状之一。

二、临床表现

临床上牙痛一般发病较急，往往由于冷、热、酸、甜等刺激而诱发或加重，可伴有牙龈红肿、牙龈出血、龈肉萎缩、牙齿松动、咀嚼困难、龋齿等。

三、病因病机

1. **实火上炎**　胃腑积热或风邪外袭手足阳明经络，郁而化火，火邪循经上炎，而致牙痛。

2. **阴虚火旺**　肾主骨，齿为骨之余，肾阴不足，虚火上炎，导致牙痛。本病与足少阴经及手、足阳明经相关，与胃、肾、心等脏腑关系密切。

四、辨证分型

1. **实火型**　一般发作急骤，牙痛剧烈，热象明显，常见牙龈红肿，牙龈出血，伴有发热、口渴、口臭、腮部肿胀、尿赤、便秘等，此型患者重在清热泻火，刺血疗效甚佳。

（1）阳明火邪：牙痛甚烈，可兼有口气秽浊、口渴、尿赤、便秘、舌红、苔黄腻、脉洪。

（2）风火牙痛：牙齿痛甚而龈肿，可兼有形寒身热、舌红、苔薄黄、脉浮数。

2.虚火型 牙齿疼痛不甚，时作时止，或仅隐隐作痛，午后、夜晚为甚，伴有牙根松动、牙龈萎缩、腰膝酸软、头晕眼花等，此型患者不宜多泻，当以滋补肾阴为重。

肾虚牙痛：隐隐作痛，时发时止，可兼有牙齿浮动。舌淡红，脉细。

五、安全操作治疗

1.处方 临床以实火牙痛为常见，取下臂皮部（手三里穴附近）、阳明皮部（四花上穴附近）、少阳皮部（侧三里穴，侧下三里穴，外踝尖至足临泣、侠溪、地五会穴附近）。

2.方解 以上诸穴皆为董氏奇穴，临床治疗效果颇佳。四花上穴相当于足三里穴，与手三里穴皆为阳明经之经穴，手阳明之脉入下齿龈，足阳明之脉入上齿龈，阳明经又为多气多血之经，点刺出血有清热解毒、消炎止痛作用。侧三里穴在四花上穴向外横开1.5寸，侧下三里穴位于侧三里穴直下2寸，此两穴与外踝尖至足临泣、侠溪、地五会穴附近皆属于足少阳经循行范畴，足少阳经与手少阳经为同名经，关系密切，同气相求，治疗牙痛有特效。

3.操作方法 在所选取穴位附近，用单手或双手配合，施以如推、揉、挤、捋等手法，使局部充血；以所选取穴位为圆心，用含碘伏的棉球消毒半径为10cm的圆形区域，由内向外环形擦拭消毒皮肤3遍。然后操作者戴好无菌手套，右手持一次性刺络放血三棱针，左手固定被针刺部位，右手拇、食指夹持针柄，中指抵住针尖，针尖露出2~5分，对准所刺部位刺入后出针，放出适量血液。有微量或少量出血时，用一次性无菌医用棉签擦拭；中等量或中等量以上出血时宜使血直接流入大小适宜的敞口器皿内。

六、辅助治疗措施

1. 岭南陈氏针法

处方：颊车、下关、合谷、二间、内庭。上牙痛可加太阳、颧髎；下牙痛可加大迎、承浆；胃火较盛可加厉兑、曲池；虚火上炎加太溪、照海。先针局部腧穴，再针远端腧穴，行毫针泻法，留针30~40分钟，约10次为1个疗程。

方解：颊车、下关均为足阳明的局部经穴，合谷、二间、内庭分别为手足阳明经的远端穴，配合使用，加强其清热泻火、通络止痛之力。

2. 耳针

取口、牙、上颌、下颌、三焦、胃、大肠、肾、神门等穴，每次选3~5穴，两耳交替，毫针浅刺，留针30~40分钟；或施行埋针、王不留行籽贴压，嘱患者每日自行按压3~4次，以耳郭发红为度，每3日换药1次。

3. 穴位注射

取颊车、下关、合谷、翳风，每次选1~2个穴位，用阿尼利定注射液，每穴注入0.5~1ml。

4. 穴位贴敷

将大蒜捣烂，于睡前贴敷双侧阳溪穴，至发疱后取下，用于龋齿疼痛，效果佳。

七、生活调护

日常可自我按摩合谷穴、牙痛穴、吕细穴，两手交替，每穴位按揉100~300下。

八、典型病案

张某，女，34岁，2019年4月就诊。

主诉：牙痛半年余。

现病史：患者诉半年前移居广州后出现牙痛，牙齿松动，牙龈无红肿，唇周起红疹，红肿疼痛，口眼干涩，无口苦。平素怕冷，手脚冰冷，平素疲乏，易焦虑烦躁。步行久后出现下肢麻木无力感，右侧明显，无腰痛。易扁桃体疼痛，咳嗽。月经周期正常，LMP 2019年3月11日~2019年3月16日，量少，色暗，有血块，痛经严重，偶需口服止痛片。纳一般，眠一般，梦多，大便溏，每2天1次，小便调。舌暗苔白，脉弦。自诉长期贫血。

中医诊断：牙痛（肝郁化火型，亦可称为风火牙痛型）。

西医诊断：牙痛、急性咽喉炎。

治则：急则治其标。

治法：疏肝理气，宣肺化痰，健脾利湿，活血化瘀。

取穴：少商（双）、肺俞（双）、大肠俞（双）。

操作：取一次性刺络放血三棱针、4号玻璃罐（环氧乙烷气体灭菌，可重复使用）、碘伏、灭菌棉签。选取舒适安静环境，嘱患者俯卧位，脱去上衣，注意保暖。操作前向患者解释清楚行此操作的目的及意义，消除患者的担忧，嘱患者身体放松。在患者少商（双）、肺俞（双）、大肠俞（双）6穴位置寻找瘀络，以所选取穴位为圆心，常规碘伏消毒半径为10cm的圆形区域，由内向外消毒3遍。然后操作者戴好无菌手套，右手持三棱针，快速针刺瘀络点，针刺深度为1~2mm，见有出血后迅速于出血部位吸上灭菌玻璃罐，留罐5分钟，一般罐内出血量为1~5ml为宜。此项治疗结束后用酒精棉签擦干血迹，针刺部位按压30秒防止形成血肿。

其他辅助治疗措施：

（1）穴位埋线：中脘、下脘、天枢（双）、上风湿点（双）、水道（双）、曲池（双）、尺泽（双）。

（2）耳针：肺、肝、咽喉、脾，左右耳交替贴压，每3天换1次。

（3）中药封包：妇科痛经包1个。

（4）平衡火罐疗法：颈背腰部督脉、膀胱经背俞穴。

（5）切脉针灸

腹部：引气归元、下风湿点（双）、气穴（双）、章门（双）、京门（双）、带脉（双）。

头部：印堂、迎香（双）、安眠（双）、生殖区（双）。

上肢：内关（双）、列缺（双）、孔最（双）。

下肢：足三里（双）、阳陵泉（双）、阴陵泉（双）、三阴交（双）、太冲（双）、丰隆（双）。

（6）中药治疗。

二诊：两周后复诊，经1次针灸和中药治疗后，牙痛缓解70%，今目涩口干，面部、下颌部散在粉刺，月经周期正常，LMP 2019年4月6日~2019年4月9日，量少，血块减少，痛经较前缓解。疲倦乏力，无口苦，纳一般，经常熬夜，眠一般，梦多，大便稀烂，2~3天1次，小便正常。舌暗苔白，边有齿印，脉弦。余病史同前。

中医诊断：牙痛、粉刺（肺脾两虚，痰热瘀肺，心脾湿热型）。

西医诊断：牙痛、亚临床甲状腺功能亢进症、乳腺纤维囊性增生（痤疮）。

治则：急则治其标。

治法：宣肺化痰，健脾利湿，活血化瘀。

取穴：胃俞（双）、大肠俞（双）、肺俞（双）。

操作方法同前。辅助治疗措施大致同前。

疗效：共刺血3次，辅以其他针灸疗法3次，牙痛基本缓解，后随访半年未发作。

【按语】该患者本虚标实，由初诊可得。平素疲倦乏力，畏寒，牙齿松动，月经量少，大便溏，可知脾胃虚弱，运化失常，气血乏源，为虚；其脉弦，平素易暴躁，可知肝郁气滞，郁而化火，循经熏灼口齿，为实。根据"急则治其标"的原则，应先泻其肝火缓解症状，再补益本源，调理他脏。

九、体会与讨论

牙痛分为实火型和虚火型。实火牙痛多因风热外邪侵袭或平素多食辛辣厚味，肠胃积热生火，火邪循经上犯齿而致。虚火牙痛则因为肾阴不足，不能上濡牙齿，引起虚火上炎，熏灼牙龈而致。

随着现代人饮食越来越复杂，生活作息不规律有低龄化的倾向，频繁熬夜，精神压力大，疾病的发病原因愈来愈复杂，病证也常常虚实夹杂，因此在辨证论治时，应根据病情轻重和"急则治其标，缓则治其本"的原则，有针对性地进行治疗。

参考文献

［1］陈秀华.中医独特疗法·刺血疗法［M］.北京：人民卫生出版社.2009.

［2］宣蛰人.宣蛰人软组织外科学［M］.上海：文汇出版社.2009.

［3］王省良.临床针灸学［M］.北京：科学出版社.2015.

（奎瑜 罗文晰）

第十一章　哮　喘

一、概念

哮喘是一种常见的反复发作性疾患，多指支气管哮喘，以气道出现慢性炎症反应为特征。哮喘属中医学"哮病""喘证"范畴。哮病是由于宿痰伏肺，遇外邪、饮食、情志、劳倦等因素引触，痰阻气道，肺失宣降，痰气搏击致使气道痉挛狭窄所引起的发作性痰鸣气喘疾患；喘证是由于外感或内伤，导致肺气上逆，肃降无权，以呼吸困难，甚则张口抬肩，鼻翼扇动，不能平卧等为主要临床特征的一种疾患。哮以呼吸急促，喉间有哮鸣音为主症；喘以气短喘促，甚则张口抬肩为特征。哮和喘在临床上每每同时发生，往往难以严格区分，其病因病机也大致相似，故本章一并论述。

二、临床表现

本病多表现为呼吸急促困难，甚则张口抬肩，鼻翼扇动，喘息不能平卧，喉中哮鸣有声等。本病多发作突然，一般以傍晚、夜间或清晨最为常见。发作前或有鼻咽痒、打喷嚏、流鼻涕、咳嗽、胸闷等先兆症状。发作时病人突感胸闷窒息，咳嗽，迅即呼吸气促困难，呼气延长，伴有哮鸣，为减轻气喘，病人被迫坐位，双手前撑，张口抬肩，烦躁汗出，甚则面青肢冷。发作可持续数分钟、几小时或更长。症状多可自然缓解或经治疗后可在较短时间内缓解。哮喘多在气候变化，如由热转寒或春冬、深秋寒冷季节发病。

三、病因病机

导致哮喘的病因很多，历代医家从各个角度入手论述哮喘的病因病机，如《临证指南医案·哮》说："宿哮……沉痼之病……寒人背腧，内合肺系，宿邪阻气阻痰。"《丹溪心法·喘》说："六淫七情之所感伤，饱食动作，脏气不和，呼吸之息，不得宣畅而为喘急。亦有脾肾俱虚体弱之人，皆能发喘。"《症因脉治·哮病》说："哮病之因，痰饮留伏，结成窠臼，潜伏于内，偶有七情之犯，饮食之伤，或外有时令之风寒束其肌表，则哮喘之症作矣。"由此可见引起哮喘的原因不外乎以虚实两类概括的外感和内伤。

1.实证

（1）风寒证：此为重感风寒，侵袭于肺，内则壅阻肺气，外则兼伤皮毛，郁遏肌表，肺卫为邪所伤，表气失于疏泄，以致肺气壅实，不得宣降，因发哮喘。

（2）痰热证：饮食不节，脾失健运，积湿生痰，或素体痰湿内蕴，久郁化热；或肺火素盛，蒸液成痰，则痰火交阻于肺，肺气膹郁，气机失利，难以下降，清肃之令不行，于是胀满壅实而发为哮喘。

2.虚证

（1）肺虚证：久病肺弱，咳伤肺气，或劳倦内伤，以致肺气不足，故而气短喘促。

（2）肾虚证：劳欲伤肾，或大病久病之后，正气亏损，精气内伤，或喘促日久，累及肾脏，肾气受损，不能纳气，气逆而为喘。

四、辨证分型

1.实证

（1）风寒证

主症：喘咳痰稀，气急，初起多兼恶寒发热，头痛，无汗等症，口不渴，舌苔白，脉浮而紧。

证候分析：肺主呼吸，外和皮毛，风寒先犯皮毛，内合于肺，邪实气壅，肺气不宣，故喘咳痰稀，气急；邪气外束，毛窍闭塞，故恶寒发热，头痛、无汗；风寒尚未化热，故口不渴。舌苔白，脉浮而紧，为邪在肺卫，风寒外束之征。

（2）痰热证

主症：呼吸急促，声高气粗，咳痰黄稠，胸闷，烦热口干，舌苔黄腻或厚，脉滑数。

证候分析：湿痰化热，或痰火素盛，内壅于肺，阻塞气道，肺气升降不利，故呼吸急促，声重气粗，咳痰黄稠；痰气交阻于肺，胸为肺府，故胸闷；火热熏蒸，故烦热口干。舌苔黄厚腻，脉滑数，皆为痰热之征。

2.虚证

（1）肺虚证

主症：喘促短气，语言无力，咳声低弱，动则汗出，舌质淡，脉虚弱。

证候分析：肺主气，肺虚则气无所主，故短气而喘，语言无力，咳声低弱；肺气虚弱，外卫不固，故动则汗出。舌质淡，脉虚弱，为肺气虚弱之征。

（2）肾虚证

主症：喘促日久，稍动即喘，张口抬肩，气短不续，形疲神惫，汗出，形寒肢冷，舌质淡，脉沉细。

证候分析：喘促日久，累及肾气，肾为气之根，下元不固，不能纳气，故稍动即喘，张口抬肩，气不得续；肾虚根本不固，病延日久，则形疲神惫；肾阳既衰，卫阳不固，故汗出；阳气不能温养于外，故形寒肢冷。舌质淡，脉沉细，均为阳气衰弱之征。

五、安全操作治疗

1.处方 大椎、肺俞、大肠俞、膻中、丰隆。

2.方解 大椎、肺俞有很好的宣肺益气的作用，可使得气机运行升降有序；膻中为八会穴中的气会，有理气活血通络之效；大肠与肺相表里，大肠俞有理气降逆，调和肠胃的功效；丰隆穴为治痰之要穴。以上诸穴配伍可起到宽胸理气，化痰平喘之效。

3.操作方法 医者定好穴位后，以所选取穴位为圆心，用含碘伏的棉球消毒半径为10cm的圆形区域，由内向外环形擦拭，消毒皮肤3遍。然后，操作者戴好无菌手套，右手持一次性刺络放血三棱针，左手固定被针刺部位，右手拇、食指夹持针柄，中指抵住针尖，针尖露出2～5分，对准所刺部位快速刺入后出针，放出适量血液。针刺后可配合火罐，使瘀血尽出。有微量或少量出血时，用镊子夹持无菌干棉球擦拭；中等量或中等量以上出血时宜使血直接流入大小适宜的敞口器皿内。如刺络后配合火罐，起罐时则需用镊子夹持无菌纱布或大棉签放在火罐瓶口的一端，慢慢抬起罐身，用纱布或大棉签擦拭血液。应注意防止操作部位感染。完成以上步骤后，再次消毒刺络部位。嘱患者防风保暖，4小时内勿洗澡。

4.注意事项 肺俞穴在后背第3胸椎棘突下，后正中线旁开1.5寸处，内应肺脏，操作时要注意入针深度，以免发生气胸等意外。

六、辅助治疗措施

1.体针

（1）实证

1）风寒证

处方：肺俞、风门、大椎、列缺、合谷。

方解：取手太阴、阳明经穴为主。毫针泻法，并可因病情需要而使用灸法，以温经散寒、疏风平喘。肺俞、风门为足太阳经穴而靠近肺脏，有宣肺祛风之效；大椎、列缺、合谷三穴合用，可起到疏风散寒、宣肺平喘之效。

2）痰热证

处方：肺俞、定喘、天突、尺泽、丰隆。

方解：取手太阴、足阳明经穴为主。毫针泻法，以化痰降逆、清肺平喘。肺俞肃肺理气；定喘为平喘之效穴；天突降气化痰；尺泽为手太阴合穴（水穴），能清痰热以定喘；丰隆为足阳明经穴，能健脾化痰。

（2）虚证

1）肺虚证

处方：肺俞、太渊、足三里、太白。

方解：取手太阴、足阳明经穴为主，毫针补法，可根据病情需要而使用灸法，以补益肺气。肺俞用灸法，可培益肺气；太渊为肺经原穴，能补益肺气；足三里为足阳明胃经合穴（土穴），太白为脾经原穴，肺属金，脾胃属土，土能生金，"虚则补其母"，故取足三里、太白以培土生金。

2）肾虚证

处方：太溪、肾俞、肺俞、膻中、气海。久喘加身柱、膏肓。脾虚加中脘、脾俞。

方解：取足少阴、任脉经穴为主，毫针补法，可根据病情需要而使用灸法，以补肾纳气。太溪为肾经原穴，配以肾俞可补肾中真元之气；肺俞为肺的背俞穴，用之可以益气定喘；膻中为八会穴中的气会；气海为补气之要穴，能调补下焦气机，补肾虚，益元气，振阳固精。诸穴合用，具有补肾纳气、理气定喘的作用。身柱、膏肓用灸法，是治疗久喘的效穴；灸中脘、脾俞，能健脾利湿益气，以资生化之源。

2.腹针

处方：中脘、下脘、水分、上风湿点（双）、水道（双）。针刺行手法后留针30分钟，10次为1个疗程。

方解：中脘和下脘均属胃脘部穴位，中脘为胃之募穴，两穴具有健脾胃、理中焦、调升降的作用，且手太阴肺经起于中焦，故兼肃降肺气的功能。水分功能分清泌浊、升清降浊，与上风湿点配合有清热作用。肺主通调水道，取水道以通调水道，降肺气，清热利湿。

3.穴位埋线

处方：膻中、定喘、肺俞、丰隆、中脘、气海、关元等穴。每次选用3~5个穴位交替使用，常规消毒后，用7号针头将羊肠线埋于所选穴位下的肌肉层，间隔10~15日待线自然吸收后再行第二次埋线。

方解：膻中为气之会穴，有宽胸理气、舒展气机之功效；定喘能宣肺平喘；肺俞能宣发太阳经气，祛邪外出；丰隆健脾化痰，助气机调达。

4.耳针

处方：肺、脾、肾、大肠、支气管。用王不留行籽贴在上述耳穴，每次间隔3~5天。

方解：耳穴中的肺、大肠、支气管有理气宽胸、平喘、止咳之效；脾点有培土生金之效，进一步增强肺脏功能；肾点具有补肾纳气、理气定喘的作用。

5.穴位贴敷
一年中在特定的三伏天，借着炎热气候之便，在穴位敷以辛温刺激的药物，可激发脏腑经络之阳气，使寒邪外散，增强机体的免疫力。经多年的临床总结，贴敷大椎、肺俞、脾俞、中脘、足三里、丰隆等穴位，对治疗哮喘有一定的帮助，是很好的防病治病方法。

七、生活调护

1. 避免进食刺激性食物　对于一些哮喘病患来说，应尽量少吃辛辣、冷冻等刺激性的食物，以减少哮喘的发生。

2. 少吃含过多添加剂的食品　减少摄入一些含有防腐剂等添加剂的方便食品，比如超市中的方便面、腌制食品、香肠等，这类食品易引起哮喘。

3. 适当食用豆制品　因为豆浆等豆制品中含有谷氨酸和天冬氨酸，这两种物质可以防止气管过度收缩，对预防哮喘的发作有很好的作用。

此外，莲子、百合、山药、大枣、核桃、梨、橘子、柚子等，对润肺化痰、平喘止咳都有一定作用，可以作为辅助性防治食物。

4. 补充水分 无论是缓解期还是发作期间，哮喘患者都要规律补水，以温开水为主，忌饮用冰水或温度过高的水。水对抑制哮喘的发作有很好的效果。

5. 保证室内空气质量 居住在气候寒冷、干燥或雾霾严重地区的哮喘患者，可以在家中安装空气净化器或加湿器。目的在于创造良好的空气质量，对预防哮喘有一定的帮助。

6. 保持心情舒畅 哮喘患者平时可适当吃一些有助于自己心情舒畅的食物，以帮助病情恢复。比如香蕉、全麦面包、南瓜、菠菜等。另外心理指导也是哮喘病患的护理措施。哮喘患者心理压力大，精神容易紧张，情绪的剧烈变化或波动都可以成为哮喘发作的诱因。因此，哮喘患者要保持良好的心态，正确对待自己的病情，正确对待生活中的挫折和不愉快，如此才能更好地恢复。

7. 食疗方

（1）枇杷叶粳米粥：取枇杷叶5~10g，粳米100g，冰糖50g。枇杷叶洗净后，用干净的纱布包好，加清水200ml，煎至100ml左右，去渣后加入粳米，再加清水600ml，大火（武火）煮沸后改用小火（文火）熬成稀粥，加入冰糖，待溶解后便可食用。早晚各食用1次，趁热服用。3~5天为1个疗程。本粥适用于痰热内蕴（咳嗽、痰黄或兼有发热及呼吸困难）的咳嗽者。

（2）杏仁薄荷粥：取南杏仁（去皮尖）30g，鲜薄荷10g，粳米50g。将南杏仁放入沸水中煮到七分熟，放入粳米一起煮，待粥煮熟时，放入薄荷稍煮片刻即可。此粥有宣肺散寒、化痰平喘之功效。

8. 中药泡脚 取艾叶20g、花椒10g，加2000ml水煎煮，煮好后连带药渣一同倒入沐足盆中，可先用热蒸汽熏蒸双脚，待水温降至合适时再浸洗双足。每次沐足20分钟左右，微微汗出为宜。注意避风避寒，及时补充水分。《本草纲目》中说艾叶有温中、逐冷、除湿的作用；花椒为纯阳之物，其味辛而麻，其气温以热，入肺散寒，治咳嗽，入脾除湿，治风寒湿痹，水肿泻痢，入右肾补火，治阳衰溲数，足弱，久痢诸证。常用两者泡脚，可以起到温经散寒、扶阳祛邪之效。

9.自我按摩 通过一定的按揉手法，刺激相应穴位，可以起到理气宽胸、健脾化痰之效。常用穴位：天突、膻中、鱼际、合谷、中脘、足三里、丰隆等。建议每日早、晚各按摩1次，如能持之以恒地坚持按摩，可以收到防病治病的效果。

八、典型病案

谢某，男，67岁。

主诉：哮喘3年，加重2天。

现病史：患者3年前开始凡饮食不节或情绪波动或受凉后便会有轻微哮喘，经相应治疗后症状可缓解。2日前因肥甘厚腻食品，哮喘复发，喉中有哮鸣音，自觉呼吸不畅，胸闷，不得平卧，烦热，口干，纳眠欠佳，小便黄，大便秘，2~3日一行，舌红苔黄腻，脉滑数。自诉往年体检胸片未见异常（未见具体结果）。患者嗜烟酒30余年。

中医诊断：哮证（痰热证）。

西医诊断：支气管哮喘。

治则：急则治其标。

治法：清泄痰热。

取穴：肺俞、大肠俞、丰隆、膈俞、定喘、膻中，以上穴位随机分成两组，交替使用，隔周治疗1次，可根据病情治疗2~3次。

操作：取一次性7号注射器灭菌针头、4号玻璃罐（环氧乙烷气体灭菌，可重复使用）、碘伏、灭菌棉签。嘱患者于治疗床上取俯卧位，操作前向患者解释清楚行此操作的目的及意义，消除患者的担心，嘱患者身体放松。消毒穴位，操作者戴好无菌手套，右手持无菌注射针头，快速针刺3~5下穴位，针刺深度为1~2mm，见有出血后迅速于出血部位吸上灭菌玻璃罐，留罐10分钟，一般罐内出血量为1~5ml为宜。取罐时配合大棉签擦拭血液，最后用酒精棉签再次消毒，针刺部位按压30秒防止形成血肿。此外注意背后穴位的点刺不宜过深，否则易引起脏腑的损伤。

辅助治疗措施：

（1）体针：膻中、尺泽、孔最、合谷、支沟、足三里、丰隆、太冲。每周3~5次，每次留针30分钟，10次为1个疗程。

（2）中药：桑白皮15g、黄芩10g、杏仁10g、浙贝母10g、法半夏10g、紫苏子10g、莱菔子10g、瓜蒌皮15g、白术10g、茯苓15g、鱼腥草10g、甘草10g。5剂，水煎内服，每日一剂。

（3）穴位埋线：除体针穴位外也可结合腹针疗法中的穴位，取引气归元（中脘、下脘、气海、关元），滑肉门（双），外陵（双），大横，上、下风湿点（双）等穴位治疗。间隔10~15天待羊肠线吸收后再行下一次治疗。

（4）耳针：取穴肺、脾、肾、大肠。用王不留行籽贴压上述耳穴，每次间隔3~5天。

疗效：当日治疗结束后，患者明显感觉呼吸较前顺畅，嘱按时服药、禁烟酒、调适饮食、避风寒。患者第5次针灸时自述哮喘症状已明显改善。嘱完成疗程治疗，巩固疗效。

【按语】肺俞为肺气输注部位，肺主气，通过调理肺脏功能，可以缓解哮喘症状。因肺与大肠互为表里，大肠俞此处目的在于调理大肠传导功能以助调理肺气的肃降功能，若肺气的肃降功能调畅，对哮喘有一定治疗作用。丰隆为足阳明胃经穴，为治痰之要穴，《玉龙歌》云："痰多宜向丰隆寻。"《医学纲目》指出："诸痰为病，头风喘嗽，一切痰饮，取丰隆、中脘。"在肺俞和大肠俞刺络放血，可以清泄肺、大肠的郁热；在丰隆放血，可以帮助痰饮等病理产物有效排除，也可条畅脾胃气机，有助于健脾化湿。

另外在耳尖穴和少商穴刺络放血对治疗哮喘也有很好的疗效，可以在治疗后期配合应用。《厘正按摩要术》中说："耳皮肉属肺。"在耳尖穴放血可以起到泻火解毒的作用。少商穴为手太阴肺经之"井穴"，五行属木，其疏通、条达、开泄之作用较强，善清肺泻火，驱邪外出。此处放血可以清泄肺中郁热。

九、体会与讨论

哮喘的发作与"伏痰"直接相关，在外因、内因的触发下，痰阻气道，肺失肃降，痰气相搏引起喉中哮鸣有声，呼吸急促困难。《证治汇补·哮病》说："因内有壅塞之气，外有非时之感，膈有胶固之痰，三者相合，闭拒气道，搏击有声，发为哮病。"《医学实在易·哮证》也认为哮病为邪气与伏痰

"狼狈相因，窒塞关隘，不容呼吸，而呼吸正气，转触其痰，齁駒有声"。所以无论实证、虚证，在治疗时均应注重健脾补脾，杜绝生痰之源。

岭南刺络疗法通过特定穴位的有效刺激来调理肺脏的肃降功能及清泄肺中郁热，同时使得体内痰湿之气有路可出，直接消散病理产物。该疗法的作用机制在于出恶血、通经络、调血气，改变经络中气血运行不畅的病理变化，从而达到调整脏腑气血功能的作用。这也体现了陈全新教授提倡的阴阳互济，通条和畅的思想。

对于哮喘病患者，日常的调护非常重要，如应注意气候影响，做好防寒保暖；避免接触及易致过敏的粉尘、食物、药物或刺激性气味等；宜戒烟戒酒，饮食宜清淡而富营养，忌食肥甘厚腻、生冷辛辣之物；防止过度劳累和情绪波动。可根据自身情况和爱好选择相应的锻炼。家中要配备吸氧机，可作为日常调护，也可以在紧急情况时使用。除此之外，病患及家属还需要掌握哮喘的急救方法。

（1）患者取坐位或半卧位，或让其抱着枕头跪坐在床上，此时应该保持患者的身体向前倾，这样有利于呼吸。

（2）中、重度哮喘发作时，由于呼吸道阻塞，肺泡通气不足，造成机体明显缺氧，必须及时补充氧气。当患者已出现严重呼吸困难，口唇、指甲青紫时，更应尽快吸氧。家属迅速取出家用吸氧瓶，设置每分钟3L的高流量氧气，通过鼻导管或面罩给患者吸入。

（3）立即让患者吸入手边备用的气喘喷雾剂，用量参见该剂型的说明书。一般沙丁胺醇气雾按压1~2喷，每天使用不得超过6~8喷。

（4）注意患者保暖，尽量保持环境的安静，保持室内通风，但不能直对风口吹，避免室内有煤油、烟雾、油漆等刺激性气味，鼓励其配合治疗。

（5）中度以上哮喘初次发作时，可向急救中心呼救，请急救医生前来救治。待病情稳定后，护送病人到医院就诊。

参考文献

程莘农.中国针灸学.［M］北京：人民卫生出版社，2019：448

（张文博）

第十二章　高血压

一、概念

高血压是指体循环动脉收缩压异常升高，或伴有舒张压异常的一种代谢异常疾病。以收缩压/舒张压130/80mmHg为参考值。正常血压受年龄、遗传、运动等影响略有波动，患者可无明显症状。高血压病暂无明确对应的中医相关术语，以往因其多数症状伴随头胀、眩晕等，多将其划分为"眩晕""头痛""风眩"类证。临床上多参照眩晕的治则处理高血压病。随医学发展，近年从中医指导高血压治疗层面提出了"脉胀"这一理论思想。"脉胀"出自《灵枢·海论》："故五脏六腑者，各有畔界，其病各有形状。营气循脉，卫气逆为脉胀。"

高血压发病与血管内皮功能紧密联系，而中医学在此治疗角度有着极大优势。

我国各地普查的高血压发病率已超10%，为临床中老年群体的高发疾病之一。根据血压数值的波动差异，临床血压水平分类如表12-1。

表12-1　血压水平分类

分类	收缩压（mmHg）		舒张压（mmHg）
正常血压	<120	和	<80
正常高值	120~139	和（或）	80~90
高血压	≥140	和（或）	≥90
I级高血压（轻度）	141~159	和（或）	91~99
II级高血压（中度）	160~179	和（或）	100~109
III级高血压（重度）	≥180	和（或）	≥110
单纯收缩期高血压	≥140	和	<90

二、临床表现

西医学通常根据发病原因将高血压分为原发性高血压和继发性高血压两类。

（一）原发性高血压

患者占比大，多为老年人，部分患者难以查明原因。患病早期可无明显症状，因此难以鉴别诊断；病情进一步发展后可出现功能性症状，如剧烈运动后头痛、耳鸣、四肢末梢麻木感等；后续可发展为器质性病变，将导致心、肝、肾、脑、眼底等全身多部位病变。通常情况下根据原发性高血压的病程发展速度来划分良性与恶性。目前高血压形成原因尚未明确，多认为其发病原因涉及饮食、社会环境、个人心理状况、遗传等。但良性患者发病缓慢、病程长，多有相关家族史；恶性患者发病急，可由于脑动脉短暂性的强烈痉挛，致使短期内血压飙升，出现心动过速、剧烈头痛、气促等症状，或可引发心绞痛，称为高血压危象。恶性高血压患者如未及时治疗而致多功能衰竭，预后多不良。

（二）继发性高血压

由某些已知疾病引起继发性血压升高，常见的有慢性肾炎、慢性肾盂肾炎、肾结石内皮质醇增多症、嗜铬细胞瘤、甲亢、围绝经期综合征等，可参照相关临床指标做出诊断。

《灵枢·脉论》强调，"脉大坚以涩者，胀也""营气循脉，卫气逆为脉胀""胀之大、坚、涩，即脉胀"。强调在对脉胀的诊断中当以脉象为主。这一思想也反向体现了部分高血压患者无其他异常表现时脉诊是要点。

三、病因病机

（一）病因

1.年迈体虚 或因年龄增长；或由自身生活不规律，耗损过多；或因先天之本略弱于常人，导致肾精逐渐消耗，髓海不能荣养脑窍。《灵枢·海论》有言："髓海不足，则脑转耳鸣，胫酸眩冒，目无所见，懈怠安卧。"肾阴亏虚，肾水不能滋养肝木，导致肝阳升发太过，肝风内动，发为眩晕。

2.**饮食不节**　暴饮暴食，损伤脾胃，导致胃的受纳、腐熟功能和脾的升清、运化功能失调，往往引起水湿痰饮停聚，发为头眩。而痰饮在血管中运行缓滞，影响血液的流动，久之亦可表现为脉大、涩感。

3.**情志不畅**　肝喜条达、恶抑郁，七情内伤，致肝气郁结，气郁化火，发则易上侵头面，致眩晕。《类证治裁》中记载："或由身心过动，或由情志郁勃，或由地气上腾，或由冬藏不密，或由年高肾液已衰，水不涵木，以致目昏耳鸣，震眩不定。"

4.**久病体弱**　患病迁延不愈，损伤机体正气，气血生化迟缓，髓海空虚，发为晕。又可见于气血消耗，气虚不能上乘清阳，血虚不能濡养，甚则生风生动，发而眩晕。

5.**跌仆坠损**　金刃划割、虫兽咬伤、意外跌损，导致头脑外伤而停瘀阻滞，终致气血不能上荣于头目，而眩晕时发。

（二）病机

根据临床常见表现分析，本病多属本虚标实，虚实夹杂。

从脉胀角度分析，基本病机是血脉中气血营卫逆乱，病位当在血。早期时无明显表现，后可发展累及其他脏腑。如"心胀者，烦心短期，卧不安"，即指继发伴有胸膈烦热、心痛心悸等症；若在脑，如"大怒则行气绝，而血宛于上，使人薄厥"，可见患者反应迟缓、言语不利，或见痴呆。明代张介宾在《类经》中阐述："脉大者，邪之盛也，其脉大坚以涩者；胀也，脉坚者，邪之实也，涩因气血之虚而不能流利也。"提出脉胀的发生发展与血脉病的形成相关。实证如瘀血停滞，虚证如气虚不能推动血液运行而血液停滞。《灵枢·胀论》中说："营卫留止，寒气逆上，真邪相攻，两气相搏，乃合而为胀。"

在发病急骤，如高血压危象出现时，当以泻实为主；若病势缓和，以补虚为要。

若患者以眩晕为主要表现，从眩晕角度分析，基本病机为清窍失养或清窍受扰，其病位在脑，与肝、脾、肾、心的关系密切。虚者多属髓海先天不足，或气血、肝肾亏虚而致失养脑窍；实者多为风、火、痰、瘀扰乱清窍，久之出现高血压性眩晕。可因七情所伤，气机郁滞，影响气血运行的同时阻碍脾胃化生气血，脑窍无以荣养而致眩晕，久之又可生痰生瘀，化火动风，形成虚实夹杂的复杂局面；又可因肾气虚弱，阴阳失和，阴虚又可生火化燥。疾病发展致使气虚血瘀或阴阳两虚，多为难治。

四、辨证分型

1.肝火亢盛　眩晕，头痛，急躁易怒。或面红目赤，口干口苦，心悸，胸胁痛，或便秘溲赤，失眠多梦，舌红苔黄，脉细数或脉弦。

2.阴虚阳亢　眩晕头痛，腰膝酸软，五心烦热。或心悸失眠，伴有耳鸣健忘。舌红少苔，脉弦细而数。

3.痰湿壅盛　眩晕头痛，头如裹纱，胸闷，呕吐痰涎。或有心悸失眠，口淡，食少。舌胖，苔腻，脉滑。

4.阴阳两虚　眩晕头痛，腰膝酸软，畏寒肢冷。或有耳鸣，夜尿频，心悸气短，或有无力排便感，小便清长，舌淡，苔白，脉沉细弱。

5.血脉瘀阻　无明显伴随症状，舌淡红，苔薄白，脉大或涩或实。

五、安全操作治疗

1.处方

（1）处方一

主穴：百会。

配穴：大椎、头维、太冲、曲池等。

此法常用于肝阳上亢或阴虚阳亢证，能平泻肝火。常可配合耳尖点刺法放血。

（2）处方二

主穴：太阳。

配穴：风池穴。

常使用点刺拔罐法。

（3）处方三

主穴：降压沟。

配穴：大椎、百会、委中、太阳等。

（4）处方四

主穴：四花外（在四花中穴向外横开一寸五分）。

配穴：五岭（五岭穴之第一行为脊椎线，自第二椎起，每下一椎一穴，共10个穴位；第二行自第二椎旁开三寸，每下一椎定一穴，共8穴；第三行自第二椎旁开六寸，每下一椎定一穴，共7穴。）、委中。

2.方解　百会属督脉，取百会疏泄浮阳，平肝息风，入络脑以止眩晕；头维为足阳明、足少阳之交会穴，为治目眩要穴；太冲为肝经原穴，可平肝潜阳，清泻肝火；曲池清泻头目，以降血压；耳尖为清泻实火的常用穴位，耳尖配合大椎放血可清泻肝火，其对于急进性高血压有不错疗效，又可用于治疗甲亢、甲减、内分泌紊乱的疾病。或可搭配中药、腹针等标本兼治。

太阳穴为经外奇穴，是手少阳三焦经与足少阳胆经相交会处，可疏导头部经气；风池为足少阳与阳维脉的交会穴，有祛风活血、通络之痛之功。

降压沟为耳穴取穴点。六阴经通过经别与阳经相合，并与耳联系；阴跷脉、阳跷脉并入耳后，阳维脉循头入耳。《灵枢·口问》："耳者，宗脉之所聚也。"故此方有滋阴潜阳、荣利清窍、清泄肝热、温肾助阳之功，可助平肝。

3.操作方法　向患者确认并获得治疗同意，术者准备和检查器具后消毒操作手，带上一次性无菌操作手套。

（1）处方一：取穴百会、大椎、头维等，消毒待刺部位，用辅助手以按、揉、压等手法促使局部充血，惯用手持一次性注射针头迅速点刺穴位，或可放出少量血液，配合蘸取医用酒精擦拭针口。待针口停止出血后，停止消毒。点刺耳尖时戴上手套后用蘸取医用酒精的棉签消毒耳尖、耳郭，取用一次性注射针头，以点刺手法迅速点刺耳尖，宜有3～4滴血液流出。待出血停止后，取小量无菌消毒棉球覆于耳尖。

（2）处方二：取太阳、风池等，常规消毒穴位后，用一次性消毒注射针头在穴位上点刺，放血宜6~7滴。配合医用酒精，顺血流方向擦拭。待出血停止后，再次消毒针口。

（3）处方三：取穴降压沟、大椎等，规范消毒穴位后，用一次性注射针头在穴位上点刺放血。需注意，在委中点刺时，出血量宜在5~10ml之间。密切观察患者即时反应，以作调整。

（4）处方四：取四花外、五岭、委中等，嘱患者放松，进行穴位严格消毒，用三棱针或一次性注射针头迅速点刺穴位，必要时可加放火罐。待出血停止，再次消毒针口。

4.注意事项

（1）耳尖放血虽疗效显著，但不宜在短时间内多次操作。且需注意消毒卫生安全，嘱患者短期内禁触摸、洗耳。一般两次治疗间隔3~5天。术者应结合病情控制出血量。

（2）对于太阳、风池的放血常配合针罐法使用，因穴位距离大血管相近，故而操作时应尤其注意观察患者具体情况。常规两次使用间隔以3~5天为宜。

（3）五岭分穴较多，点刺时应注意多个针口的具体情况，防止感染。同时可配合红外线照射灯，以防患者着凉。

（4）临床上，刺血疗法对于治疗相关证型高血压有巨大优势，但同时还应配合腹针、体针和降压药使用。治疗时严格按照刺血疗法注意事项的要求，确保流程安全、无菌、有效。在高血压危象时禁用此法。如遇特殊事项，应按照临床诊疗操作进行。

（5）对于长期服用降压药者，刺血治疗期间不可突然停药。若治疗效果明显，应结合实际情况考虑降压药的调整或停用情况，如治疗一段时间后，血压降至正常范围，而患者自觉症状明显好转或基本消失后，方考虑减少药量。需向患者明确解释，此法不可代替降压药。

（6）患者应进行适当的体育锻炼以增强体质；保持心情舒畅，饮食有节，忌暴饮暴食，禁过食肥甘厚腻及酒辛之品，尽量戒烟。

六、辅助治疗措施

因高血压前来寻求治疗的患者证候多属虚实夹杂，治疗时当辨以虚实、寒热，根据患者实际情况做出调整。配合其他的辅助治疗可帮助患者进一步调理疾病，故而是十分必要的。现结合相关指导意见，列举关于腹针、体针等相关常用操作做参考。

1.腹针

处方：中脘、下脘、内关。若肝阳上亢者可加配阳陵泉、太阳；痰饮内停可加配阴陵泉、丰隆；气血两虚者可增以气海、关元；阴虚阳亢者加两侧下风湿点；肾精不足者配气海、关元、三阴交、百会。

方解：取中脘、下脘等穴，意在调理气机升降、固护中焦。而气海、关元等穴可固本强肾，若患者伴有腰膝酸软、牙龈萎软，可考虑加用；阳陵泉、太阳镇潜浮阳；气海、关元补益气血；下风湿点引血下行。或可增大横，行健脾祛湿之功。总义补虚为主，镇潜为辅。

操作：核对患者个人信息，嘱患者取卧位，暴露其腹部。用洁净医用棉签蘸取碘伏，消毒相应穴位，待其表面稍干后迅速将一次性无菌医用针灸针定刺于相关穴位。可刺后提插，调整穴位针体深浅度，以患者有得气感为佳。施针后将已预热的红外线照射灯置于患者腹部上方，询问其热感是否适宜，注意保暖。每行腹针留置25~40分钟。据患者具体症状可有适当调整。

取针时当一手持洁净医用棉签按压，一手持针体轻旋，无阻力时迅速起针。若取针遇阻力，为皮下组织缠绕，应试探旋转针体后往针体较松方向调整，无阻力时即可立即取针。

2.体针

处方：百会、曲池、足三里、合谷、太冲、三阴交。

方解：百会属督脉，可止眩晕；泻曲池清泻头目，以降血压；远取合谷以调气；太冲为肝经原穴，泻太冲可平肝潜阳，清泻肝火；补三阴交以养血活血。

操作：嘱患者取坐位或卧位，向其解释行针目的及流程后，检查针具。取一次性洁净医用棉签，蘸取适量碘伏，在行针前消毒局部穴位，取针迅速飞进肌表。常规为从上至下、从左向右进针。忌弯针、折针，医者需熟练其手法。

行针后视需要覆盖毛巾保暖，或照已预热红外照射灯，留针25~40分钟。常配合腹针疗法使用。

3.耳针

处方：降压沟、神门、皮质下、心、肝、肾。或可调整加减穴位如交感、内分泌。每次单耳不宜超过3~4个穴。

操作：向患者解释其治疗方法和形式。用免洗医用消毒洗手液以七步洗手法清洗术者双手，取洁净无菌医用棉签蘸取医用酒精消毒患者耳部，从内向外环形消毒，至耳郭绕后消毒耳背。取已消毒的定穴笔，根据相应耳穴位置，按压局部穴位，寻找阿是点后轻压皮肤定位，即撕取洁净可用的王不留行籽耳穴贴覆盖。为患者按压定穴时询问其感受。嘱其3天内定时按压，每次不少于60次。3天后应自行撕下耳穴贴，根据辨证后更换穴位。

4.平衡火罐 一般选用背部进行操作。向患者解释相关操作及目的，征得同意后嘱患者俯卧。准备器具，用免洗无菌洗手液清洁术者双手。选取合适大小的火罐，检查罐口有无缺损、破口，术者惯用手持止血钳夹取蘸有95％医用酒精的棉球，点火后以辅助手持握，注意火星掉落，勿烫伤病人床单，惯用手取火罐，按照上下、左右对称平衡方向沿膀胱经闪罐。待背部稍红，或时间适宜时，均匀涂抹按摩油，以适度吸力走罐。待患者背部出痧，或时间长度适宜，根据相应穴位留罐5～8分钟。

取罐动作轻柔，一手持洁净纸巾按压，一手迅速拔取火罐。取罐后用洁净纸巾轻擦患者背部。拔罐时注意棉球燃烧情况，谨防烫伤患者。若有拔后出水疱情况，应按照具体情况处理，前文已有赘述，此处不予展开。针罐法为临床常用，可根据患者情况使用。

5.穴位埋线

处方：血压点、心俞、肝俞、肾俞。

操作：准备器具，向患者解释操作流程与目的。消毒待刺部位，器具拆封，佩戴一次性无菌手套，将包装内蛋白线放入一次性注射针头针口，取蘸有碘伏的棉签再次消毒穴位，迅速将蛋白线埋入，按压至针口不出血。

6.艾灸

处方：足三里、丰隆。

操作：向患者解释操作目的与流程，暴露相关部位，必要时可予毛巾保温。选用适宜艾条，用蘸有95％医用酒精的棉球点火旋转式燃烧，待其冒烟时选用温和灸、回旋灸、雀啄灸，以局部微红，患者无烧灼痛为宜。亦可使用艾灸箱，一次灸20～30分钟为宜。

七、生活调护

据现代临床数据研究，中国居民高血压病的主要危险因素包括过量饮酒、吸烟、嗜盐、高血压家族史、性格急躁以及超重。

在《内经》中，大量文意表明高盐饮食与脉胀联系紧密，如《素问·异法方宜论》中"盐者胜血"；《素问·阴阳应象大论》中"咸伤血"；《素问·五脏生成》中"多食咸，则脉凝泣而变色"等，与西医学所认为高盐饮食引起血液黏滞度增高，促使动脉粥样硬化而带来后续变化相类似。故而患者要坚持适当的体育锻炼，增强体质；保持心情舒畅，稳定情绪，防止七情内伤；饮食有节，防止暴饮暴食，禁止过食肥甘醇酒及过咸伤肾之品，尽量戒烟戒酒。

八、典型病案

智某，男，52岁。

主诉：高血压病2年。

现病史：高血压病史2年，2015年12月出现第一次中风伴脑出血10ml，遵医嘱定期服用厄贝沙坦片、苯磺酸氨氯地平片、阿托伐他汀片控制。近期因连续出差、工作压力大，3天前饮酒后出现明显血压波动，血压130~160/88~93mmHg。诉其平日血压120~130/90~95mmHg，但性情急躁，易有气冲脑窍感。现测其血压130/90mmHg，伴有头昏，左眼睑充血，无视力模糊，无听力异常，无口干口苦。进食量大，难入睡。面色红，声音洪亮。大便稍干，小便短赤。舌绛红，苔少，舌底瘀络明显，脉弦。

中医诊断：眩晕（肝火亢盛型）。

西医诊断：高血压病；脑卒中后遗症。

治则：平肝潜阳，清热泻火。

耳取穴：双耳降压沟、大椎、肝俞（双）。

操作：刺络放血，具体操作同前。

辅助治疗措施：

（1）腹针：引气归元、腹四关、气穴（右）、气旁（右）、大横、带脉、水道、商曲（右）。

（2）体针：合谷、太冲、内关、三阴交、印堂、人迎。

（3）耳针：肝、肾、内分泌、皮质下、神门。

（4）中药治疗：党参段30g，龙骨（先煎）45g，柴胡15g，白芍15g，茯苓20g，白术20g，牡蛎（先煎）45g，磁石（先煎）40g，炙甘草6g，石决明15g，盐泽泻15g，当归20g，木香15g，六神曲15g。配5付，每日1剂，水煎服，每日2次。配合三七超细粉1.6g×20袋，每日1次，每次1袋，口服。

（5）西药：氯霉素滴眼液。

二诊：诉其血压稳定，背部脂肪瘤缩小，气上呼吸道感染缓解，左眼睑无充血，平素用眼疲劳，巩膜呈淡黄色。纳寐佳，二便可，舌绛红，苔少，舌底瘀络较明显，脉弦。

治疗同前，并于背俞行平衡火罐法。叮嘱患者在治疗后4小时内勿浴水，若天气炎热可用无菌医用小圆贴贴敷针口。配合降压药，积极锻炼，控制饮食。合理协调个人情绪，规律作息。每天定时按压耳穴，每次不少于60次/穴。配合三七粉，每天遵医嘱服用降压药。定期复查血压并记录。

【按语】据临床粗略统计，高血压多为虚证或本虚标实证。患者平素血压稍高，但七情扰动，肝阳易亢，在近日生活作息不规律、饮食节律失常后即表现出血压升高。其临床表现多指向肝火亢盛证型，如肝开窍于目、肝主藏血，肝阳上亢而现有眼睑充血；其人易怒，气机上冲，而得气冲脑窍感；阳亢上扰头面，出现面红之症；阳盛伤津，津亏则易生瘀，而肝木克脾土，脾受压制而运化功能减弱，故有舌红绛，苔少，舌底瘀络明显等症。急则治标，缓则治本。该患者表现为实证、热证，首选刺络放血以降压调气血，再辅助用以腹针、耳穴压豆的方法助其恢复气血正常运行，增强疗效。配合中药处方以控制后续血压，追以氯霉素滴眼液缓解其左眼症状。考虑其年事已高，曾罹患卒中伴随脑出血，而刺络等治疗以泻为主，故而选党参为君药固护气血；加龙骨、牡蛎、磁石，先煎以镇潜浮阳；柴胡疏肝解郁，配合白芍缓急止痛，佐以茯苓、白术、泽泻以扶助脾阳；加20g当归以活血补血；配木香、六神曲使上下其气血，标本兼治。故而复诊时，患者诉其血压稳定，而诸实证、热证缓解，显露出其本虚之象。但观其舌脉尚有些许浮阳残存内扰，故仍加其刺络放血配合平衡火罐，嘱其平日注意控制饮食、积极锻炼。患者后因头痛缓解至无而未复诊。

九、体会与讨论

《素问·上古天真论》："今时之人不然也，以酒为浆，以妄为常，醉以入房，以欲竭其精，以耗散其真，不知持满，不时御神，务快其心，逆于生乐，起居无节，故半百而衰也。"高血压发病与个人生活习惯息息相关。因其早期表现不明显，故因头痛、头晕等症来就诊时已需定时服用降压药。故而平日即应节律生活，积极定期测量血压，关注自身变化，以求未病先防。

（奎瑜　邓启粤）

第十三章 失 眠

一、概念

失眠，亦称不寐，是一种以睡眠障碍为主的常见病，中医学称为"不寐""不得卧""目不瞑"，以经常不能获得正常睡眠为特征。

二、临床表现

（1）不寐，轻者入睡困难，或寐而不酣，时寐时醒，或醒后不能再寐，重则彻夜不寐。

（2）可伴有头昏头痛、心悸健忘、心烦、神疲等。

（3）常有情志失常、饮食不节、劳倦过度及病后、体虚等病史。

三、病因病机

正常睡眠依赖于人体的"阴平阳秘"，脏腑调和，气血充足，心神安定，卫阳能入于阴。如思虑过度，内伤心脾；或体虚阴伤，阴虚火旺；或受大惊大恐，心胆气虚；或宿食停滞化为痰热，扰动胃腑；或情志不舒，气郁化火，肝火扰神，均能使心神不安而发为本病。

1.情志失常 喜怒哀乐等情志过极可导致脏腑功能失调而发生不寐。或由情志不遂，郁怒伤肝，气郁化火，上扰心神；或由五志过极，心火内炽；或由喜笑无度，心神激动；或因过度忧思，伤及心脾，营血亏虚，不能上奉于心，而致心神不安；或由暴受惊恐，导致心虚胆怯，神魂不安，均可导致夜不能寐。

2.饮食不节 暴饮暴食，宿食停滞，脾胃受损，酿生痰热，壅遏于中，胃气失和而不得安寐。此外，饮用浓茶、咖啡、酒等也可导致不寐。

3.劳逸失调 劳倦太过则伤脾，过逸少动亦致脾虚气弱，运化不健，气血生化乏源，不能上奉于心，以致心神失养而失眠。

4.病后体虚 久病血虚，年迈血少，引起心血不足，心失所养，心神不安而不寐。亦可因年迈体虚，阴阳亏虚而致不寐。若素体阴虚，兼因房劳过度，肾阴耗伤，阴衰余下，不能上奉于心，水火不济，心火独亢，火盛神动，心肾失交而心神不宁。

不寐的病因虽多，但其病理变化，总属阳盛阴衰，阴阳失交。一为阴虚不能纳阳，一为阳盛不得入阴。病位主要在心，与肝、脾、肾密切相关。因血之来源，由水谷精微所化，上奉于心，则心得所养；受藏于肝，则肝体柔和；统摄于脾，则生化不息；调节有度，化而为精，内藏于肾，肾精上承于心，心气下交于肾，阴精内守，卫阳护于外，阴阳协调，则神志安宁。

不寐的病理性质有虚实之分。肝郁化火，或痰热内扰，心神不安者以实证为主。心脾两虚，气血不足，或心胆气虚，或心肾不交，水火不济，心神失养，神不安宁，多属虚证。但久病可表现为虚实兼夹，或为瘀血所致。

不寐失治误治可发生病机转化，如肝郁化火证病情加重，火热伤阴耗气，则由实转虚；心脾两虚者，饮食不当，更伤脾胃，使气血愈虚，食积内停，而见虚实夹杂；如温燥太过，易致阴虚火旺；属心肾不交者，可进一步发展为心火独亢，肾水更虚之证。

四、辨证分型

不寐首先应辨虚实。虚证多为阴血不足，心失所养；实证多为邪热扰心，心神不安。

1.肝火扰心 不寐多梦，甚则彻夜不眠，急躁易怒，伴有头晕头胀，目赤耳鸣，口干而苦，便秘溲赤，舌红苔黄，脉弦而数。

2.痰热扰心 心烦不寐，胸闷脘痞，泛恶嗳气，口苦，头重，目眩，舌偏红，苔黄腻，脉滑数。

3.心脾两虚 不寐，多梦易醒，心悸健忘，神疲食少，头晕目眩，四肢倦怠，腹胀便溏，面色少华，舌淡苔薄，脉细无力。

4.心肾不交 心烦不寐，入睡困难，心悸多梦，伴头晕耳鸣，腰膝酸软，潮热盗汗，五心烦热，咽干少津，男子遗精，女子月经不调，舌红少苔，脉细数。

5.心胆气虚 不寐，多噩梦，易惊醒，触事易惊，终日惕惕，胆怯心悸，伴气短自汗，倦怠乏力，舌淡，脉弦细。

五、安全操作治疗

1.处方

处方一：耳尖。

处方二：肝俞（双）、行间（双）。

处方三：百会、大椎、神庭、印堂。

处方四：四花穴（膈俞、胆俞）。

2.方解 耳尖穴处分布有颞浅静脉的耳前支，耳后动静脉的耳后支，耳颞神经耳前支、枕小神经耳后支和面神经耳支等。点刺放血后可改善局部血液循环。耳尖穴还能治疗偏正头痛，通过三棱针点刺放血后可改善由偏头痛引起的失眠。肝俞为肝经的背俞穴，行间为肝经荥穴，属火，善治头面之火，两穴相伍，对肝火上扰之失眠疗效甚佳。百会、大椎、神庭、印堂均在督脉之上，督脉乃"阳脉之海"，掌管一身之阳气，点刺督脉之穴，可调整人体阴阳平衡，阴平阳秘，精神乃治。四花穴乃足太阳膀胱经之穴位，膈俞为八会穴之血会，胆俞为胆之背俞穴，四花穴可补益虚损，滋阴除烦。点刺四花穴可治疗阴虚引起的虚劳失眠。

3.操作方法

处方一：患者取坐位，助手协助充分暴露耳朵，并嘱患者自然放松。选择一次性刺络三棱针或5号一次性消毒注射器针头为刺络工具，所选择的三棱针或注射器针头针身应光滑、针尖锐利、无倒刺。局部皮肤用75%酒精或安尔碘常规消毒（安尔碘更佳，破皮处无痛感），由内而外环形擦拭。医生双手消毒戴医用手套操作。先用双手按揉耳郭上部1分钟，常规消毒耳郭，一手手指固定被刺部位，另一手持针以拇、食指夹持针柄，中指抵住针身下端，露出针尖2~3分，对准耳尖快速刺入并快速出针，进出针时针柄应在同一轴线上，点刺后放血3~6滴，也可辅以推挤手法增加出血量或出液量。两耳交替，也可取双侧耳尖同时针刺放血。常规消毒，用镊子夹持无菌干棉球按压针孔。嘱患者3小时内避免伤口碰水，清淡饮食。

处方二：患者取卧位，助手协助充分暴露施术部位，并嘱患者自然放松。选择一次性刺络三棱针或5号一次性消毒注射器针头为刺络工具，所选择的三棱针或注射器针头针身应光滑、针尖锐利、无倒刺。局部皮肤用75%酒精或安尔碘常规消毒（安尔碘更佳，破皮处无痛感），由内而外环形擦拭。医生双手消毒并戴医用手套操作。常规消毒肝俞（双）、行间（双），一手手指固定被刺部位，另一手持针以拇、食指夹持针柄，中指抵住针身下端，露出针尖2~3分，对准所选穴位快速刺入并快速出针，进出针时针柄应在同一轴线上，点刺后出少量血，也可辅以推挤手法增加出血量或出液量。每日1次，10次为一个疗程，连续治疗3个疗程。术后用无菌干棉球擦去血迹，用碘伏对针眼进行消毒，用镊子夹持无菌干棉球按压针孔，用胶布做"十"字固定，以防感染。嘱患者3小时内避免伤口碰水，清淡饮食。

处方三：患者取卧位，助手协助充分暴露施术部位，并嘱患者自然放松。选择一次性刺络三棱针或5号一次性消毒注射器针头为刺络工具，所选择的三棱针或注射器针头针身应光滑、针尖锐利、无倒刺。局部皮肤用75%酒精或安尔碘常规消毒（安尔碘更佳，破皮处无痛感），由内而外环形擦拭。医生双手消毒并戴医用手套操作。常规消毒百会、大椎、神庭、印堂，一手手指固定被刺部位，另一手持针以拇、食指夹持针柄，中指抵住针身下端，露出针尖2~3分，对准所选穴位快速刺破相应的血络并快速出针，进出针时针柄应在同一轴线上，深度2~5mm，以中营（刺破血管靠近体表的管壁）为度，实证刺血多，虚证刺血少。一般0.5~1ml，每周3次，每次2个穴，两侧交替，6次为1个疗程。术后用无菌干棉球擦去血迹，用碘伏对针眼进行消毒，用镊子夹持无菌干棉球按压针孔，用胶布做十字固定，以防感染。嘱患者3小时内避免伤口碰水，清淡饮食。

处方四：患者取俯卧位，助手协助充分暴露施术部位，并嘱患者自然放松。选择一次性刺络三棱针或5号一次性消毒注射器针头为刺络工具，所选择的三棱针或注射器针头针身应光滑、针尖锐利、无倒刺。局部皮肤用75%酒精或安尔碘常规消毒（安尔碘更佳，破皮处无痛感），由内而外环形擦拭。医生双手消毒并戴医用手套操作。常规消毒四花穴（膈俞、胆俞），一手手指固定被刺部位，另一手持针以拇、食指夹持针柄，中指抵住针身下端，露出针尖2~3分，对准所选穴位快速刺入并快速出针，进出针时针柄应在同一轴线上，出血后拔罐，留罐10分钟，每周2次，3周为1个疗程。术后用无菌干棉球擦去血迹，用碘伏对针眼进行消毒，用镊子夹持无菌干棉球按压针孔，用胶布做十字固定，以防感染。嘱患者3小时内避免伤口碰水，清淡饮食。

六、辅助治疗措施

1.岭南陈氏针法

处方：三阴交、神门、安眠。

操作：针刺三阴交得气后，针尖朝大腿，以小角度顺时针捻针为主，捻针速度宜慢，捻转幅度宜小，促使经气向上传导。神门穴进针得气后，针尖斜朝上臂逆捻，慢按轻提运针（缓慢按入，轻快提出），并结合刮（拇指或食指指甲在针柄上下刮动）针，使针感向上臂、胸扩散；安眠穴用斜刺（针尖斜向鼻尖方向），得气后多捻不提插，针感向头部扩散。

随证配穴：①肝火扰心配太冲。针刺用泻法，针尖向下逆时针捻转，导气上升，运针以速按慢提，较大幅度捻针为主，以患者自觉针下有凉感为佳。②痰热扰心配丰隆。针刺用平补平泻法。③心脾两虚配足三里、内关。针刺足三里时用补法，针尖向上斜刺，进针得气后逆时针慢按轻提运针，结合快速小角度捻针。针刺内关时用补法，针尖向上斜刺，进针得气后顺时针慢按轻提运针，并结合刮针，导气上行。④心肾不交配大陵、太溪。针刺大陵、太溪时用补法，进针得气后，慢按轻提运针，并结合刮针。⑤心胆气虚配足临泣。针刺用补法，进针得气后，慢按轻提运针，同时结合小角度轻捻针。⑥瘀扰心神配内关，针刺用平泻法，针尖向上斜刺，进针得气后速按慢提运针，结合逆捻针及提插。

2.耳针

处方：心、脾、肾、神门。

操作：患者取坐位，用75%酒精对患者耳朵及医生双手进行消毒，用王不留行籽贴压，左右耳交替，宜与体针同时施用。或可选神门、皮质下、心、肾、肝、脾、胆等。

3.皮肤针

处方：眼周和项背至腰骶部督脉及足太阳经背俞第1侧线皮部。

操作：以皮肤针叩刺，主要用于病因复杂的失眠。

4.穴位贴敷

处方：以交泰丸为主方。

操作：合米醋适量调成膏状，睡前贴敷于涌泉穴，起床取下，主要用于轻症失眠。

5.腹针

处方：选引气归元、气穴、气旁、印堂等。

操作：患者取卧位，用75%酒精或安尔碘对施术部位进行消毒，毫针针刺，可用于失眠各证。

6.中药治疗

（1）肝火扰心：龙胆泻肝汤加减。若胸闷胸胀，善太息者，加香附、郁金、佛手以疏肝解郁。若肝胆之火上炎的重症，彻夜不寐，头晕目眩，头痛欲裂，大便秘结者，可改服当归龙荟丸。

（2）痰热扰心：黄连温胆汤加减。若不寐伴胸闷嗳气，脘腹胀满，大便不爽，苔腻脉滑，加用半夏秫米汤和胃健脾，交通阴阳；若饮食停滞，胃中不和，嗳腐吞酸，脘腹胀痛，再加神曲、焦山楂、莱菔子，或用保和丸消导和中；若痰热盛，痰火上扰心神，彻夜不寐，大便秘结者，可用礞石滚痰丸以泻火逐痰。

（3）心脾两虚：归脾汤加减。若不寐较重者，加五味子、夜交藤、柏子仁养心安神，或加生龙骨、生牡蛎、琥珀末以镇静安神；若心血不足较甚者，加熟地、芍药、阿胶以养心血；若兼见脘闷纳呆，苔腻，重用白术，加苍术、半夏、陈皮、茯苓以健脾燥湿，理气化痰。

（4）心肾不交：六味地黄丸合交泰丸加减。若心阴不足为主者，可选用天王补心丹以滋阴养血，补心安神；若阴血不足，心火亢盛者，可选用朱砂安神丸；心烦不寐，彻夜不寐者，加朱砂、磁石、生龙骨、龙齿重镇安神。

（5）心胆气虚：安神定志丸合酸枣仁汤加减。若心肝血虚，惊悸汗出者，重用人参，加白芍、当归、黄芪以益气养血；若木不疏土，胸闷，善太息，纳呆腹胀者，加柴胡、香附、陈皮、山药、白术以疏肝健脾；若心悸甚，惊惕不安者，加生龙骨、生牡蛎、朱砂以重镇安神。

七、生活调护

1. 预防 本病证属心神病变，重视精神调摄和讲究睡眠卫生对不寐患者来说具有实际的预防意义。积极进行心理情志调整，克服过度的紧张、兴奋、焦虑、抑郁、惊恐、愤怒等不良情绪，做到喜怒有节，保持精神舒畅，尽量以放松、顺其自然的心态对待，反而能较好地入睡。建立有规律的作息制度，进行适当的体力活动或体育健身活动。养成良好的睡眠习惯，晚餐要清淡，不宜过饱，更忌浓茶、咖啡及烟，睡前避免从事紧张和兴奋的活动，养成定时就寝的习惯。另外要注意睡眠环境的安宁，床铺要舒适，卧室光线要柔和，减少噪音，去除各种可能影响睡眠的外在因素。

2.饮食调治

（1）肝火扰心：宜食柑橘、金橘等理气化滞解郁之品。食疗方：芹菜萝卜汤。

（2）痰热扰心：宜食山楂、枇杷等消食导滞化痰之品。食疗方：枇杷羹。

（3）心脾两虚：宜食红枣、龙眼肉、淮山等补心健脾之品。食疗方：百合粥、柏子仁粥等。

（4）心肾不交：宜食桑椹、莲子、甲鱼等养心益肾之品。食疗方：莲子银耳羹。

（5）心胆气虚：宜食龙眼肉、莲子、大枣等益气补血之品。食疗方：当归羊肉汤、黄芪粥。惊悸不安者宜食酸枣仁、温牛奶等镇静安神之品，食疗方：牡蛎汤。

（6）瘀血内阻：进食活血祛瘀食品，如桃仁、红花等。食疗方：大枣赤豆莲藕粥等。

八、典型病案

邱某，女，64岁。

主诉：眠差30余年，加重3个月。

现病史：30多年前出现眠差，未行系统治疗，近3个月症状加重，每晚入睡2~3小时，醒后不能再次入睡，晨起头晕困倦乏力，时有头痛，以两侧太阳穴为主，颈部右侧疼痛，时咽干、咽痒、喉咙疼痛，时潮热，心悸较前改善，口干口苦改善，口腔溃疡已愈合，纳可，小便正常，大便时烂，舌暗红苔白微黄，有裂纹，脉左沉细，右弦滑。

中医诊断：不寐（肝火上炎型）。

西医诊断：睡眠障碍。

治则：疏肝泻火，宁心安神，佐以补肾健脾。

取穴：四花穴（膈俞、胆俞）、厥阴俞（双）。

操作：患者取俯卧位，助手协助充分暴露施术部位，并嘱患者自然放松。选择一次性刺络三棱针或5号一次性消毒注射器针头为刺络工具，所选择的三棱针或注射器针头针身光滑、针尖锐利、无倒刺。局部皮肤用安尔碘常规消毒，由内而外环形擦拭。医生双手消毒并戴医用手套操作。常规消毒四花穴（膈俞、胆俞）、厥阴俞（双），一手手指固定被刺部位，另一手持针以拇、食指夹持针柄，中指抵住针身下端，露出针尖2~3分，对准所选穴位快速刺入并快速出针，进出针时针柄应在同一轴线上，出血后拔罐，留罐10分钟，每周2次，3周为1个疗程。术后用无菌干棉球擦去血迹，用碘伏对针眼进行消毒，用镊子夹持无菌干棉球按压针孔，用胶布做十字固定，以防感染。嘱患者3小时内避免伤口碰水，清淡饮食。

辅助治疗措施：

（1）肝、脾、神门、内分泌。

操作：患者取坐位，用75%酒精对患者耳朵及医生双手进行消毒，用王不留行籽贴压，左右耳交替，情况较重者，可双耳同时进行。

（2）岭南陈氏针法。

处方：引气归元、中极、气穴（双）、上风湿点（右）、下风湿点（右）、气旁（右）、商曲（右）、大横（双）、印堂、安眠（双）、风池（双）、列缺（双）、内关（双）、神门（双）、足三里（双）、阳陵泉（双）、阴陵泉（双）、三阴交（双）、复溜（双）、太冲（双）、照海（双）等。

二诊：患者10天后复诊，诉初诊治疗后，睡眠情况出现好转，头痛减轻，频率降低，口干口苦好转，颈部右侧疼痛缓解。现症见睡眠情况好转，头痛减轻，频率降低，口干口苦好转，颈部右侧疼痛缓解，咽干咽痛，汗多，口腔溃疡，纳可，小便正常，大便时烂，舌暗红苔白微黄，有裂纹，脉左沉细，右弦滑。刺血处方及操作同前。

三诊：患者19天后复诊，接受岭南刺络疗法5次及岭南陈氏针灸等辅助治疗后，睡眠质量明显改善，入睡时间增长，入睡较前容易，心悸较前明显改善，口腔溃疡较前改善。咽干咽痛，汗多，晨起头晕困倦乏力，纳可，大便时硬时烂，口干口苦，时潮热盗汗，舌暗红苔白微黄，有裂纹，脉左沉细，右弦滑。刺血处方及操作同前。

【按语】正常睡眠依赖于人体的"阴平阳秘"，心神安定，卫阳能入于阴。而不寐多由阳盛阴衰，阴阳失交导致。阴虚不能纳阳，阳盛不得入阴均可出现入睡困难，寐而不酣，时寐时醒，甚则彻夜不寐。本案中患者邱女士，年逾七九，天癸已竭，素体阴虚，阴虚不能潜阳，眠差困扰30多年，内心烦躁痛苦，肝火上炎，口干口苦，头晕头痛，阳盛不能纳阴。阴虚为本，阴虚火旺，兼有肝阳扰动，治宜疏肝泻火，宁心安神，佐以补肾健脾。四花穴、厥阴俞刺络拔罐，配合岭南陈氏针法对于治疗不寐有着很好的疗效。四花穴、厥阴俞放血可补益虚损，滋阴除烦，缓解紧张情绪；岭南陈氏针法可通调阴阳，疗效显著。

九、体会与讨论

不寐在《内经》称为"不得卧""目不瞑"，认为是邪气客于脏腑，卫气行于阳而不入于阴所得。正常睡眠依赖于人体的"阴平阳秘"，脏腑调和，气血充足，心神安定，卫阳能入于阴。若阴虚不能纳阳或阳盛不得入阴均可出现入睡困难、时寐时醒、彻夜不寐等睡眠障碍症状。不寐病位在心，与肝、脾、肾密切相关。不寐的病理性质有虚实之分，肝郁化火，或痰热内扰，心神不安者以实证为主；心脾两虚，气血不足，或心胆气虚，或心肾不交，水火不济，心神失养，神不安宁，多属虚证。但久病可表现为虚实兼夹，或为瘀血所致。

不寐首先应辨虚实。虚证多为阴血不足，心失所养。如虽能入睡，但睡间易醒，醒后不易再睡，兼见体质瘦弱，面色无华，神疲懒言，心悸健忘，多属心脾两虚证；如心烦失眠，不易入睡，兼见心悸，五心烦热，潮热，多属阴虚火旺证；如入睡后容易惊醒，平时善惊，多为心虚胆怯证或血虚肝旺证。实证为邪热扰心，心神不安。如心烦易怒，不寐多梦，兼见口苦咽干，便秘溲赤，为肝火扰心证；如不寐头重，痰多胸闷，为痰热扰心证。

不寐的治疗当以补虚泻实、调整脏腑阴阳为原则，实证泻其有余，虚证补其不足，注意调整脏腑气血阴阳的平衡。顽固难治愈的失眠，多与脏腑气血失和有关，伴有心烦，舌质暗，或有瘀点，穴位及附近有瘀络者，可从瘀血论治。心理治疗在不寐的治疗中占有重要的地位，要消除焦虑和紧张的情绪，保持心情舒畅，必要时需请心理医生进行心理治疗。

岭南刺络疗法取穴结合远近取穴通经络、俞募配穴调脏腑、上下配伍和阴阳、左右思变畅六经的取穴原则，阴阳互济，通调和畅，相比一般的治疗手段，效果更佳。

（奎瑜　于凡钧）

第十四章 痛 风

一、概念

痛风是一种尿酸盐沉积于关节滑膜所致的代谢性疾病，因尿酸排泄减少或嘌呤代谢紊乱而引起的高尿酸血症与其直接相关，早期多累及关节，表现为急性发作的痛风性关节炎。其病程反复发作，疼痛多发在夜间，尤其是黎明前，常常伴有寒战、发热、局部关节肿胀、发红、触之加剧。久病者可形成尿酸钠结晶沉积的痛风石、慢性关节炎以及关节畸形，甚至累及肾脏而导致慢性间质性肾炎和肾尿酸结石形成。痛风好发于中老年人，男性以50~59岁为发病高峰期，女性以50岁后为发病高峰期。其发生发展与年龄、饮食、环境、劳倦、体质等因素密切相关。流行病学研究表明，痛风是全球范围内的一种常见病。随着经济的发展，生活水平的提高，大众对蛋白类食品摄入的成倍增加及生活方式的变化，痛风的发病率有所升高。

痛风属于中医"痹证""历节"等范畴，《灵枢·贼风》言"贼风邪之伤人也，令人病焉"，是有关痛风的最早记载。《金匮要略》称其为"历节"，《诸病源候论》称其为"历节风"，《外台秘要》和《严氏济生方》其又称为"白虎历节"。朱丹溪在《丹溪心法》中首次提出了"痛风"病名："痛风者，四肢百节走痛""痛风者，大率因血受热，已自沸腾……所以作痛"。认为痛风发病与血热相关，临床可表现为四肢关节的游走性疼痛。并且在《格致余论·痛风论》中提出"彼痛风者……夜则痛甚，行于阴也"，认为痛风疼痛特点为夜间发作。明代张景岳《景岳全书·脚气》中认为，外是阴寒水湿，今湿邪袭人皮肉筋脉，内由平素肥甘过度，湿壅下焦，寒与湿邪相结郁而化热，停留肌肤，病变部位红肿潮热，久则骨蚀。清代林佩琴《类证治裁》："痛风，痛痹之一症也……初因风寒湿郁痹阴分，久则化热致痛，至夜更剧。"清代喻嘉言《医门法律》中提到："痛风一名白虎历节风，实则痛痹。"故痛风又被称为痛痹。历代医家对痛风的认识不同，但都认为其病因与风、寒、痰、湿、瘀相关，病机为机体正气不足，卫外不固，邪气乘虚而入，致使气血凝滞，经络痹阻，引起以肌肉、筋骨、关节酸痛、麻木、重着、屈伸不利，或关节肿大灼热及畸形等为主要临床表现的病证。

二、临床表现

1.急性发作期　发作前基本无症状，仅有疲倦，关节不适等。诱发因素有饮酒或饱餐、过度疲劳、关节受寒、局部损伤等。初次发作以单关节受累，好发于下肢关节，且以第一跖趾关节红、肿、热、痛的症状多见。急性发作的时间为 12 小时，常常在夜间或凌晨因关节处疼痛而醒来，疼痛会进行性加重至高峰，患者自感关节处有刀割、撕咬或锥心样的疼痛，不可触碰，难以忍受，疼痛于24~48小时达到高峰。在此期间还可伴随其他症状，如发热、恶心等，但可在数天或几周自行缓解。随后，急性期频繁发作时还可牵连其他关节和部位，最终累及全身关节。

2.间歇发作期　一般多在急性发作期结束，症状逐渐缓解之后，这个时期通常没有后遗症，但可在某一时刻再一次发作，随后复发率会不断增高，损伤关节也会从下肢到上肢，从远端关节到近端关节，从小关节到大关节，从单关节到多关节。部分患者也会无间歇期，有时偶尔会出现发作部位皮肤颜色加深或脱屑，但发病症状不明显。

3.慢性痛风石病变期　这个时期的患者多数为高尿酸血症患者，尿酸含量虽然相对较高，但疼痛症状不明显，而临床表现为关节畸形及功能障碍。痛风发病的先决条件是高尿酸血症。37℃时，血清中尿酸含量超过800mmol/L，尿酸钠即可在关节、滑囊、软骨、肾脏及皮下结缔组织等处沉积，形成突起的结节，这些结节被称为"痛风石"，是尿酸盐长期堆积形成的钙化，或由关节退行性改变而引起。慢性痛风多在这个时期产生，且这个时期的症状相对较轻，但也会急性发作。

三、病因病机

西医学认为，原发性痛风多由多基因遗传缺陷引起肾小管分泌尿酸功能障碍，使尿酸排泄减少或嘌呤代谢缺陷，导致尿酸生成增多所致。在原发性痛风患者中，由尿酸生成增多所致者仅占10%左右，大多数由尿酸排泄减少而致。除了摄入了较多的高嘌呤的食物外，更重要的是与遗传因素及嘌呤代谢酶的缺陷有关,且多与遗传缺陷有关。嘌呤代谢紊乱常与肥胖症、高血压、高脂血症、高血糖等伴随出现,并且会相互影响。研究表明糖尿病可诱发痛风的发作,而痛风又是2型糖尿病的危险因素之一。

《灵枢》记载:"贼风邪气伤人也,令人病焉……有所伤于湿气,藏于血脉之中,分肉之间,久留而不去。"其将病因归于"湿气"。《素问》将痛风归于痹证,载"风寒湿三气杂至,合而为痹",认为痛风为风、寒、湿邪杂合致病。金元时期李东垣《脾胃论》中提出:"痛风内因气血亏损,外因寒湿热继侵扰"。认为痛风是本虚的基础上复受外邪,为本虚标虚之证。明代医家龚廷贤《万病回春》明确指出:"膏粱之人,多食煎炒、炙煿、酒肉热物,蒸脏腑,所以患痛风、恶毒、痈疽者最多。"现代学者认为长期恣食膏粱厚味,损伤脾胃,脾胃虚弱,则运化失司,湿浊内生,日久化热,湿热之邪痹阻经脉,壅滞肢节,以致肿痛则为病。综上所述,素体痰湿之人或嗜食肥甘厚腻,脾胃运化无力,继感湿热之邪,或寒湿之邪化热,痰湿凝聚,气血瘀滞,闭阻经络关节,日久合而为痹。故不难看出痛风以痰、湿、瘀为标,以脾肾亏虚为本,属本虚标实之证。中医认为外邪侵袭、脾胃虚弱、饮食不节是主要病因。

四、辨证分型

1.湿热痹阻

主症:关节猝然红肿热痛,病势较急,触之局部灼热,拒按,得凉则舒。伴发热,口渴,心烦,小便短黄。舌质红,苔黄或腻,脉象滑数或弦数。

证候分析:由湿邪入里化热,或素体阳升,内有蕴热,湿热交蒸所致。

2.风寒湿痹

主症:关节肿痛,屈伸不利,或见局部皮下结节、痛风石。伴关节喜温,肢体重着,麻木不仁,小便清长,大便溏薄。舌质淡红,苔薄白,脉象弦紧或濡缓。

证候分析:由正气不足,风寒湿邪乘虚侵入,阻滞经络,痹阻不通而致。

3.痰瘀阻滞

主症:关节肿痛,甚则关节周围漫肿,局部疼痛麻木,反复发作,时轻时重,局部硬节,或见痛风石,硬结不红,伴有面浮足肿、目眩、胸腔痞闷,伴关节畸形，屈伸不利，局部皮色暗红，体虚乏力，面色青暗。舌质绛红有瘀点，苔白或黄，脉象沉滑或细涩。

证候分析：由久病体弱，痹阻经络，气血不通，痰瘀交结于关节而致。

4.脾肾阳虚

主症：关节肿痛持续，肢体及面部浮肿。伴气短乏力，腰膝酸软，畏寒肢冷，纳呆呕恶，腹胀便溏。舌质淡胖，苔薄白，脉象沉缓或沉细。

证候分析：由素体阳虚，外邪侵入，迁延不愈，损伤脾肾而致。

5.肝肾阴虚

主症：病久屡发，关节疼痛如被杖，反复发作，日久不愈，时轻时重，或关节变形，昼轻夜重，肌肤麻木，步履艰难，筋脉挛急，屈伸不利。伴腰膝酸软，头晕耳鸣口干，肌肤麻木不仁，神疲乏力，面色潮红。舌质干红，苔薄黄燥，脉弦细或细数。

证候分析：由久病伤津，阴液匮乏，不能滋养肝肾，邪居筋骨而致。

五、安全操作治疗

1.处方 取患部疼痛明显或青紫血络的阿是穴，以近部选穴为主，发于足趾者取太冲、太白、行间等，发于膝关节者取委中、双膝眼、阳陵泉、血海等，发于踝关节者取解溪、三阴交、丘墟等。

2.方解 选病变关节远隔或邻近循经所过的穴位，有解热、行气化湿之效；取阿是穴，能直接疏通病部气机。诸穴配伍，以达活血通络、消肿止痛之效。

3.操作方法 患者取仰卧位，充分暴露施术部位，让患者放松心情，消除其紧张情绪，对穴位及双手行常规消毒后用小号三棱针，左手按压穴位两旁使皮肤绷紧，右手拇、食、中指三指持针，呈持笔状，中指掌握深度，拇、食指紧持针体，露出针尖3~5mm，用腕力迅速、平稳、准确地刺破皮肤或血管，待血液排出3~5ml后，用无菌棉球按压。委中放血方法同阿是穴，可用真空罐将血拔出。其余穴位用三棱针，对准穴位快速点刺，刺入深3~5mm，待血液自然流尽后迅速用无菌棉球按压，无菌贴包扎。针刺放血过程中如出血不畅可用双手挤压，然后常规消毒，也可在放血前拍打、推揉放血部位使局部血液充盈集中。术后用酒精棉球擦去局部血迹，用碘伏对针眼消毒，取消毒干棉球按压创口，用胶布做十字固定，以防感染。刺血治疗隔日1次，7

日为1个疗程，治疗1个疗程后观察临床效果。

六、辅助治疗措施

1.针刀松解术 在病变关节处找到压痛点，如足趾关节一般痛点在大趾外侧，术者将针刀垂直进针，达病变部位骨面，刀刃平行于肌纤维神经方向，纵行疏通剥离4~6刀，掉转刀口横行切割数下，把粘连在骨膜上的韧带、条索状物剥离切碎，彻底破坏病变处尿酸盐沉积的高应力点，可见有粉白色尿酸盐颗粒溢出，或轻轻挤出白垩状尿酸盐结晶，针刺后可用创可贴外敷针眼。此法要准确达到病患部位，切开剥离松解局部变性、粘连软组织，具有减压作用，可减轻局部疼痛。注意在针刀疗法施术时要避开血管、神经。

2.推拿 准备热水、冰水、不同材质布料若干块，先用热水和冰水交替刺激受累关节周围3~5次，每次持续约30秒，然后用不同材质的布块从软到硬的顺序，依次摩擦受累关节（跖趾关节、踝关节、膝关节），每种布1分钟。此法能有效提高患者痛阈，促进消肿，缓解疼痛。

4.肌内效贴布 应用其促进淋巴与血液循环的机制，受累关节（跖趾关节、踝关节、膝关节）给予X型缓解疼痛，爪型、Y型、I型等消除水肿，每1~2天更换1次。

5.关节松动技术 疼痛急性期应用Ⅰ、Ⅱ级手法对受累关节（跖趾关节、踝关节、膝关节）进行止痛治疗，缓解期应用Ⅲ、Ⅳ级手法改善关节活动度，每次10~20分钟，每日1次。

6.药物治疗 降尿酸药物治疗适宜于频发或失能性急性关节炎、痛风性泌尿系结石、慢性痛风性肾病、尿酸产生和排泄过多等患者。

7.关节镜治疗 关节镜检查不仅可以明确诊断，而且还可以同时进行关节内清理术，清除关节内沉积的尿酸盐结晶，并反复彻底冲洗关节腔，减轻关节内炎症反应，延缓晚期骨性关节炎的发生。

七、生活调护

饮食调护是痛风防治的重要内容。急性痛风性关节炎患者应遵守一些基本的饮食规则：控制总热量，低蛋白饮食，限制脂肪摄入量，以含高碳水化合物的食物为主；禁酒，少饮咖啡、茶、可可，保证摄入充足的B族维生素和维生素C；尽量少吃或不吃含嘌呤高的食物，如豆类（黄豆、扁豆）、豆制品（豆腐、豆奶）、动物内脏、海鲜、肉汤等；应多吃嘌呤含量少的食物，如精制米面及其制品（面包、糕点、饼干）、奶类及其制品（鲜奶、酸奶）、新鲜蔬果等，大量喝水，促进尿酸排出；少吃盐，少用强烈刺激的调味品或香料；多吃高钾质食物，如香蕉、西兰花、西芹等，因钾可减少尿酸沉淀，有助于尿酸排出体外；多摄取碱性食物；多吃行气活血，舒筋活络的食物。

八、典型病案

罗某，男，50岁。

主诉：左跖趾关节肿痛3年，加重1周。

现病史：患者3年前因食肥甘厚腻之物出现左跖趾关节肿痛，经在外院西医治疗（药物不详）后有所缓解。1周前因饮酒、食海鲜，患处再次发作，在社区医院治疗后未能缓解，遂坐轮椅前来就诊。外院检验示谷丙转氨酶96U/L，尿酸580μmol/L。患者左跖趾处红肿，范围约4cm×5cm，跖趾呈梭形肿大，疼痛甚剧，痛不可近，纳差，常因疼痛而不能眠，舌苔黄腻而厚，舌质红暗，脉弦滑而数，小便黄赤，大便不成形，每日2~3次。

中医诊断：痹证（湿热痹阻型）。

西医诊断：痛风。

治则：清热利湿，通络止痛。

取穴：主穴：侠溪、内庭、足通谷、解溪。配穴：曲池、合谷、太冲、八风、阿是穴。

操作：针刺前在欲针刺部位用左手拇、食指捻按，使针刺部位充血，继行常规消毒。针刺时左手捏紧被刺部位，右手捏住针柄，中指指腹紧靠针身下端，针尖露出2~5mm，对准穴位迅速点刺，刺2~5mm，轻轻挤压针孔周围，挤出暗红色瘀滞的血液，至血液透亮色浅、挤压不出为止，最后用消毒棉球按压针孔。每日1次，每次留针30分钟，10次为1个疗程。

其他辅助治疗：

（1）腹针：引气归元（中脘、下脘、气海、关元）、水分、大横（左）、下风湿点（左），随症加减。每日1次，10次为1个疗程。

（2）耳针：内分泌、神门、枕小神经点，左右交替取穴，以王不留行籽贴压。嘱患者自行按压穴位，每日5~6次，每次3~5分钟。

二诊：患者治疗5天后，可自己步行前来门诊复诊，趾痛缓解，胃纳好转，舌红脉黄，稍腻，脉滑。治疗同前，取阳辅、昆仑透太溪、三阴交；梅花针叩刺趾痛区，沿经即刺，疏通经络，运行气血。

三诊：治疗10日后，患者趾痛续减，肿胀有所减退，步行时脚趾着地处仍有酸痛感，复查化验显示转氨酶已正常，血尿酸尚高。小便利，论治合度，按首诊辨证选穴，并加以艾灸背俞穴（脾俞、胃俞），以濡养后天生化之源，增强通络化湿，活血行气之功。

四至五诊：继用原处方加减治疗20余日，患者告知，不仅足趾红肿痛近无，行如常人，病证痊愈，夜可安睡，血尿酸亦正常。但是病情历经3年，筋骨及气血非短期内就可康复，故嘱其休息一周后继续按原治则交替选穴，隔日一次，第4疗程后诸症平，病愈矣，嘱其时常艾灸足三里及背俞穴，以增强体质。

生活调护：嘱其控制高嘌呤食物摄入，忌口如下：酒、蘑菇、油菜、菠菜、菜花、水产品、动物内脏、肉汤类及花椒、胡椒等调料。宜清淡饮食，严禁进食滋补品及滋补药。避免紧张，每日饮水2000ml以上，促进尿酸排泄。急性期应做到绝对卧床休息，抬高患肢，促进血液循环，避免压迫患肢。

【按语】此病是慢性痛风性关节炎急性发作，中医辨证为湿热痹阻型，属邪实正不虚者。痛风一病，因其痛处显现红、肿、热、痛，舌苔多黄腻，舌质暗红，概而言之，其病机为湿热夹瘀，因湿热内蕴日久，久而入络伤血，造成络中瘀热，故刺血选穴以三阳经为主，加配有关脏腑背俞穴，湿邪得化，筋骨得养，痹证则可除。相关文献研究发现内庭穴多用来治疗胃火炽盛循经上扰所致的四肢、五官、胃肠和神志疾患，具有泄热通腑、安神止痛的作用，而对于阳明经气不足所致的腹胀、四肢疼、下利、手足厥冷的虚寒证，内庭则可温经散寒止痛。总的来说，内庭穴有清胃热，化积滞的功效。侠溪穴出《灵枢·本输》，属足少阳胆经荥穴，在足背部，第四、五趾缝间，趾蹼缘后方赤白肉际处，如处沟溪，故名侠溪。其旁布有趾背神经和趾背动、静脉，主治胁肋痛，寒热，头痛，目眩，耳鸣，耳聋，目外眦痛，颊颌肿，足背肿痛，足趾痉挛，高血压，乳腺炎等，具有平肝息风，消肿止痛的功效。足通谷穴功效为消痰除积，清热凉血。

八、体会与讨论

痛风的病因病机不外乎正虚、邪实两个方面。目前西医治疗主要通过急性期的抗感染和长期的降尿酸。对于痛风性关节炎患者来说，秋水仙碱和糖皮质激素在使用中虽然抑制了疼痛，但不可避免会导致药物毒副作用，如胃肠道反应、肾功能不全、骨髓抑制、皮疹、脱发等的出现，并且复发率极高，患者耐受性也会逐渐下降。《素问·血气形志》中云："凡治病必先去其血。"血去而邪去，病自安。西医学认为，刺络疗法具有很好的退热、消炎、镇痛作用，该法可扩大微细血管，加速血液流动，双向调节血液系统，从而激发人体的防御系统，提高人体免疫功能。通过局部放血，可以促进排泄关节周围炎症渗出物，减轻肿胀关节的内压，还可以促进关节局部的血液循环及局部尿酸的吸收。同时，刺络疗法能避免药物引起的胃肠道不良反应及肝肾损伤，并且操作简单，疗效迅速，经济实惠，患者疼痛小。

参考文献

［1］朱青青.刺血结合药线点灸对急性痛风性关节炎模型大鼠的血清代谢组学影响［D］.广西：广西中医药大学，2018.

［2］刘绮彤.荥穴刺血疗法对急性痛风性关节炎疼痛的影响［D］.广州：广州中医药大学，2013.

［3］徐宁.46例痛风性关节炎临床分析及鉴别［J］.医学理论与实践，2010，23（12）：1482.

［4］杨良山，钟琴.痛风性关节炎中医病因病机研究综述［J］.风湿病与关节炎，2014，3（8）：53-56.

［5］王玲玲，杜元灏. 针灸学临床研究［M］. 北京：人民卫生出版社，2009：272.

［6］陈秀华，奎瑜，王聪，等. 中医独特疗法刺血疗法［M］. 北京：人民卫生出版社，2009：144-148.

（李筱）

第十五章 中 暑

一、概念

中暑是指暴露在高温（高湿）环境和（或）剧烈运动一定时间后，吸热－产热－散热构成的热平衡被破坏，机体局部或全身热蓄积超过体温调节的代偿限度时发生的一组疾病，可表现为从轻到重的连续过程。广义的中暑可以用来描述从轻微症状如热疹、热痉挛等到致命性热射病等一系列广泛的疾病，即热相关疾病。狭义的中暑以机体失代偿后核心温度升高为特征，包括热衰竭和热射病。有研究表明，重症中暑即热射病，核心温度迅速升高，超过40℃，伴有皮肤灼烧，意识障碍（如谵语、惊厥、昏迷）等多器官系统损伤的严重临床综合征，病死率高达30%~80%。对于中暑，中医药适时干预可以取得较理想的疗效。

中暑属于中医的"暑证"范畴，又称"中暍""中热"，俗称"发痧"。中暑是发生在夏季的一种急性疾病，以壮热、烦闷恶心，甚则猝然昏倒，不省人事为主要表现。根据不同的临床症状，有不同的命名，如见头晕、头痛、呕恶者称为"伤暑"，猝然昏倒者称为"暑厥"，抽搐者称为"暑风""暑痫"等。

二、临床表现

中暑起病急骤，多表现为发热，自汗，背寒，面垢，头晕，头痛，身重，烦渴，手足厥冷，舌红苔黄腻，脉虚数。重者可见壮热，神昏，抽搐，甚至见脱证。也有表现为发病缓慢，以恶寒发热，无汗，头痛身疼，肢体抽搐，恶心呕吐或腹痛腹泻，苔白腻，脉紧等为特征。

三、病因病机

其发病原因多为夏季酷热，人长时间处在烈日下或高温环境中；或睡眠不足，过度劳倦，饮食减少，正气虚亏，外伤暑热、暑邪；或年老体弱者在通风不良之处，散热不及时。暑为阳邪，伤人最速，故发病急骤，传变迅速。

暑热易伤元气，尤其耗伤津液，常导致气阴两伤；暑邪若逆传心包，蒙蔽清窍，则会出现神昏猝倒等症状。

四、辨证分型

中暑是一个连续的过程，根据临床表现通常分为轻证和重证两类，然后进行辨证分型。

（一）辨轻重

1.轻证（伤暑）

主症：头痛且晕，汗多，皮肤灼热，气粗，舌燥，口干，烦渴，脉浮大而数。

证候分析：暑热伤人，上蒸于头，则头痛且晕；郁于肌表，故皮肤灼热；暑热内蒸，迫津外泄，故汗多，舌燥口干，烦渴气粗等；脉浮大而数为暑热之征。

2.重证（暑闭、暑厥）

主症：症见体温高（可高达41℃），意识模糊，烦躁不安，或昏睡，面色潮红，皮肤灼热干燥，四肢抽搐，瞳孔缩小，苔黄干，脉洪数，若此时控制不好会进一步发展，可见头痛烦渴，呼吸喘急，进而神昏猝倒，不省人事，汗多，脉沉而无力。

证候分析：本证多发于暑热亢盛的盛夏，人长时间处在烈日下或高温环境中极易发生。由于疲劳过度，复受暑邪，正虚邪盛，气津耗伤，故初起即见头痛头晕、口干烦渴，呼吸喘急；暑热传变最迅速，可由表及里，犯及心包，蒙蔽清窍，故继见神昏猝倒，不省人事；汗出，脉沉而无力，为气津耗伤之象。

（二）辨证型

1.阳暑　头昏头痛，胸闷心烦，口渴多饮，全身疲乏，汗多发热，面色潮红，舌红苔黄，脉浮数。

2.阴暑　精神疲惫，四肢困倦，头昏嗜睡，汗多，肢冷，微微畏寒，胸闷，恶心欲吐，渴不欲饮。舌淡，苔薄腻，脉濡细，因夏月乘凉，空调过猛，饮用冷饮过量等感受寒湿所致，也有人认为阴暑不属于暑，属于伤寒。

3.暑厥 神昏猝倒，不省人事，手足痉挛，高热无汗，体若燔炭，烦躁不安，胸闷气促，或小便失禁。舌红苔燥无津，脉细促。

4.暑风 高热神昏，手足抽搐，角弓反张，牙关紧闭，皮肤干燥，唇甲青紫。舌红绛，脉细弦紧或脉伏欲绝。

五、安全操作治疗

患者明确诊断为中暑后，将其转移到阴凉通风处，除去外衣散热，物理降温，用酒精或凉水擦浴其头颈、腋下，腹股沟放冰袋，补充水分和盐分。保持其呼吸道通畅，必要时予以吸氧。

1.处方 轻证选督脉、足太阳膀胱经、手阳明大肠经的穴位，如大椎、曲池、委中，重证取大椎、人中、十宣、百会等。

2.方解 大椎属督脉，为诸阳之会，总督一身阳气；曲池是手阳明合穴，委中是足太阳合穴、血郄，可泄血分之热而祛暑。暑邪易侵犯心包，致清窍闭塞，神志昏迷，急取人中醒脑开窍。十宣有泄热调神，调节阴阳的功效。

3.操作方法 固定患者，充分暴露施术部位。选择一次性刺络三棱针或5号一次性消毒注射器针头为刺络工具，所选择的三棱针或注射器针头针身应光滑、无锈蚀，针尖应锐利、无倒钩，在有效使用日期内。选取穴位后，局部皮肤用75%酒精或安尔碘常规消毒，在施术部位由中心向外环形擦拭2~3遍。医生双手戴医用手套操作。操作者用一手固定被刺部位，另一手拇、食指夹持针柄，中指抵住针尖，针尖露出2~5分，对准所刺部位快速点刺，深度约为1~2mm，出血后，用干净的医用纱布擦拭，并不断挤压出血，直至没有出血为止。大椎刺络后快速在局部拔罐留罐，根据出血情况，留罐5~10分钟，等到出血停止后停留2~5分钟再起罐，并用干净的纱布把血擦拭干净。刺络前可在被刺部位或被刺部位周围施以一定手法（如推、揉、挤、捋等），使被刺部位充血后再行操作。随时密切观察患者的情况，根据具体情况确定下一步处理方案。

六、辅助治疗措施

1. 刮痧 适用于中暑轻、中证。刮痧手法操作简单，能够在较短的时间内通经活络、活血化瘀，促进全身的气血流畅，使血液回流加快，改善微循环，并能通过刮拭皮肤促进发汗解表、排毒解毒，使体内的热瘀浊毒排出体外，促进全身新陈代谢，调节机体温度，通经活络，清热祛湿。如果症状较轻，可以在家人朋友的帮助下自行处理。阳暑者加喝藿香正气水。

（1）刮颈、背部：患者取俯卧位，或趴在凳子上。先在其背部涂刮痧油（也可使用清凉油或润滑露），主要刮拭颈背部督脉、足太阳膀胱经循行区域及膻中。由颈部开始向后背刮，刮拭面积要大，由肺俞直到脾俞、胃俞。力度由轻到重，刮10~20次左右，以痧变得深暗为度。然后仰卧刮膻中区域，用刮痧板由上往下短距离直线轻刮10~20次，刮拭长度在5cm左右。

（2）刮上肢：刮拭上肢前外侧的手阳明大肠经循行区域，以肘横纹外侧的曲池穴为重点，用直线刮法，此处要稍加力度重刮，也可用刮痧用具的棱角点压按揉3~5秒；然后刮拭上肢内侧的手厥阴心包经循行区域，用刮痧用具的棱角在肘横纹内侧曲泽处点压按揉3~5秒。每部位刮拭10~20次即可。

（3）刮下肢：最后刮拭下肢后侧的足太阳膀胱经委中穴区，用刮痧用具的厚角在腘窝处由上往下刮拭，最后用直线刮法，刮20~30次，也可用拍痧的方法。

如果中暑者晕厥，用刮痧用具点压水沟、涌泉、足三里等穴。如果没有刮痧工具，可用扯痧法、挤痧法代替，即将食指、中指弯曲成钳状，沾上水，夹住颈部两旁皮肤，从上至下反复做迅速夹起、放下动作，直至出现一条紫红色条纹为止。

刮痧后千万注意避免吹风受凉，因为刮痧后皮肤毛孔呈张开状态，此时极易感受外邪的入侵，出痧后2小时内应忌洗凉水澡，忌食生冷瓜果和油腻食品。

刮痧治疗中暑越早效果越明显，恢复起来也更快。刮痧完毕后，可以喝适量盐水或吃西瓜等防暑降温的食品，严重者也可配合服用藿香正气水。感觉效果不明显或病情仍在加重时，应及时前往医院诊治。

2. 体针

处方：大椎、内庭、曲池、内关、合谷。伴小腿转筋者，刺阳陵泉；惊厥抽搐加风府、风池、承山、后溪。双侧取穴，用泻法。

方解：大椎属于督脉，为诸阳之会，总督一身之阳气。内庭为足阳明的荥穴，"荥主身热"，曲池为手阳明的合穴，两穴合用可泄阳明之暑热；内关通于阴维，阴维脉行腹里，贯胸膈，故能和胃止呕，配合谷清泄阳明实热。转筋抽搐乃热极动风之象，取筋会阳陵泉舒筋解痉。承山为止搐缓急之验穴，后溪通于督脉而和脑相维系，更有息风镇惊之效。

3. 耳针

处方：耳尖、耳背静脉、肾上腺、神门。

操作方法：三棱针点刺耳尖、耳背静脉放血，毫针针刺肾上腺、神门，强刺激，每次留针15~30分钟。

4. 中药治疗

（1）阳暑：清泄暑热，祛湿解表。藿香正气散或清络饮或白虎汤加减。

（2）阴暑：解表化暑，化湿和中。加味香薷散加金银花、连翘、白菊花、藿香、滑后、通草、甘草等。

（3）暑厥：醒脑开窍，清热开窍，益气生津。生脉散加味，或安宫牛黄丸、破格救心汤加减。

（4）暑风：辛凉开窍。紫雪丹。若阳明腑热内陷与手足厥阴，则以白虎汤、牛黄承气汤清下。阳明实热用增液汤加丹皮、丹参养阴以复营阴。

七、生活调护

1. 预防及调护

（1）降温：中暑初期应迅速将患者移到通风阴凉的地方，将其放平，宽衣解带，脱去外衣，物理降温，头部捂上冷毛巾，用酒精、冰水或冷水擦浴其头颈、腋下、腹股沟，用扇子或电扇吹风，或移入空调房，加速散热。

（2）补充水分和盐分：中暑初期，症状较轻患者仍有意识时，可给一些清凉饮料补充水分，可加入少量盐或小苏打水，每次不超过300ml。万万不可快速补充大量水分，因为大量喝水不仅会冲淡胃液而影响消化，还会引起反射性排汗亢进，导致体内水分和盐分进一步大量流失，易引起呕吐、腹痛、恶心等症状，严重时可导致热痉挛。

（3）重度中暑：病人若已失去知觉，可指掐人中、合谷等穴，使其苏醒。若呼吸停止，应立即实施人工呼吸。对于重症中暑病人，必须立即送医院诊治。

（4）先兆中暑或轻度中暑：可用风油精把手涂湿，或取食盐一把揉擦手腕、足心、两胁、心区前后等，擦出红点后会觉得轻松许多。

（5）中暑治愈后的饮食调护：中暑患者应以清淡饮食为主。中暑后患者大多脾胃虚弱，忌大量食用生冷瓜果；忌急于进补；中暑后，暑气未清，虽然仍有体虚乏力的表现，过早进补不利于剩余的暑热消退，甚至会导致已经逐渐消退的暑热复燃。宜清补，可适当食用鱼、肉、蛋、奶等。

2. 饮食调治

（1）冬瓜莲叶粥：新鲜冬瓜10g，莲叶1张，粳米60g。此粥具有清热消暑、祛湿生津的功效，适用于预防中暑。冬瓜、莲叶洗净后，加入粳米一起放入锅里煮成粥，每天1次，连服用4~5天。

（2）苦瓜茶：绿茶适量，苦瓜1个。本方具有清热解暑的作用，适用于中暑发热，口渴烦躁，小便不利等症。苦瓜对半切成两半，去瓜瓤，装入适量绿茶，再将切开的瓜盖合拢，用竹签固定住，将瓜挂于通风处阴干备用。阴干后的瓜洗净，连同茶叶切碎，混合均匀。每次取10g，加开水冲泡，焖半小时。暑日或经常在高热环境中工作的人可多喝预防中暑。

（3）绿豆粥：绿豆100g，大米100g，红糖100g。此粥具有清热解毒、解暑除烦、利尿消肿的功效，适用于中暑烦渴，热毒，小便不通，小便黄，口干咽干，口舌生疮等症。红糖加水熬化，过滤去沉淀物，留取糖水备用。绿豆、大米淘洗干净。绿豆先下砂锅加清水1.2L，大火熬至绿豆开裂，再下大米。继续大火烧开后，转小火慢熬，成粥后加备好的红糖水，搅匀，再熬5分钟即可。1天喝2次，每周服2~3天。

（4）西瓜翠衣粥：西瓜翠衣50g，薏苡仁50g，绿豆100g，红糖100g。本粥具有祛暑除湿、生津解渴、利尿解毒的功效。适用于暑湿引起的咽喉肿痛、疮疖、热痱、夏季皮炎，但脾胃虚寒易腹泻者及孕妇忌服。洗净西瓜翠衣，切成细粒。红糖加水熬化、滤渣，留糖水。绿豆、薏苡仁入砂锅，加水1.2L，大火烧，煮至绿豆开裂，去浮渣，加西瓜翠衣，转小火慢熬成粥，加备好的红糖水搅匀，再熬5分钟即可。1天喝2次，每周服2~3大。

八、典型病案

赵某，男52岁，农民。

现病史：酷暑，患者在田间持续劳作3小时后，突然头晕无力，眼前发黑，随即晕倒，不省人事，无恶心、呕吐，但有身热，无汗。查体：体温39.6℃，肌肤发烫无汗，面红目赤，双侧瞳孔等大等圆，舌红少津，脉洪数。

中医诊断：中暑，阳暑（暑入阳明）。

西医诊断：中暑。

治则：清暑泄热，开窍，醒神，益气生津。

取穴：中冲、十宣。

操作：用三棱针点刺十宣。先点刺双手中冲穴，各放血8滴，血红色，患者手微微动；再点刺右手余指指尖，各出血3~5滴，待患者将手缩回，出现口中低语后，继续点刺左手手指指尖，各出血3~5滴。患者恢复意识，呼之能应答，可以简单交流，仍觉发热，轻微头昏，无其他不适。

辅助治疗措施：

体针：刺络时，另一术者可毫针急刺水沟，强刺激，泻法，行针2分钟。待患者眼角有泪溢出，慢慢恢复意识，再加以针刺合谷、曲池清热。

待岭南刺络疗法及体针疗法后，患者逐渐清醒。叮嘱其静养休息，喝水补充体液，1小时后热退，2日后无不适，痊愈。

生活调理：服用1日绿豆粥，并清淡饮食3日。日常多喝淡盐水，避热，多加休息。

【按语】中暑是发生在夏季的一种急性疾病，以壮热、烦闷恶心，甚则猝然昏倒，不省人事为主要表现。因暑热劳伤元气所致。《针方六集》言："十宣，三棱针出血，禁灸。治伤寒，不识尊卑，发沙。"记载了三棱针点刺十宣放血治疗中暑的方法。十宣位于手指末端，主治昏迷、晕厥、中暑、热病、小儿惊厥、咽喉肿痛等。刺络放血可清气分大热，醒神开窍。四肢末端是经脉阴阳气血汇聚之处，刺之又可调和阴阳。《循经考穴编》云："中冲，主中风、中暑、中气等证，不省人事……出血为妙 。"中冲穴是手厥阴心包经的井穴，有醒神开窍救急之功。水沟穴为督脉腧穴，可醒脑开窍、回阳救逆、镇静安神。故水沟配合十宣刺络共奏清热开窍、醒神救逆之效，在中暑急救中发挥着重大功效。

九、体会与讨论

中暑是一种夏季常见病，病因主要是暑、热、湿、虚。在全球气候变暖的背景下其发病率有上升的趋势。重症中暑属于危重病之一，死亡率很高，50岁以上的可高达80%。采用中西医结合加物理降温，治疗效果显著。中医外治疗法中，主要通过刺络放血和拔罐来治疗中暑。刺络疗法具有活血祛瘀、祛瘀生新、清热利湿、通络止痛、醒脑开窍、调和气血等功效，刺血疗法操作简单、见效快、无毒副作用，故此法适用于急证、热证、实证和痛证等。中暑的治疗要争分夺秒，物理降温时行刺络拔罐法。同时，辨证配合其他针灸疗法或中药。辨别中暑轻重主要看神志是否受影响；辨湿的程度主要看舌苔厚薄；辨病位，主要依据"热在足厥阴则见抽搐蒙痉，热在手厥阴则神昏谵语"，若是阳明腑热，肠胃的症状也会比较明显。精准辨证，快速治疗，可避免病情由轻转重，预后不佳。

参考文献

［1］宋青，毛汉丁，刘树元.中暑的定义与分级诊断［J］.解放军医学杂志，2019，7（7）：541-544.

［2］张艺宝，张炜，刘琪.暑厥危重病人中西医结合抢救1则［J］.中国中医药现代远程教育，2017，15（19）：138-140.

（李晓月）

第十六章　感　冒

一、概念

感冒是由病毒或细菌导致的一种常见急性上呼吸道感染，是呼吸道最常见的一种传染病。本病多由于气候改变、人体抵抗力减弱或患者飞沫及污染的食物、用具传播所致，包括普通感冒及流行性感冒。成人急性上呼吸道感染以鼻病毒为主，儿童急性上呼吸道感染则以呼吸道合胞病毒和副流感病毒为主。其临床表现多为不同程度的恶寒发热，咽喉充血肿痛，部分患者伴有头痛头晕，鼻塞流涕，咳嗽，全身肌肉酸痛，咽部不适等症状。本病四季均可发，冬春季及季节交替时多发。本章主要论述普通感冒。

在中医学中，本病属于"伤寒""伤风""感冒"及"冒风"等范畴。许多古代文献都相关的记载，早在《内经》中就有"伤寒"的记载。《素问》云："夫今热病者，皆伤寒之类也。"《难经》载："伤寒有五，有中风，有伤寒，有湿温，有热病，有温病。"张仲景在此基础上，将本病分为"中风"及"伤寒"两类，并详细记载了辨证分型及治疗方药。刘完素曾提出"夏月感冒"这一概念，并指出应用五苓散、苓桂甘露饮、黄连香薷饮或双解散治疗。陈无择将"伤风"进行专题论述，认为应遵循六经辨证治疗。"感冒"一名首次出现于北宋杨仁斋的《仁斋直指方》一书中，并以参苏饮治之。《类证治裁》明确提出"时行感冒"一名。

中医认为，本病的病变部位主要在肺卫，多由于起居不慎，过度疲劳，或先天禀赋不足等导致正气虚弱，卫外不固，正气不能调节应变，抗邪能力下降，六淫之邪及疠气从口鼻或皮毛侵入人体，客于肺卫而致。六淫致病，以风邪为主，常兼夹寒、热、暑、湿等；疠气亦可致病。由于四季气候特点不同，个人体质有差异，感邪之后可能会出现不同的兼夹证，如夹痰、夹热等。

二、临床表现

以鼻咽部黏膜炎症为主要临床表现，包括咳嗽、流涕、打喷嚏、鼻塞等症状。早期症状主要以鼻部炎症为主，可有喷嚏、鼻塞、流清水样鼻涕，初期可有咽干、咽痒或灼烧感。2~3天后变为稠涕，可有咽痛或声音嘶哑，有时由于咽鼓管炎可出现听力减退，也可出现流泪、味觉迟钝、呼吸不畅、咳嗽、少量咳痰等症状。一般无发热及全身症状，或仅有低热，严重者除发热外，可感乏力不适、畏寒、四肢酸痛、头痛及食欲不振等全身症状。查体可见鼻腔黏膜充血、水肿、有分泌物，咽部轻度充血，胸部检查多无异常。

三、病因病机

中医学认为，本病的病变部位主要在肺卫，可累及心、肝、脾等脏腑。《诸病源候论》曾记载"夫伤寒病者，自起风寒，入于腠理，与精气交争，荣卫否隔，周行不通"。本病多由于起居不慎，过度疲劳，或先天禀赋不足等导致正气虚弱，卫外不固，正气不能调节应变，抗邪能力下降，六淫之邪及疠气从口鼻或皮毛而侵入人体，客于肺卫。肺主气司呼吸，主宣发肃降，通调水道，朝百脉，主治节，邪客于肺，则导致肺的生理功能异常，出现鼻塞声重，流清涕等症状。卫气温养内外，有护卫肌表，抗御外邪，滋养腠理，开阖汗孔等功能。卫气被扼，则出现身痛无汗恶寒等症状。且肺脏感邪之后，宣降失调，气机失调，津液不得输布至全身，聚湿生痰，痰阻气道，则喉间痰鸣。长夏季节多兼夹湿邪，湿困脾胃，脾失建运，出现纳呆、脘腹胀满等，或伴有呕吐、便秘、泄泻等症状。邪扰心神，肝失疏泄，故睡卧不安。

四、辨证分型

1. **风寒感冒** 恶寒发热，无汗，头痛身热，鼻塞声重，喷嚏，流清涕，咳嗽痰白质稀，口不渴或渴喜热饮，舌苔白，脉浮紧。

2. **风热感冒** 发热，微恶风，无汗或有汗，头身痛楚，鼻塞，流黄浊涕，咳嗽，咯痰黄稠，咽红干痛，口干渴，舌尖红，苔薄黄，脉浮数。

3. **湿热感冒** 身热不扬，恶风，微汗，头身困重，头晕乏力，小便短赤，苔黄腻，脉濡数。

4. **寒湿感冒** 恶寒重，发热轻，神疲乏力，反胃呕逆，痰多质清稀，脘腹疼痛，纳呆，大便稀溏，小便清长，苔白腻，脉濡缓。

5. **气虚感冒** 恶寒较甚，发热，无汗，头身痛楚，咳嗽，痰白，咳痰无力，平素神疲体弱，气短懒言，反复易感，舌淡苔白，脉浮而无力。

6. 阴虚感冒 身热，微恶风寒，少汗，头昏，心烦，口干，干咳少痰，舌红少苔，脉细数。

7. 阳虚感冒 恶寒重，发热轻，四肢欠温，语音低微，舌质淡胖，脉沉细无力。

五、安全操作治疗

1. 处方

主穴：大椎。

配穴：头身重痛，颈项僵痛，取风池、风府；心烦口干，头痛身热，咯痰黄稠，咽喉肿痛，取合谷、曲池、少商；胸脘痞满，纳呆，大便干结，取足三里、阴陵泉。

2. 方解 大椎位于督脉，有清热解表之功；风池、风府为祛风要穴；合谷、曲池、少商为泄热要穴；足三里、阴陵泉可健脾开胃，祛湿化痰，鼓舞人体正气。刺血的目的在于疏通经络，驱邪外出，肺气得宣，卫气得布，使功能恢复正常。感冒或因于风，或因于寒，或因于热，或因于湿，但重在"邪之所凑，其气必虚"，故治重在本。刺血一法，本标并治，则疾病可愈。

3. 操作方法 用碘伏在欲刺部位由中心向四周消毒。操作者双手戴一次性手套，左手拇指按压在欲刺部位的远心端，右手持针，对准欲刺部位，以45°角点刺入脉中，深度约2mm，迅速退针，让血顺势流出，待血流自行停止后，加拔火罐，使针口附近积血尽出，出血量视情况而定。针眼及其周围再用碘伏由中心向四周消毒。嘱患者保持针眼附近干燥，同时避免接触污物，防止感染，促进创口愈合。

六、辅助治疗措施

1. 腹针

取穴：中脘、下脘、气海、关元、中极、上风湿点（双侧）、滑肉门（双侧）、天枢（双侧）。进针后行捻转手法，留针30分钟，同时加红外线灯照射腹部。

2. 中药 辨证论治，风寒感冒多用荆防达表汤，辛温解表；风热感冒多用银翘散或葱豉桔梗汤，辛凉解表；寒湿感冒多用香薷饮，祛湿解表；湿热感冒常用新加香薷饮，轻暑祛湿解表；气虚感冒多用参苏饮或玉屏风散，益气解表；阴虚感冒多用加减葳蕤汤，滋阴解表；阳虚感冒多用再造散或麻黄细辛附子汤，助阳解表。

3. 药熨 取苍术30、羌活30g、枯矾10g、葱白3握，前三药为粗末，炒热，捣葱白汁和药，以绢、布等包裹炒热，熨于神阙穴。待其温度降低，则可更换药包。每日1次，每次持续熨引20～30分钟，一般10次为1个疗程。

4. 中药离子导入法 运用中频药物导入治疗仪，将频率控制在2.5kHz，温度控制在常温即可。将3ml药液（麻黄9g、杏仁6g、石膏30g、甘草6g、金银花9g）加入专用贴片中，撕去贴片背纸，一般取大椎、肺俞（双）等穴位，半湿纱布清洁该处皮肤，连接电极然后接通电源，一般有微弱或中强度的针刺感即可。每日1次，每次2片，每次30分钟。

七、生活调护

在感冒流行季节积极防治。生活上慎起居，适寒温，天气寒冷、季节交替之时注意保暖；夏季不要贪凉。治疗期间宜清淡饮食，禁食肥甘厚腻。

八、典型病案

【病案一】

张某，女，27岁，教师。

主诉：头痛发热，伴咽喉疼痛3天。

现病史：患者3日前自觉头痛发热，咽喉疼痛，自服药物效果不佳，现来诊，证见头痛，微恶风，无汗，鼻塞，流黄浊涕，咳嗽，咯痰黄稠，咽红疼痛，口干渴，神疲，四肢酸软，面色微红，舌尖红，苔薄黄腻，脉浮数。查体：体温38.5℃，咽部充血，扁桃体无肿胀，心肺无异常，腹软，肝脾未扪及。

辨证分析：患者3日前感受风热之邪，风性清扬，易袭头面，故出现头痛；热邪属阳，故出现发热；邪客肺卫，咽喉属肺系，肺热上扰，故出现咽喉肿痛；肺脏感邪之后，宣降失调，气机失调，津液不得输布至全身，则肺脏聚湿生痰，痰阻气道，与热邪相结合，故出现咳嗽，咳痰黄稠；热扰心神，煎灼津液，故出现神疲，口干口渴，四肢酸软，面色微红等一派热像；舌尖红，苔薄黄腻，脉浮数也说明病风热之邪客于卫表，故诊断为风热感冒证。

中医诊断：感冒（风热感冒型）。

西医诊断：急性上呼吸道感染。

治则：散热解表。

取穴：大椎。

操作：取一次性7号注射器灭菌针头、4号玻璃罐（环氧乙烷气体灭菌，可重复使用）、碘伏、灭菌棉签、乳胶手套等。用碘伏在大椎穴由中心向四周消毒，消毒2~3遍。操作者双手戴一次性乳胶手套，右手持针，对准欲刺部位，以45°角点刺入脉中，深度约2 mm，迅速出针，让血顺势流出。待血流自行停止后，加拔火罐，使针口附近积血尽出，出血量视情况而定，留罐5分钟。取罐后，用灭菌棉签擦净血污，针眼及其周围再用碘伏由中心向四周消毒2~3遍，针刺部位按压30秒防止形成血肿，嘱患者保持针孔及其附近干燥，避免接触污物，防止感染，促进创口愈合。

其他辅助治疗：取双侧合谷、曲池、风池、孔最进行毫针刺。穴位及操作者双手常规消毒后，合谷直刺0.5～1.0寸；曲池直刺1.0～1.5寸；风池，针尖朝鼻尖方向斜刺0.5～1.0寸，行泻法，以针感传达头面鼻部为宜；孔最直刺1.0～1.5寸。

治疗后，患者自觉身热减轻，咽喉肿痛好转，嘱患者避免剧烈活动，注意休息，避风寒，少食生冷食物。

二诊：患者热退，精神可，自诉四肢疲软改善，但仍有少许咽痛，纳呆未改善，脉浮缓，舌淡苔薄黄。此乃热邪渐退，正气未复，故按原旨选穴，去风池，加配足三里以开胃健脾，化湿和中。

三诊：患者精神状态较好，自诉四肢酸软症状消失，头痛咽痛消失，食欲增加，胃纳佳，脉象平和，舌淡红苔白。此时正气渐复，邪气外出，疾病将愈，嘱患者注意合理生活作息，清淡饮食。再针治2次，巩固疗效。

【病案二】

林某，男，73岁，农民。

主诉：恶寒发热3天。

现病史：患者于3日前因天气变化受凉，出现恶寒无汗，鼻塞流清涕，咳嗽无痰，咽痛等症状，测量为体温38.5℃，次日头痛发作，现证见恶寒头痛，骨节酸痛，鼻塞流涕，咳嗽，咽痛，口不渴，纳可，二便调，苔薄白，脉浮紧。

查体：体温38.5℃，精神良好，咽部充血，双侧扁桃体不大，颈软，心肺无异常，腹软，肝脾未扪及。

辨证分析：患者3天前感受风寒，风寒束表，卫阳被遏，腠理闭塞，故出现恶寒无汗；风性清扬，易袭头面，故出现头痛；清阳不展，络脉失和则出现骨节酸痛等症状；邪客肺脏，肺气不宣，故出现咳嗽、咽痛等症状；口不渴，二便调，舌苔薄白，脉浮紧，说明表邪未入里，未化热。

中医诊断：感冒（风寒感冒型）。

西医诊断：急性上呼吸道感染。

取穴：肺俞（双）。

操作：一次性7号注射器灭菌针头、4号玻璃罐（环氧乙烷气体灭菌，可重复使用）、碘伏、灭菌棉签、乳胶手套等。用碘伏在大椎穴由中心向四周消毒，消毒2~3遍。操作者双手戴一次性乳胶手套，右手持针，对准欲刺部位，以45°角点刺入脉中，深度约2 mm，迅速出针，让血顺势流出。待血流自行停止后，加拔火罐，使针口附近积血尽出，出血量视情况而定，留罐5分钟。取罐后，用灭菌棉签擦净血污，针眼及其周围再用碘伏由中心向四周消毒2~3遍，针刺部位按压30秒防止形成血肿，嘱患者保持针孔及其附近干燥，避免接触污物，防止感染，促进创口愈合。

其他辅助治疗：取双侧风池、风府、大椎、肩井进行毫针刺。穴位及操作者双手常规消毒。风池，针尖朝鼻尖方向斜刺0.5 ~ 1.0寸，行泻法，以针感传达头面鼻部为宜；风府，向下颌方向缓慢刺入0.5 ~ 1.0寸，针尖不可向上，以免刺入枕骨大孔，误伤延髓；大椎，向上斜刺0.5~1.0寸；肩井，直刺0.5~0.8寸，深部正当肺尖，不可深刺，以防刺伤肺尖造成气胸。

治疗后，患者自觉恶寒减轻，咽喉疼痛好转，嘱患者避免剧烈活动，注意休息，避风寒，少食生冷食物。

二诊：患者热退，精神可，自诉身痛酸楚改善，但仍鼻塞流涕，纳可，二便调，脉浮，舌淡苔薄白。此乃风邪渐出，寒邪渐解，正气未复之证，故按原旨选穴，去风府，加配迎香、阴陵泉以宣肺开窍，化湿和中。

三诊：患者精神状态较好，自诉头痛、咽痛、骨节酸痛消失，鼻塞流涕未出现，食欲增加，胃纳佳，脉象平和，舌淡红苔白。此时正气渐复，邪气外出，疾病将愈，嘱患者注意合理生活作息，清淡饮食。再针治2次，巩固疗效。

【按语】感冒的预后基本良好，且身体强健之人也可自愈。刺络放血治疗感冒能明显改善头痛发热、四肢酸楚等症状，配合针灸及拔罐等治疗可以增强疗效。如无并发症5~7天即可痊愈。感冒多发季节，可早晚温灸大椎、足三里，每次20~25分钟，以增强人体正气。感冒要早期治疗，避免进一步加重，出现肺内感染、心肌炎等并发症。出现高热不退、咳嗽加剧、咯血等症状时，可采取对症治疗。

九、体会与讨论

感冒包括普通感冒和流行性感冒。流行性感冒是由流行性感冒病毒引起的急性呼吸道传染病。中医学认为正气虚弱、卫阳不固是本病的内因，感受风邪兼夹其他邪气为本病的外因。风邪夹寒则可出现恶寒发热，无汗，头痛身热，鼻塞声重，喷嚏，流清涕，咳嗽痰白质稀，口不渴或渴喜热饮，舌苔白，脉浮紧等症状；风邪夹热则可出现发热，微恶风，无汗或有汗，头身痛楚，鼻塞，流黄浊涕，咳嗽，咯痰黄稠，咽红干痛，口干渴，舌尖红，苔薄黄，脉浮数等症状；风邪夹湿又可根据个人体质不同转化为寒湿与湿热两种不同的证型。岭南刺络疗法是治疗感冒的有效方法，主要选取督脉、足太阳膀胱经、手阳明大肠经、足少阳胆经等阳经驱散表邪；可配合针刺、灸法等其他疗法振奋人体正气，鼓邪外出。督脉为阳脉之海，总督一身阳气，可用于泄热及调节神智；足太阳膀胱经主表，循行于人体背部，可以缓解感冒患者的颈项僵痛等症状；手阳明大肠经主津所生之病，气有余，所过之处热肿，故选取这条经脉上的穴位进行刺络放血，泄热效果较好；足少阳胆经配合足厥阴肝经主气机的输布，若气机不通，则邪难外出；脾胃作为人体的气血生化之源，乃后天之本，若脾胃功能失常，则易感受风、寒、热、湿之邪，导致本病反复发作。本病在用刺络疗法的同时，需要病人配合，治疗期间注意休息，多饮水，促进发汗及利尿，同时注意保暖，保证充足的睡眠，这对于疾病的预后也有重要意义。

（陈秀华　李晨）

第十七章 面瘫

一、概念

面瘫是以口眼㖞斜为主要症状的一种疾病，中医又称之为"口㖞""口眼㖞斜""吊线风""口僻"等，西医认为是茎乳孔内急性非化脓性面神经炎导致的周围性面神经麻痹。本病可发生在任何年龄，其中以20~40岁者多见。

二、临床表现

本病一般起病较急，于数小时至2天内达到高峰，多于早晨起床后漱口、洗脸时发现一侧面部肌肉呆板麻木、动作不灵活、嘴角㖞斜，部分患者可两侧同时发病。

患者在发病前几天或发病早期常出现同侧乳突区及面部疼痛，可累及颈部、上肢等。检查可见患侧鼻唇沟消失或变浅，微笑时口角向健侧㖞斜，不能吹口哨，鼓腮时漏气，额纹消失，皱眉困难，眼裂不能闭合或闭合不全，露睛流泪等。部分患者可出现舌前2/3味觉减退，听觉不适，眼干等症状。少数患者因病程迁延日久，瘫痪肌肉出现挛缩，口角反牵向患侧而形成"倒错"现象。

三、病因病机

本病多因正气不足，脉络空虚，风邪乘虚侵袭少阳、阳明、太阳经络，导致经络阻滞，经筋失养，筋肉纵缓不收而发病；《诸病源候论·风病诸候·风口㖞候》曰："风邪入于足阳明、手太阳之经，遇寒则筋急引颊，故使口㖞僻，言语不正，而目不能平视。"

1.风邪入络

（1）风寒袭络：常有面部受风史，比如开窗迎风睡觉，长时间正对面部吹电风扇、空调等，风寒之邪侵袭肺卫，致使肺卫失宣，腠理开合不利，脉络空虚，风寒之邪乘虚侵入面部经络，寒性收引，凝滞经脉，不能濡养头面，而致面瘫。

（2）风热犯络：一般继发于感冒发热，牙龈肿痛，颜面及耳道疱疹之后，有感受风热之病史，腠理开泄，风热邪气乘虚侵袭肺卫。致使肺卫失宣，经脉失养，肌肉纵缓而发病。

2.痰热腑实　多因饮食不节，过食辛辣、肥甘厚味、燥烈刺激之品，化热生火，或因情志不遂，肝气郁滞，化火犯胃；或为邪热内侵，胃火亢盛而致经气被阻不能濡养头面而发本病。

3.肝阳上亢　多因素体阳亢，性急多怒，肝阳偏旺，或恼怒焦虑，气郁化火，阳气偏亢而耗伤阴液；或平素肾阴亏虚，水不涵木，阴不制阳，肝阳亢盛，循经上犯颜面而发本病。

4.肝郁气滞　多因精神刺激，情志不遂；或病邪侵扰，阻遏肝脉；或因其他脏腑病变的影响，致使肝气郁结，失于疏泄条达。肝气不疏，肝胆郁滞，颜面经筋失养纵缓不收，而发本病。

5.肝胆湿热　多因风寒之邪，在经不解，随经入侵脏腑，侵犯肝胆或肝经，郁而化热；或嗜食肥甘，内蕴湿热，复感外邪；或脾胃运化失常，湿浊内生，郁结化热，湿热蕴结肝胆，随经上犯头面所致。

6.脾虚湿盛　多因外感湿邪，或本为脾气虚弱，湿邪中阻，或因嗜食肥甘厚腻，饮酒无度，聚湿生痰，内蕴脾胃，湿邪循阳明经上犯头面所致。

7.正气内虚　因劳役过度，或思虑过多，或大病久病之后，或年老体弱，致使人体气血两虚，经气不足，营卫失调，经络空虚，而致风邪乘虚侵入经络、经筋，发为本病。

8.肝肾亏虚　多因久病失调，阴液亏虚，或情志内伤，化火伤阴，或房室不节，耗伤肾阴，或温热病久，津液被劫，导致肝肾阴虚，阴不制阳，虚热夹风，灼伤津液，上扰颜面，筋肉失濡，纵缓不收。发病多为年老体弱，素体肝肾不足者。

9.瘀血阻络　因外伤、跌仆，离经之血痹阻经脉，或久病不愈，气血运行不畅，瘀血入络，或血寒而致血脉凝滞，或血热而使血行壅聚、血受煎熬，血液浓缩黏滞，致使脉道瘀塞，或气虚、阳虚而运血无力，血行迟缓导致瘀血阻络，经脉失养，筋肉挛缩。

四、辨证分型

1.风邪入络　患侧口眼㖞斜，偏于风寒者，可兼见恶风发热，鼻塞，流清涕，或见身热无汗，或见咳嗽，咯少量稀白痰，气喘，舌苔薄白，脉浮紧；偏于风热者，可兼见鼻塞流浊涕，咽喉肿痛，发热，微恶风寒，口微渴，或见咳嗽，痰少而黄，气喘，或见耳后疼痛，舌尖红，苔薄黄，脉浮数。

2.痰热腑实　患侧口眼㖞斜，兼见胃脘灼痛，渴喜冷饮，消谷善饥，口臭，牙龈肿痛溃烂，汗多，口渴，小便短赤，大便秘结，舌质红，苔厚腻，脉滑数有力。

3.肝阳上亢　患侧口眼㖞斜，兼见眩晕耳鸣，头目胀痛，头痛以两太阳穴跳痛为主，项强，面目红赤，急躁易怒，失眠多梦，头重脚轻，腰膝酸软。舌红少津，脉弦有力或弦细数。

4.肝郁气滞　患侧口眼㖞斜，兼见情志抑郁，善太息，胸胁、少腹胀满疼痛，走窜不定，或见咽部异物感，胁下肿块，妇女可见月经不调，痛经，舌苔薄白，脉弦。

5.肝胆湿热　患侧口眼㖞斜，兼见胁肋胀痛，纳呆，厌油腻，泛恶欲吐，腹胀，小便短赤，大便不爽，发热或寒热往来，口苦咽干，或兼有耳鸣，耳后作痛或耳部起疱疹，舌红，苔黄腻，脉弦细数或弦滑。

6.脾虚湿盛　患侧口眼㖞斜，兼见脘腹胀满，纳呆，恶心欲呕，口中黏腻，渴不多饮，便溏不爽，小便短赤，肢体困重，或身热不扬，汗出热不解，舌质红，苔黄腻，脉濡数或滑数。

7.正气内虚　患侧口眼㖞斜，兼见少气懒言，气短声微，神疲乏力，困倦欲睡，或有头晕目眩，自汗，动则诸症加重，舌质淡嫩，脉虚力弱。

8.肝肾亏虚　患侧口眼㖞斜，兼见精神萎靡，头晕目眩，双目干涩，耳鸣，健忘，胁痛，腰膝酸软，口燥咽干，失眠多梦，低热或五心烦热，颧红，男子遗精，女子月经量少，或见面部抽动，舌红，少苔，脉细数。

9.瘀血阻络　患侧口眼㖞斜，兼见肌肉萎缩、瞤动，面色黧黑，肌肤甲错、少光泽，口唇紫绀，舌质暗，可见瘀斑，舌下脉络曲张，脉细涩。

五、安全操作治疗

1.处方

主穴：地仓、颧髎、阳白、颊车、四白、合谷、翳风。

配穴：偏风寒者配列缺、风门，偏风热者配曲池、大椎、外关，痰热腑实配内庭、天枢、丰隆、曲池，肝郁气滞配太冲、期门，肝胆湿热配阳陵泉、足临泣，脾虚湿盛配阴陵泉、中脘、足三里，肝肾亏虚配太溪、肾俞、三阴交，瘀血阻络配血海、膈俞。人中沟㖞斜配水沟，鼻唇沟变浅配迎香，舌麻、味觉减退配廉泉，流泪配承泣，眼睑闭合不全配攒竹。

2.方解 地仓、颧髎、阳白、颊车、四白、翳风为局部取穴，可调整面部经筋，活血通络，是"腧穴所在，主治所在"的体现；合谷为手阳明经循经远部取穴，遵"面口合谷收"之意，亦是"经脉所过，主治所及"规律的反映。

3.操作方法 室内标准消毒，治疗床铺一次性中单。术者先用肥皂水清洗干净双手，再用75%的医用酒精棉球擦拭一遍。患者取仰卧位，常规消毒地仓、颧髎、阳白、颊车、四白、翳风等穴位处。术者取一次性梅花针，用右手的拇指、中指、无名指握住针柄，食指伸直按住针柄的中段，针头对准所取穴位的皮肤轻轻叩击，运用腕部的力量，使针尖叩刺患者的皮肤后立即弹起，如此反复叩击，以皮肤潮红、充血为度，隔日1次。大椎、血海、膈俞等穴可用刺络拔罐法。

面瘫急性期，患侧耳周疼痛、肿胀者，常规消毒耳部后，使用一次性注射器针头或消毒三棱针，迅速点刺耳背静脉，再用75%的医用酒精棉球擦拭针孔，出血约2ml后，以消毒干棉球压迫止血。

患侧面部麻木、板滞以致食物残留于颊齿之间，影响咀嚼者，嘱患者先用生理盐水漱口，术者双手戴一次性医用无菌手套，左手将患侧嘴角翻开，右手持消毒三棱针或一次性注射器针头，运用岭南陈氏飞针法迅速在口腔黏膜紫色瘀络处点刺2~4下，挤出少量瘀血，术后患者再用生理盐水漱口。

4.注意事项

（1）面瘫急性期局部手法宜轻，取穴宜少，交替取穴，以梅花针轻叩使皮肤潮红为度。

（2）予耳背刺络放血者，术前应先将患侧耳郭部位进行揉捏，使局部血液充盈；运用岭南陈氏飞针一步到位针法，迅速刺破耳背静脉，避免深刺、反复点刺。

（3）予颊内放血者，切忌用75%酒精在患者口腔内进行消毒；点刺深度宜浅，以免局部形成口腔溃疡。

六、辅助治疗措施

1.电针 取太阳、阳白、地仓、颊车、合谷、牵正等穴以断续波刺激20~30分钟，强度以患者能耐受为度，并配合TDP或红光照射，适用于面瘫的中、后期治疗。

2.腹针 取中脘、下脘、气海、关元、阴都（患侧）、滑肉门（双）、外陵（双）留针40分钟，并配合悬灸神阙穴，适用于正气不足、肝肾亏虚或顽固性面瘫者。

3.艾灸 取阳白、地仓、颊车、牵正、翳风、太阳、风池、足三里等穴施以隔姜灸或温和灸，以患者感觉温热而无灼痛为度，适用于面瘫各期。

4.推拿 取阳白、印堂、地仓、颊车、牵正、翳风、太阳、风池、合谷等穴施以按法、拿法、揉法、一指禅推法。急性期根据辨证分型以远端穴位推拿为主，恢复期及后遗症期以患侧面部为主。

5.中药治疗 根据辨证分型结果处方，并合以牵正散加减，适用于面瘫各期。

七、生活调护

1.生活起居 面瘫多因正气不足，脉络空虚，风邪乘虚侵袭机体而发病。因此对于本病的预防，主要以防止面部受风受凉及提高机体免疫力为主。平时应加强体育锻炼，增强体质，使正气充盈，正如《素问·刺法论》所说："正气存内，邪不可干。"已患面瘫者要注意避免直接吹风，出门戴口罩，用温热水洗脸、漱口。同时，要注意天气的变化，防止再次受邪。

面瘫患者由于眼睑不能闭合或闭合不完全，容易导致眼内感染，因此，保护眼睛尤为重要。患病期间不宜长时间看手机、电视等，同时可配合使用熊胆滴眼液或氧氟沙星滴眼液以消炎、润滑眼球；外出时应避免强光直接照射，可戴墨镜；睡觉时可以用纱块遮盖保护或戴眼罩。

耳后、面部肿痛者可自行在家用毛巾热敷或红外线照射，每次15~20分钟，每日两次，可达到活血祛风、消肿止痛的作用。

患病期间要少吃生冷刺激性食物，作息规律，忌熬夜，保证充足的睡眠。

2.调节情志 面瘫患者常常因为口眼㖞斜，担心留下后遗症，心理压力过重，情绪低落，甚至抑郁。医生及患者家属应对患者做好情绪的疏导工作，保持其愉快的心情，避免不良精神刺激。

肝主疏泄，在志为怒，在体合筋，能够调节气机，调畅情志。心情舒畅，肝的疏泄功能正常，则气血调和，经脉通利。反之，情志的异常也会影响到肝的疏泄功能，导致肝气郁结，郁而化火，耗伤阴血，不能濡养筋脉，致使经筋失养，筋肉纵缓不收而发病或加重病情。

因此，患者要正确的面对面瘫，保持良好的心态，建立治愈疾病的信心，起居有常，饮食有节，积极配合治疗，才有利于疾病的康复。

3.功能锻炼　面瘫1周后开始进入恢复期，患侧面肌功能开始恢复，正确有效的功能锻炼及面部自我按摩能够刺激面部神经，改善肌肉功能，促进局部血液循环，从而提高疗效，缩短病程。

患者可以在家依次练习皱眉、抬额、睁眼、闭眼、微笑、鼓腮、吹口哨等动作或咀嚼口香糖，也可以在医生的指导下对阳白、印堂、地仓、颊车、牵正、翳风、太阳、风池、合谷等穴施以推拿按摩。

八、典型病案

陈某，女，48岁，制衣厂工人。

现病史：患者自诉于2019年4月28日早晨漱口、洗脸时发现左侧面肌麻木、嘴㖞斜伴耳后疼痛，遂到某医院就诊。头颅CT示未见异常，诊断为面神经炎，予抗感染治疗（具体药物不详）及泼尼松片、甲钴胺片口服，未见明显好转。今由同事介绍来我处就诊。现症见：嘴角㖞斜，鼓腮漏气，额纹消失，皱眉困难，露睛流泪，头晕头痛，颈项强痛，烦躁易怒，失眠，纳可，小便黄，大便干，舌红，苔黄，脉弦数。既往有高血压病史，门诊测得血压158/96mmHg。

查体：左侧面肌松弛，嘴角歪向右侧，眼睑不能闭合，额纹消失，左侧耳后及C_2横突旁压痛（+），颈部活动欠佳。

中医诊断：面瘫（肝阳上亢型）。

西医诊断：面神经炎。

治则：平肝潜阳，活血通络。

取穴：合谷（双）、太冲（双）、太阳、牵正、阳白、地仓、运动下区（右）。

操作：室内标准消毒，治疗床铺一次性中单，患者取仰卧位，医者双手常规消毒。用医用酒精棉球在患者太阳、牵正、阳白、地仓、运动下区（右）等穴位处由内向外环行擦拭消毒。取一次性梅花针叩刺上述穴位，中等强度，使微量出血，刺血完成后，用医用酒精棉球消毒施术部位，并予毫针针刺双侧合谷、太冲穴，轻补合谷，平泻太冲，留针30分钟。

其他辅助治疗：

（1）艾灸：取直径4~6cm艾条一支，一端点燃靠近太阳、牵正、阳白、地仓、四白、翳风、风池等穴施以温和灸，以患者感觉温热舒适而无疼痛感为度。

（2）中药治疗：予天麻钩藤饮合牵正散加减水煎内服，每日一剂，早晚分服。方药组成：天麻10g、钩藤10 g、栀子10 g、黄芩12 g、杜仲15 g、牛膝15 g、茯神15 g、夜交藤10 g、石决明15 g（先煎）、僵蚕10 g。

二诊：2019年5月8日复诊，患者诉鼓腮漏气，露睛流泪，睡眠较前好转，仍有头晕头痛，耳后疼痛，颈项强痛，情绪不佳，纳可，舌红，苔黄腻，脉弦。患者耳后肿胀疼痛，颈项强痛为热毒侵犯少阳经络，治当清热利湿，凉血解毒，予三棱针或注射针头散刺完骨穴或疼痛明显处放血，使热毒随血外出，局部肿胀疼痛得解；头晕头痛，烦躁易怒，为肝郁化火，肝阳上亢，循经上扰所致，治当平肝潜阳，清热息风，予三棱针或注射针头点刺肝俞、胆俞放血，以疏利肝胆，调畅气机。

行体针疗法，合谷（双）、太冲（双）、太阳、牵正、阳白、地仓、运动下区（右）。患侧面部配合红光照射。

三诊：2019年5月10日复诊，患者诉症状较前明显缓解，神情宁静。查体：左侧面肌板滞，颊齿之间有食物残留，嘴角㖞斜及闭目情况较前改善，左侧耳后压痛（+），左侧口腔黏膜处可见少许紫色瘀络，血压136/82mmHg。患者经治疗后，诸症得以缓解，疗效确切，仍按原方案治疗，为改善患侧面肌板滞，故加用颊内放血，以促进面肌恢复。

四诊：患者嘴角㖞斜情况明显改善，仅微笑时可见，额纹出现，眼睑闭合良好，无头晕头痛，精神状态可，面肌松弛，乏力，舌淡，苔白，脉细。疾病后期，外邪已去，正气尚虚，予以固本培元，扶助正气之法。予体针疗法，取合谷（双）、太阳、牵正、阳白、地仓、颊车、足三里（双）、气海

（双）、关元（双）、三阴交（双）等穴。面部诸穴平补平泻，地仓、颊车透刺，足三里、气海、关元、三阴交加灸。

行推拿疗法，患者取仰卧位，用一指禅推法分别施于印堂、太阳、阳白、迎香、下关、颊车、承浆等穴，可配合使用揉法、按法。推拿完后用梅花针叩刺患侧面部腧穴，中等强度，使微量出血。

予八珍汤加减补益气血，濡养经脉。嘱患者继续巩固治疗，并每日自行在家按摩面部，促进恢复。

疗效：1个月后复诊，患者面部功能恢复，并诉近段时间未服用降血压药物，血压一直正常，病愈。嘱患者继续观察，避风寒，调情志，规律作息。

【按语】岭南刺络疗法是岭南陈氏针法的重要分支，临床以快速旋转进针法进行操作治疗，由于医者手指不接触身体，因而能够有效地防止污染，达到无菌、无痛、快速、准确的效果。面瘫患者应保持良好的心态，积极治疗，同时注意生活调护。

九、体会与讨论

岭南刺络疗法适用于面瘫的各期，急性期主要是以远端取穴、耳背静脉刺血为主，能够引邪外出，从而促进面部水肿、炎症的吸收；恢复期及顽固性面瘫者主要以患侧局部取穴为主，能够改善局部气血循环，促进面肌功能的恢复。

参考文献

［1］陈秀华. 中医传统特色疗法［M］. 北京. 人民卫生出版社. 2010：34-37.

［2］陈冬. 针灸治疗面瘫［M］. 北京. 人民卫生出版社. 2009：3-6.

（舒龙伍）

第十八章　颈椎病

一、概念

颈椎病又称颈椎综合征，是颈椎骨关节炎、增生性颈椎炎、颈神经根综合征、颈椎间盘突出症的总称，是一种以退行性病理改变为基础的疾患，主要由于颈椎长期劳损，或椎间盘突出、韧带增厚，致使颈椎脊髓、神经根或椎动脉受压，出现一系列功能障碍的临床综合征。由于椎节失稳、松动，髓核突出或脱出，骨刺形成，韧带肥厚和继发的椎管狭窄等，刺激或压迫了邻近的神经根、脊髓、椎动脉及颈部交感神经等组织，引起一系列的症状和体征，属中医"痹证""眩晕""项强"等范畴。

二、临床表现

本病一年四季均可发生，随着手机、电脑的普及，颈椎病发病率越来越高，发病群体趋年轻化。其临床症状主要表现为颈肩部疼痛、上肢疼痛或无力、手指麻木、头晕头痛、恶心、呕吐、视物模糊、心动过速及吞咽困难等。部分患者甚至出现大小便失禁、瘫痪等严重情况。颈椎病根据临床症状与病变部位、组织受累程度等分为6种类型。

1.颈型颈椎病　颈型颈椎病又叫局部型颈椎病，一般表现为一侧或两侧颈肩部肌肉的僵硬，酸胀疼痛，活动受限，X线检查无椎间隙狭窄等明显的退行性病变。一般症状较轻，经过休息或自我调整后可以自行缓解，但往往由于患者不够重视，导致疾病反复发作，病情加重。

2.神经根型颈椎病　神经根型颈椎病除颈肩部疼痛以外，常伴随有脊神经颈丛或臂丛神经所支配的区域出现麻木、疼痛、放射痛、感觉减退的症状，甚至出现肌肉力量的下降或肌肉萎缩等，咳嗽、打喷嚏或颈部活动时可使疼痛突然加重。X片示颈椎曲度变直或反弓，骨质增生，韧带钙化等。压颈试验或臂丛神经牵拉试验阳性。

3.椎动脉型颈椎病　椎动脉型颈椎病以眩晕为主要症状，是由于颈椎退行性变增生的骨刺压迫椎动脉，或刺激椎动脉周围的交感神经引起椎动脉反射性痉挛，从而导致椎动脉供血不足的一种颈椎病。该型以中老年人较常见，主要表现为头晕头痛、恶心、耳鸣、视物模糊等，严重时可出现突然昏倒。当体位改变时上述症状可加重或减轻。X线检查可见钩椎关节增生、椎体不稳或椎间孔狭窄，多普勒超声检查可见椎动脉血流变慢。

4.交感型颈椎病　交感型颈椎病是由于颈椎退行性变等造成交感神经受到刺激所引起的一系列症状，主要表现为疼痛、感觉异常、内分泌异常、营养障碍等，如视物模糊、听力减退、咽喉异物感、头痛、多汗或少汗、心慌、血压异常、失眠、烦躁等。CT检查可见颈椎曲度改变、骨赘形成、颈椎间旁突出、椎管狭窄等。

5.脊髓型颈椎病　脊髓型颈椎病是由于颈椎间盘突出、骨质增生、外伤等引起椎管狭窄，刺激、压迫脊髓所致，是颈椎病中最严重的一种。其临床表现除其他型的症状外，还表现为双侧或单侧的下肢麻木、无力、脚下有踩棉花感，甚至出现大小便失禁、卧床不起等，CT或MRI可见椎间盘突出或膨出，或骨间嵴骨质增生等引起的椎管狭窄、脊髓受压。此型一般需要外科手术治疗。

6.混合型颈椎病　有两种或两种以上的不同类型颈椎病症状和体征同时存在称之为混合型颈椎病。此型较单一型而言，预后相对较差。

三、病因病机

本病的发生与外感风寒湿邪及人体正气不足有关。气候异常、久居湿地、冒雨涉水等致使风寒湿邪侵袭机体经络，留于关节，导致经脉闭阻不通，不通则痛；先天不足，劳力过度或年老、大病久病之后，正气亏虚，气、血、津液不足，不能濡养筋脉关节，不荣则痛。西医学认为颈椎退行性改变是颈椎病发病的主要原因，其中椎间盘的退变，是颈椎结构退变的首发因素；此外，慢性劳损、咽喉部炎症、先天性发育异常等也是本病发病的重要原因。

1.外伤　外力作用于颈椎后，可以引起肌肉、韧带、脊髓的损伤，从而导致气血凝滞，经络壅滞，气血运行不畅，不通则痛。

2.劳损　长期保持固定的姿势或不良的生活习惯，如伏案工作，长时间看电脑、手机等，使颈肩部肌肉受到持久、反复的牵拉，导致脊柱、肌肉受到持续性的外力作用而损伤。

3.风寒湿邪 风寒湿邪既是引起颈椎病的直接原因，同时也是颈椎病的诱发因素。风寒湿邪侵袭颈项部经络，使经络痹阻，气血运行不畅，经脉失养，绌急而痛。

4.肝肾亏虚 肝主筋，肾主骨。肝肾充实，气血旺盛，则筋骨强健；反之年老体衰，肝肾不足，或久病、产后，气血虚弱，或房室不节，肾精亏损，无以濡养颈部筋脉关节，不荣则痛。

四、辨证分型

1.风寒湿痹 患者颈肩部疼痛，冷痛重着，活动不利，遇寒冷刺激或阴雨天加重，得温痛减，苔白腻，脉沉紧或沉迟。

2.气滞血瘀 患者颈肩部疼痛麻木，活动不利，痛处固定或走窜疼痛，日轻夜重，痛处拒按，舌质暗或有瘀点瘀斑，脉弦细或细涩。病程迁延，常有外伤、劳损史。

3.肝阳上亢 患者颈肩部疼痛，兼见眩晕耳鸣，头目胀痛，头痛以两侧为主，面目红赤，急躁易怒，失眠多梦，腰膝酸软，舌红少津，脉弦细。

4.肝肾亏虚 患者颈肩部疼痛，活动不利，肢体麻木，兼见头晕眼花，双目干涩，耳鸣，健忘，腰膝酸软，失眠多梦，低热或五心烦热，颧红，男子遗精，女子月经量少，舌红，少苔，脉细数。

五、安全操作治疗

1.处方

主穴：风池、天柱、大椎、百劳、颈夹脊、阿是穴、后溪。

配穴：风寒湿痹配阴陵泉、风门；气滞血瘀配血海、太冲、合谷；肝肾亏虚配肝俞、肾俞；肝阳上亢配太冲、太溪、侠溪。头晕头痛配百会、悬钟；恶心、呕吐配内关、中脘、足三里；耳鸣、耳聋配听宫、听会、中渚。

2.方解 风池、天柱、大椎、百劳、颈夹脊、阿是穴为局部取穴，可疏通颈部气血，舒筋活络；后溪为手太阳经输穴（输主体重节痛）、八脉交会穴（通于督脉）。远近相配，功在疏通颈肩部气血，舒筋通络止痛。

3.操作方法 治疗室标准消毒，治疗床铺一次性中单，嘱患者取俯卧位，充分暴露施术部位后，助手用医用酒精棉球严格消毒风池、天柱、颈夹脊、阿是穴等穴位所在区域；术者双手戴一次性医用无菌手套，取一次性梅花针，用右手的拇指、中指、无名指握住针柄，食指伸直按住针柄的中段，针头对颈部穴位的皮肤中等叩击，运用腕部的力量，使针尖叩刺患者的皮肤后立即弹起，如此反复叩击。以皮肤潮红并有少量出血为度。或术者右手持一次性三棱针（一次性注射器针头），通过腕指力迅速点刺大椎，百劳等穴，在穴位区域内重复点刺6~8次后，由助手在刺络部位加拔火罐，待出血10ml左右后，取罐并用消毒干棉球擦拭干净，最后再以医用酒精棉球消毒施术部位。

4.注意事项

（1）可先予陈氏飞针法针刺远端后溪穴，持续提插捻转行针，行泻法或平补平泻法，同时嘱患者慢慢活动颈部，一般疼痛可立刻缓解。再行局部刺络治疗。

（2）风寒湿痹者刺络放血后，可在颈肩部施以艾灸以达到温经散寒，通络止痛的目的。

六、辅助治疗措施

1.平衡针　肩痛穴（对侧）、颈痛穴（对侧）、指麻穴（同侧）。患者取坐位，以医用酒精棉球严格消毒所取穴位，医者双手消毒，取一次性毫针，分别针刺肩痛穴（施以上下提插手法，以针感向足背、踝关节传导为宜）、颈痛穴（施以上下提插法，以局部出现酸麻胀感为宜）、指麻穴（滞针手法，以局部出现的酸麻感为宜）。主要适用于颈型颈椎病、神经根型颈椎病或颈椎病的急性期疼痛剧烈、活动不利者。

2.腹针　中脘、关元、滑肉门（双）、商曲（双）。神经根型颈椎病加石关（双）；椎动脉型加下脘上（下脘穴上0.5寸）；交感型加气旁（左）；头晕头痛、心慌明显者，加气穴（双）。适用于各型颈椎病。

3.艾灸　天柱、大椎、百劳、肩井、新设。气血不足者加足三里、三阴交等；肝肾亏虚者加肝俞、肾俞、太溪等；外感者加风门、外关、风池等。施以隔姜灸或温和灸，以患者感觉温热而无灼痛为度。颈椎病各期均可使用，尤其适用于外感风寒湿邪、素体虚弱者。

4.推拿　推拿是治疗颈椎病的重要方法之一，在患处施以推、拿、揉、按等手法可以起到舒筋通络、活血化瘀、理筋整复的作用。患者取坐位，医者站在患者身后，用拇指推揉风府至大椎连线及两侧肌群3分钟，用拇指揉按肩胛区、肩胛背区等5分钟，提拿肩井穴每侧3次，点按风池、风府、天柱、天宗、手三里、合谷等，每穴约15秒。有关节错位者，医者一手拇指按压在错位的关节处，另一手使患者头颈做前屈、侧屈动作，并旋转到合适角度，手托患者下颌，将角度旋转至极限位，随后用巧劲抖动一下即可使错位的关节复位。推拿疗法适用于各型颈椎病，脊髓型颈椎病慎用复位手法。

5.其他 中药、拔罐、小针刀疗法等对颈椎病也有很好的疗效，可以相互配合使用。

七、生活调护

1.避风寒，注意保暖 颈椎病患者容易受到外界风寒湿邪的侵袭而发病或复发，故平时要注意防寒保暖，尤其是冷暖交替的季节。天气寒冷的地方可以戴围巾。夏季颈部不要正对空调、电风扇等。

2.保持正确的姿势 由于长期伏案工作或使用手机等使颈椎长时间处于同一个姿势或特定体位，使颈部肌肉长期处于非协调受力状态，颈部肌肉、韧带易受到牵拉劳损，椎体前缘相互磨损、增生，从而导致颈椎病的发生。因此，伏案工作人员在坐姿上要尽可能保持自然的端坐位，头部略微前倾，保持颈椎、胸椎的正常生理曲度，电脑键盘不要过高，连续伏案工作50分钟左右后应起身活动身体片刻，可抬头眺望远处或做"米字操"等。

3.选择合适的枕头 长期睡高枕，会使颈椎过度前屈，改变正常的生理曲度，颈部各肌群也长时间处于牵拉疲劳状态而得不到休息。久而久之，相应部位的血液循环受阻，气血经络不通，从而形成或加重颈椎病。可以根据个人的情况，选择符合自己生理要求的枕头，枕头的高度以颈部压下后与自己的拳头高度相等为宜。对于颈椎生理曲度变直者，也可以在家自制小圆枕改善生理曲度。

4.运动锻炼 正确的运动、功能锻炼能够解除神经、椎动脉的压迫，改善肌肉的痉挛，有利于炎症、水肿的消退。平时可做"米字操"、八段锦等，锻炼时注意动作要慢，不能快速旋颈或仰头。此外，颈椎病急性期或脊髓型颈椎病患者不建议进行运动治疗。

三诊：患者诉颈肩部已无明显不适，活动可，无手指麻木，予针灸、艾灸巩固治疗。

八、典型病案

赵某，女，52岁，教师。

主诉：颈肩部疼痛3年余，加重伴左上肢麻木1周。

现病史：患者诉3年前开始出现颈肩部疼痛不适，劳累后加重，于外院诊断为"颈肩综合征"，予以口服"布洛芬胶囊"，外敷膏药后疼痛缓解。近两年来颈肩部疼痛反复发作，每遇天气变化或劳累后症状加重。平时自行到药店购买膏药或活络油处理（具体药物不详），未系统治疗。1周前因批改试卷，颈肩部开始出现疼痛，活动不利，左上肢麻木，经休息、外敷膏药后未见好转，遂来我院求诊。现症见颈肩部疼痛，偏头痛，左上肢麻木胀痛，纳可，夜寐差，二便调，舌暗，舌底静脉怒张，脉弦细涩。

查体：颈项部肌肉紧张，活动受限，C_4~C_6棘突下及椎旁肌肉压痛明显，臂丛神经牵拉试验（＋）。

辅助检查：DR示颈椎生理曲度变直，C_{3-7}椎体前后缘唇样骨质改变，$C_{3/4~6/7}$椎间隙及椎间孔变窄。

中医诊断：项痹（气滞血瘀型）。

西医诊断：颈椎病（神经根型）。

治则：行气活血，通络止痛。

取穴：风池、天柱、大椎、后溪、百劳、合谷、阿是穴、三阴交、膈俞、血海、新设。

操作：室内标准消毒，治疗床铺一次性中单，患者取仰卧位，医者双手常规消毒。用医用酒精棉球在患者双侧血海穴处由内向外环行擦拭消毒。医者左手固定并绷紧血海穴周围皮肤，右手持一次性注射针头，运用"快速旋转进针法"迅速在血海穴处点刺6~8次，并在刺血部位加拔火罐，使出血约5ml。刺血完成后，用医用酒精棉球消毒施术部位。其后患者变更体位为俯卧位，医者用医用酒精棉球擦拭消毒双手，由助手协助患者暴露施术部位，并用医用酒精棉球在患者大椎穴、阿是穴及膈俞穴处由内向外环行擦拭消毒。

医者左手固定并绷紧施术部位周围皮肤,右手持一次性注射针头,运用快速旋转进针法迅速在施术部位点刺6~8次,并由助手立刻在刺血部位加拔火罐,使每部位出血2~5ml,刺血完成后以消毒干棉球擦拭干净,再用医用酒精棉球消毒施术部位。

其他辅助治疗:

(1)体针:采用岭南陈氏针法,风池、天柱、百劳、新设等穴用1寸针向脊柱方向斜刺,予捻转补泻手法导气,使针感向肩背部扩散;合谷穴以1寸针斜刺,行补法;三阴交以1.5寸针直刺,使针感传导到足跟;后溪穴用3寸针往合谷穴方向透刺。

(2)中药治疗:予身痛逐瘀汤加减,水煎内服,每日一剂,早晚分服。方药组成:秦艽15g、川芎10g、红花10g、桃仁15g、没药15g、元胡15g、香附15g、葛根20g、归尾10g、柴胡10g。

二诊:7月5日复诊,患者诉颈肩部疼痛、头痛明显缓解,颈部左右活动时尚有拉扯感,上肢疼痛减轻,左手小指麻木。患者病情较前好转,但颈部旋转活动时有拉扯感,左手小指麻木。故加取委中穴、指麻穴、颈痛穴、肩痛穴。

取指麻穴(左)、颈痛穴(右)、肩痛穴(右)等穴。患者取坐位,以医用酒精棉球严格消毒所取腧穴。医者双手消毒,取一次性毫针,分别针刺肩痛穴(施以上下提插手法,使针感向足背、踝关节传导)、颈痛穴(施以上下提插法,使局部出现酸麻胀感)、指麻穴(滞针手法,使局部出现酸麻感)。行岭南陈氏针法取风池、天柱、大椎、后溪、百劳、合谷、新设等,配合颈部神灯照射,留针30分钟。

【按语】随着年龄的增长,骨质、椎间盘也会出现相应的退变老化,加之现代工作性质、环境的改变以及快节奏的生活,颈椎病患者越来越多。合理的预防和治疗可以延缓颈椎病的老化过程。平时应加强日常保健,调情志,适寒温,不妄作劳。

九、体会与讨论

岭南刺络疗法适用于各型颈椎病,尤其适用于神经根型颈椎病、椎动脉型颈椎病、交感型颈椎病。

参考文献

［1］陈秀华.中医传统特色疗法［M］.北京：人民卫生出版社.2010.

［2］杜琳.针灸治疗颈椎病［M］.北京：人民卫生出版社.2009.

［3］薄智云.腹针无痛治百病［M］.北京：中国中医药出版社.2012.

［4］王文远.王文远平衡针治疗颈肩腰腿痛［M］.北京：中国中医药出版社.2010.

（舒龙伍）

附：落枕

一、概念

落枕是一种以入睡前无任何不适，醒后出现急性颈项部疼痛、酸胀，伴随颈项部肌肉紧张、僵硬或痉挛，甚至因疼痛而产生被动体位的病证。查体时患者多在颈项部有压痛，触诊时部分可触及肌肉痉挛状态，但表面上通常无红肿的表现。部分患者还可伴随同侧肩背部及同侧上肢症状，如肩痛、手臂麻木等。本病常见于青壮年，好发于冬春季节。病程一般持续3~5天，通常可自行缓解，大多不超过1周，但严重者可迁延数周不愈，少部分更甚者因日常调护不当等原因可能会长期反复发作。通常认为，病程超过3个月者大多会转为慢性颈痛。有研究表明，迁延日久的落枕将成为颈椎病的前兆。目前临床对落枕尚未形成统一的认识，治疗方法也多种多样，但部分治疗方法过于烦琐，给临床治疗带来不便，同时因为发病部位靠近颈椎，有些甚至具有一定的风险。

中医学认为，落枕是主要表现为急性颈项部僵硬或疼痛，伴随活动受限的一种病证。从落枕的表现来看，在中医学中当属于"失枕""颈筋急""颈痛"的范畴，也有部分医籍把相似症状的病证归为"伤筋""痹证"等。"失枕"一词最早见于《内经》,《素问·骨空论》中提到："风从外入……大风颈项痛……失枕，在肩上横骨间"。

二、临床表现

1. 疼痛 发病最初往往表现为颈项局部疼痛。起病突然，多表现为醒后颈项疼痛、酸胀或僵硬，以一侧多见，或一侧重一侧轻，少数患者或有两侧俱痛。随着病程的迁延，疼痛可日渐加重，严重者可伴随肩背部或上肢症状。

2. 活动受限 主要表现为转侧、后顾不利，转头连带上半身一起转动，以腰背部代偿颈部旋转等颈部活动受限。部分患者还会出现颈部屈伸运动受限。

3. 强迫体位 患者通常表现为颈部不能自如旋转，或屈伸、俯仰有困难，故而迫使头部强直于异常位置，使头偏向患侧。

4. 局部压痛 往往颈部肌肉局部会有触痛或压痛，浅层肌肉有痉挛、僵硬，触之有条索感。

三、病因病机

中医关于落枕的病因多从3个方面论述，即颈筋受挫、风寒浸淫及肝肾亏虚，复感外邪。在《伤科汇纂·旋台骨》中提到的"有因挫闪及失枕而颈强痛者"，即指颈筋受挫致使失枕。《证治准神·杂病》说"颈痛非风邪，既是气搓，亦有落枕而痛者"，认为外感风邪可以导致落枕。

因此，中医认为落枕的病因病机可分为正虚和邪实。气血痹阻，经络不通，不通则痛为其主要病机，以实证为主。邪实包括风寒侵袭经络不通、经筋受挫气滞血瘀。经筋受挫，气滞血瘀，则气血不畅，不通则痛。经筋受挫者多压痛明显，痛处固定不移，属气滞血瘀型多；夜间沉睡，颈肩外露，正值阳气内收，卫外不足之时，此时最易遭受风寒湿邪入侵，也有因所处之地潮湿寒冷，从而感受风寒，则气血闭阻，经络不通，发为本病。正虚包括肝肾亏虚、气血不足。素体肝肾亏虚、气血不足，则筋骨失于濡养而致痿弱，不荣则痛。多见于体虚年高者，脏腑功能日渐衰退，肝肾亏虚。又因肝藏血，肾藏精，气血失调故气血不足。

四、辨证分型

1. 外感风寒 有明显或不明显的受寒史，颈项背部强痛，拘紧麻木，颈部畏寒僵硬。可兼有恶风，微发热，头痛等表症，或咳嗽，鼻塞流涕，舌淡，苔薄白，脉浮紧。

2.气滞血瘀 主要表现为晨起颈项疼痛，活动不利，痛点通常固定，或有夜间加重，活动时患侧疼痛加重，头部被迫歪向患侧，局部有明显压痛点，有时可在浅表皮肤上见丝络状或结节状瘀络，舌紫暗，苔薄白，脉弦或涩。

3.痰湿阻络 主要表现为颈项疼痛，伴头晕目眩，头重如裹，四肢麻木不仁，大便黏滞，纳呆，舌淡，苔白厚腻，脉弦滑。

4.肝肾不足 主要表现为颈项疼痛，伴眩晕头痛，腰酸膝软，肢体乏力，五心烦热，潮热盗汗，耳鸣健忘，失眠多梦，女子可有月经量少，舌红少津，苔薄，脉沉或细数。

5.气血亏虚 主要表现为颈项疼痛，伴头晕目眩，面色、爪甲苍白，心悸气短，倦怠乏力，舌淡，苔薄白，脉细弱。

落枕的辨证分型有多种方法。根据颈项部经脉循行，分为太阳经型、阳明经型、少阳型、督脉型等。循行颈部经脉不通则筋骨失养，关节不利，不通则痛。正所谓"经脉所过，主治所及"。《灵枢·杂病》曰："项痛不可以俯仰，刺足太阳；不可以顾，刺手太阳也。"《灵枢·经筋》载："足少阳之筋……贯缺盆，出太阳之前，循耳后……其病……颈维筋急。"因此，落枕与手足阳明经、太阳经、少阳经和督脉都是密切相关的。另外，也有根据病因分型，分为睡姿不良颈筋受挫型、风寒浸淫型和肝肾亏虚，复感外邪型。还有根据病情进展分型，分为单纯型、反复发作型和颈椎病型。

五、安全操作治疗

1.处方

主穴：阿是穴、颈夹脊穴。

配穴：远处配穴可取人皇或肘窝瘀络处。

2.方解 "有诸内，必形诸外"。阿是穴一般为体表的外在反应点。通过对阿是穴刺络放血，不仅可有效缓解相应的肌肉紧张，而且还可改善局部血液循环，清除部分病理产物。相关研究发现，刺络放血阿是穴治疗落枕总有效率可接近100%。夹脊穴为经外奇穴，而且因为夹脊穴紧靠脊柱和脊神经，所以刺激夹脊穴既可以治疗脊柱本身及周围的疾病，也可以治疗其相应神经节段所支配部位发生的病症。因此，越来越多人选择夹脊穴作为治疗重点。

人皇，定位为胫骨之内侧前缘，即内踝尖直上3寸，当胫骨后缘处。刺血疗法完毕后，再用毫针针刺人皇穴，左病取右，右病取左，留针30分钟，效果会更好。多项研究发现，委中附近瘀络放血对急性腰扭伤、腰椎间盘突出症等多种腰部疾病有显著疗效。根据对应点针法，故有人将颈项与肘窝的关系类比腰背与腘窝的关系，因此可取肘窝部瘀络刺血治疗颈项方面疾病。除了瘀络外，也可取肘窝附近的穴位如曲池、尺泽、曲泽等。

3.操作方法 取一次性7号注射器灭菌针头、4号玻璃罐（环氧乙烷气体灭菌，可重复使用）、碘伏、灭菌棉签、乳胶手套等。选好欲刺部位后，用碘伏在欲刺部位由中心向四周消毒，消毒2~3遍。操作者双手戴一次性乳胶手套，右手持针，对准欲刺部位，以45°角点刺入脉中，深度约2mm，迅速退针，然后立即用闪火法加拔火罐吸附在点刺部位，使针口附近积血尽出，出血量视情况而定，一般以1~5ml为宜。取罐后，针眼及其周围再用碘伏由中心向四周消毒，嘱患者针眼附近保持干燥，同时避免接触污物，防止感染，促进创口愈合。

六、辅助治疗措施

1.体针 取后溪、悬钟、外劳宫穴（落枕穴）进行治疗，取穴皆取患侧部位同侧。针刺后行平补平泻手法，留针30分钟。

2.浮针 充分暴露颈肩部，找出患者的肌筋膜触发点，即最明显的压痛点及痛点，一般每次选取1~2个点做浮针治疗，在距离压痛点6~8cm处确定进针点。选择一次性中号浮针，放入浮针专用进针器中，操作者一手提捏起进针点两侧皮肤组织，一手持浮针进针器，与皮肤呈15°~25°角，针尖向着痛点，然后按下开关键，快速刺入皮下后。取出进针器，手握针柄，提起针尖沿皮下疏松结缔组织向痛点方向推进平刺，深度为25~35mm。进针后以进针点为支点，进行前后扫散，呈扇形，用力均匀，每部位扫散时间约2分钟。在治疗过程中，嘱患者活动颈部，缓慢轻柔地做旋转、前屈、后伸、左倾、右倾动作。

3.腹针 取中脘、商曲、滑肉门。颈项后正中疼痛加下脘。中脘深刺，针尖至腹壁肌肉层之上；滑肉门中刺，针尖至脂肪层中；商曲、下脘浅刺，针尖入皮下即可。

4.**颊针**　取健侧颈，定位为下颌骨髁状突中点直上，与颧弓上缘交点；健侧肩，定位在颧弓中点。一般选取直径0.35mm×15mm的毫针，针刺深度为0.2~0.5mm，每隔2分钟行针1次，留针15分钟。针刺期间嘱患者同时活动颈肩部。

5.**推拿**　患者取俯卧位，操作者用擦法、揉法沿手足太阳经在颈、肩、背部循行路线依次放松肌肉，然后点按大杼、颈百劳、肩井、肩中俞、阿是穴。嘱患者放松，托起其下颌部，扶住其后枕部顺势拔伸，同时头转向右侧或左侧，当转到最大角度时双手同时轻扳颈部，当听到一小声弹响声后结束。

6.**艾灸**　通常可以取阿是穴、大椎、肩井、阳陵泉。采用温和灸，以穴位感受到温热而不灼痛为度，每穴施灸5分钟。艾灸时嘱患者缓慢活动颈肩部。

7.**中药外敷**　制川乌、制草乌、川芎、生山栀各等份碾成细末，开水调成糊状，待温度适宜后均匀涂敷压痛处，边缘超过患处2cm，厚度约0.25cm，外覆一层保鲜膜，纱布包扎固定。

七、生活调护

1.落枕后的康复

（1）注意颈项部位的保护。引起落枕的原因本不复杂，但有少部分人因为对颈项部缺乏保护，造成局部组织的严重损伤。在落枕的急性期，应该切忌用力扭头抵抗活动受限的颈部，否则严重者可能会导致颈椎的损伤。同时，落枕急性期也需减少活动以保护患处。

（2）可以适当进行热敷。热敷可以用40℃~60℃的热毛巾或热水袋，敷于患处10~20分钟，视疼痛情况一天可进行1~3次。需要注意的是，毛巾或热水袋的温度不宜过热，避免烫伤。热敷可以缓解局部肌肉紧张，改善组织血液循环。

（3）功能锻炼。对于产生功能受限的患者，应尽早进行功能锻炼促进颈项部肌肉的功能恢复。可缓缓将头部转向患侧，当出现疼痛便停下，维持在当前位置。用患侧手掌贴住患侧脸颊抵抗手掌往对侧推的力量，持续5~10秒后放松，重复2~3次。

2.落枕的预防

（1）当因学习、工作或其他原因保持同一个姿势时，应每隔至多半小时就起身活动全身。任何姿势保持时间过长，都易导致局部组织缺血，引起疲劳或功能障碍。同时注意切勿用力过度，以免伤及颈椎及腰椎。

（2）坐位时，应当尽量避免过度低头、含胸，或过度弯腰。不良的姿势会给全身各处的关节带来过大的负荷，久而久之还会导致脊柱侧弯等不良后果。

（3）养成规律运动的习惯。规律的运动可以改善全身组织的血液供应，促进血液循环，从而预防落枕的发生。

八、典型病案

周某，女，36岁，职员。

主诉：左侧颈项部疼痛伴活动受限1天。

现病史：患者自诉1天前因睡觉姿势不当且吹空调过度，醒后自觉左侧颈项部疼痛，伴转颈、低头等活动受限，无头痛头晕，无肢体麻木。微恶风，无发热，无鼻塞流涕。纳眠可，大便日1次，偏烂，小便调。舌淡，苔薄白，脉浮紧。

查体：头颈部偏向患侧对侧及旋转活动受限。

辨证分析：缘患者睡觉姿势不当，且吹空调过度，外感风寒，寒主收引、凝滞，致使颈项局部气血运行不畅，不通则痛，故发为颈项部疼痛伴活动受限。外感风邪，故微恶风。外感风邪，肺为娇脏，易受侵袭，而肺与大肠相表里，故大便偏烂。舌淡，苔薄白，脉浮紧为外感风寒之象。综上所述，病位在颈，辨证为外感风寒，病性属实证。

中医诊断：落枕（外感风寒型）。

西医诊断：局限型颈椎病。

治则：祛风散寒，通络止痛。

取穴：阿是穴。

操作：准备一次性7号注射器灭菌针头、4号玻璃罐（环氧乙烷气体灭菌，可重复使用）、碘伏、灭菌棉签、乳胶手套等。在左侧颈项疼痛部位循、按、推、拿找到最痛点，即阿是穴。患者取俯卧位，先在局部阿是穴用碘伏由中心向周围进行消毒，消毒2~3遍。操作者双手戴上乳胶手套，右手持一次性7号注射器灭菌针头，拧紧注射器与针头连接处，在局部阿是穴迅速点刺数下，针刺深度为2mm，见有出血后，迅速行闪火法拔火罐吸附在出血部位，留罐时间为5分钟，拔出黯红色血液，出血量以1~5ml为宜。取罐后，取灭菌棉签擦尽血污，再次使用碘伏由中心向四周消毒针孔2~3遍，针刺部位按压30秒防止形成血肿。嘱患者针口及其附近保持干燥，避免接触污物，防止感染，促进创口愈合。

辅助治疗措施：

体针：取左侧后溪、悬钟、外劳宫穴。针具选用0.25mm×25mm的一次性无菌针，直刺0.5~1.0寸，针刺后行平泻手法，留针30分钟。

治疗后，患者自觉左侧颈项疼痛减轻，活动较前改善，嘱患者回去后注意休息，避风寒，少食生冷食物。

二诊：患者诉左侧颈项部疼痛较前减轻，活动受限稍改善，无恶寒发热，无头痛头晕，纳眠可，大便日1次、偏烂，小便调。舌淡，苔薄白，脉浮紧。中医辨证及治法同前，刺血疗法按原方继续治疗。患者大便仍偏烂，追问患者，诉有平素大便干稀不调，情绪焦虑，胁下时有隐痛，月经量少、色淡，考虑除外感风寒外，兼有肝郁脾虚之证，针刺取穴加上合谷（双）、中脘、下脘、气海、关元、天枢（双）、大横（双）、足三里（双）、阴陵泉（双）、三阴交（双）、太冲（双），针具选用0.25mm×25mm的一次性无菌针，直刺0.5~1.0寸，针刺后行平补平泻手法，留针30分钟。

三诊：患者诉左侧颈项部已无明显疼痛，活动基本自如，无恶寒发热，无头痛头晕，纳眠可，大便日解1次、质软成形，小便调。舌淡，苔薄白，脉弦细。"治风先治血，血行风自灭"。当风寒侵袭颈项，瘀阻脉络，无形之风与有形之血相结合，则愈加难以疏散。用岭南刺络疗法，使血行得以通畅，风寒无附着之地，通则不通，疼痛缓解。遂继续予原方行岭南刺络疗法以祛风散寒，通络止痛。以二诊针刺处方继续针刺，促进调肝健脾之功。

经治疗，现患者颈项部已无明显疼痛，活动基本如常人。嘱仍需避风寒，少食生冷之品，注意功能锻炼。

【按语】除了临床的治疗手段外，日常的调护也对落枕治疗、康复及预防起着重要的作用。

九、体会与讨论

西医一般认为，落枕属于颈痛的范畴，其主要临床表现与急性颈椎关节周围炎、局部型颈椎病、急性颈肌筋膜炎、急性斜颈或斜方肌综合征等病症类似。颈痛是脊柱类相关疾病临床中最常见的症状之一，且其发病率呈逐渐增长的趋势。国外一项研究显示，在普通人群中，颈痛年发病率为14.6%，且复发率较高，患者首次发病后1~5年内持续性颈痛或因复发引起的颈痛发病率为50%~85%。引起颈痛的原因有很多，例如不良睡眠习惯、创伤、肿瘤、感染及退行性改变等。其中，睡眠姿势不当是最主要的原因。夜间睡眠姿势不当，头颈长时间处于过度偏转的位置，或因睡眠时枕头不合适，例如过高、过低或过硬，使头颈处于过伸或过屈状态，就会很大程度上导致颈部的一侧肌肉过度紧张，使颈椎小关节扭错，造成颈部的疼痛和活动受限。目前西医学对落枕发病机制尚未形成统一的认识，相关认识主要分为感受风寒说、颈椎小关节紊乱说和软组织损伤说。有学者认为落枕的病因病机是肌肉的痉挛和颈椎小关节的紊乱，其致病肌肉主要涉及斜方肌、斜角肌以及肩胛提肌。有学者将落枕的相关病症细化为若干，并给每一种症状确定明确的诊断标准。例如细化为肩胛提肌、胸锁乳突肌、斜方肌以及斜角肌等损伤或痉挛而致病。岭南刺络疗法对缓解落枕局部循环不畅引起的疼痛、活动不利等症状具有很好的作用。

（陈秀华　林丽梅）

第十九章 急性腰扭伤

一、概念

急性腰扭伤是患者一侧或双侧的腰部肌肉、筋膜、韧带等软组织突然受到各种外力因素作用，而致腰部周围组织急性的撕裂伤，本病常常发生在弯腰抬重物或其他原因导致的腰部肌肉短时间内强力收缩时。腰骶部周围的肌肉及其附着点、筋膜、韧带等组织的撕裂是本病疼痛的根本原因。一般情况下，患者扭伤当时或随后不久便出现腰部疼痛，且疼痛剧烈，改变姿势时腰骶部活动疼痛加重，第二日腰痛较前一日加重，受伤腰部可稍肿胀，局部皮温升高。也有患者无典型抬搬重物经历，只因偶然一次腰部的轻微扭转，出现腰痛、活动受限。严重者出现强迫体位，静卧平躺休息时疼痛稍减轻。查体时可见伤侧腰部肌肉紧张，有固定压痛点，压痛及牵引痛明显。本病属于"腰痛"范畴，又称"闪腰""岔气"。《丹溪心法·腰痛》谓："腰痛主湿热，肾虚，瘀血，闪挫，有痰积。"《七松岩集·腰痛》指出："所谓实者，非肾家自实，是两腰经络血脉之中，为风寒湿之所侵，闪朒挫气之所碍，腰内空腔之中为湿痰瘀血凝滞，不通而为痛，当依据脉证辨悉而分治之。"认为腰部扭挫伤筋，致血瘀阻滞，经络不通而发腰痛。

二、临床表现

急性腰扭伤多为间接外力所致，一般外伤后即感腰痛，腰部一侧或内侧剧烈疼痛，活动受限，不能翻身、坐立和行走，患者常保持一定强迫姿势，以减少疼痛；腰肌和臀肌痉挛，或可触及条索状硬状，损伤部位有明显压痛点。多发于青壮年和体力劳动者，男性多于女性。轻者仅有骶棘肌和腰背筋脉不同程度的损伤，较重者可以发生棘上、棘间韧带的损伤，严重者可发生滑膜嵌顿后关节紊乱。腰椎X线检查示腰椎骨质无异常。

三、病因病机

腰部急性损伤，多因猝然感受暴力所致，或由于腰部活动时姿势不正确，用力不当，或用力过度，或搬运扛抬重物时肌肉配合不协调，以及跌仆闪挫，使腰部肌肉、韧带受到剧烈的牵拉、扭转等，腰部经络受损，腰部经络气血不通，不通则痛。《金匮翼》载："瘀血腰痛者，闪挫及强力举重得之。盖腰者，一身之要，屈伸俯仰，无不由之，若一有损伤，则血脉凝涩，经络壅滞，令人卒痛不能转侧，其脉涩，日轻夜重者是也。"

四、辨证分型

1. 足太阳型 疼痛以腰部一侧或两侧足太阳膀胱经循行部为甚，多数在腰部两侧压痛明显，腰部活动受限，弯腰时疼痛尤为明显。

2. 足少阳型 以腰两侧疼痛明显，同时伴有下肢外侧疼痛为特征，向对侧弯曲时，腰部疼痛加剧。

3. 督脉型 腰部正中线的某一点疼痛显著，压痛明显。腰部前屈明显受限，且疼痛加重。

4. 带脉型 腰部以酸痛重坠感为主，患者多自觉腰部正中间两侧犹如带状酸痛，腰部伴有脱节感；腰部活动时，腰部胀痛感无明显变化。

五、安全操作治疗

急性腰扭伤患者，以肾虚为本，腰局部损伤致气血瘀阻、经脉不通而发病，为本虚标实证候。刺络放血疗法有泻实邪、祛瘀通络之效，临床治疗急性腰扭伤疗效显著。但操作前需详细询问患者病史，必要时需借助影像学X线检查或CT检查以明确诊断。

1. 处方
主穴：腰夹脊、天应、委中。
配穴：足太阳型辅以秩边、殷门、委中、承山、昆仑穴，足少阳型辅以环跳、阳陵泉、悬钟、丘墟，督脉型辅以命门、腰阳关，带脉型辅以带脉、肾俞。

2. 方解 腰夹脊、天应穴为局部取穴，乃经脉腧穴的近治作用；泻刺委中，能疏通膀胱经脉。患部经络气血得通，则瘀散而痛止，故有"腰背委中求"之说。

3. 操作方法　在腰夹脊、天应及委中周围，用单手或双手配合，施以如推、揉、挤、捋等手法，使局部充血。再用含0.5%~1%碘伏的棉球在施术部位，以所选取穴位为圆心，半径为10cm的圆形区域，由内向外环形擦拭消毒皮肤3遍。然后，操作者戴好无菌手套，右手持一次性刺络放血三棱针，左手固定被针刺部位，右手拇、食指夹持针柄，中指抵住针尖，针尖露出2~5分，对准所刺部位刺入后出针，放出适量血液。有微量或少量出血时，用一次性无菌医用棉签擦拭；中等量或中等量以上出血时宜使血直接流入大小适宜的敞口器皿内。

4. 注意事项　临床上，刺络放血疗法治疗急性腰扭伤操作方便、疗效显著。对于重症、难治性急性腰扭伤，刺络放血治疗效果不理想者，不可拘泥于频繁、大量刺络放血治疗，以免损伤正气；可在刺络放血使腰部经脉、气血舒畅的基础上，联合陈氏飞针、穴位注射、耳穴压豆、推拿腰椎等疗法，修复损伤的棘上、棘间韧带，纠正后关节紊乱，使嵌顿的滑膜复位，进而恢复腰部功能。

六、辅助治疗措施

1. 穴位注射　患者取俯卧位，选取肾俞或腰阿是穴，常规消毒后，用当归注射液，每穴注入1ml，每日1次。

2. 耳针　用王不留行籽交替贴压肾、肝、脾、腰点，每次选3~4穴，2~3天左右更换1次。

3. 电针　选取委中、腰阳关、大肠俞、腰痛点、天应穴。每次选穴2对，针刺得气后，用低频电刺激10~20分钟，强度以患者舒适耐受为度，每日1次。

4. 艾灸　选取阿是穴、肾俞、次髎。用艾条悬灸或隔姜灸，灸至皮肤轻微潮红为度，每次30分钟，每日1次，常在扭伤后24小时以后施灸。

5. 物理治疗　可以选择采用超短波、中频脉冲及半导体激光疗法等物理因子治疗。超短波，选择连续波，输出功率为50 mA，电极腰部对置，无热量或微热量，15分钟/次；中频脉冲，在腰部并排放置两个电极片，输出强度以患者舒适或耐受为宜，20分钟/次；半导体激光，用大激光探头照射腰部扭伤部位，功率300~400W，波长810nm，光斑直径12cm，距离皮肤大约5cm，10分钟/次。

6.推拿 患者取俯卧位，自然放松，医生站于一侧，用滚、揉等法在局部施术3~5分钟，以改善血液循环，缓解肌肉痉挛。再用拇指点压、弹拨等稍重刺激手法依次点压肾俞、腰阳关、大肠俞、环跳及阿是穴，以调和气血，提高痛阈。然后，再施以腰椎后伸扳法、腰部斜扳法扳动数次，以调整后关节紊乱，使错位的关节复位。最后，施以揉捏法、搓法等以温经通络，活血散瘀，消肿止痛。

7.腰部功能训练

（1）拱桥：拱桥的练习方法主要有三点式拱桥和五点式拱桥两种，前者的练习难度较大，锻炼的肌肉也较多。三点式拱桥的练习方法是仰卧床上，双脚收缩与床面呈90°，然后以双脚掌及头为支点，身体向上拱起如拱桥状。五点式拱桥方法类似三点式拱桥，身体向上拱起时以双脚掌、双肘尖及头5个点为支点作为拱桥。

（2）飞燕式：背向上平趴床上，以腹部为支点，身体向后反弓挺起。做的过程中，以头尽量向后仰起，四肢伸直尽量向后抬起为动作要点。

（3）"点头哈腰"法：每天"点头哈腰"100次，每20次休息一下（哈腰动作主要是胸腰关节和腰骶关节运动）。

（4）倒行法：双手叉腰，腰背挺直，两眼直视前方，向后退着走，速度自己掌握。

（5）转体治腰痛法：正坐时，两腿保持20~30cm距离，以腰为中心，身体微左倾转动36次，再用此方法运动右侧腰部，然后坐正，身体小范围的前倾后仰72次，活动1周，每天早晚各1次。

七、生活调护

通过饮食调摄、改善工作生活习惯、适度锻炼等方法，达到舒筋活血，行气通络，促进急性腰扭伤功能恢复的目的。

1.起居调摄

（1）睡硬板床，适度休息，定时改变姿势，注意保暖，避免阴冷潮湿环境。

（2）戒烟限酒。提倡不吸烟，避免饮烈性酒或大量饮酒。

（3）注意定时通风换气，保持室内空气流通。

（4）避免腰部外伤和过度劳损，注意腰部保护，避免弯腰搬运重物，工作时可用腰围或宽腰带保护腰部肌肉。

2.饮食调摄 饮食营养合理，低脂、低盐、高钙、多膳食纤维。多食用核桃类食物以补肝肾精血。宜多食用黄鳝等高蛋白质食品补益肝肾，多食牛奶及奶制品、花生、柑橘、山楂、枣、橄榄、杏仁、番茄、蛋类、瓜子等。不适宜吃高盐、高油、高脂肪的食物。

八、典型病案

刘某，男性，42岁，教师。

主诉：腰部持续性疼痛4小时。

现病史：患者于今晨提水时，因腰部用力不当，突感腰部疼痛难忍，活动明显受限，休息后未见好转，在家热敷、外用跌打活络油，仍未见好转，遂由家人搀扶来院就诊。查体：神清，痛苦面容，腰部主动活动明显受限，转身困难，腰部肌肉明显紧张，腰扭伤局部明显压痛，骨盆回旋试验、坐位曲颈试验、双侧直腿抬高试验及加强试验皆阴性。舌红，苔薄，脉弦。腰椎DR正侧位未见明显异常。

辨证分析：患者急性腰扭伤常因骶棘肌或棘间韧带等腰部软组织损伤而致气血瘀阻、经脉不通。故治疗当以疏通经脉，调和气血，平调阴阳为法。根据急性腰扭伤患者疼痛部位，病位当在督脉、足太阳和足少阳经脉。取穴以"经络所过，主治所及"为原则，并随症适当配穴，每日针刺1次。

中医诊断：腰痛（气血瘀阻型）。

西医诊断：急性腰扭伤。

治则：疏通经络，调和气血。

取穴：天应、委中。

操作：取一次性7号注射器灭菌针头、4号玻璃罐（环氧乙烷气体灭菌，可重复使用）、碘伏、灭菌棉签。嘱患者于治疗床上取俯卧位。操作前向患者解释清楚行此操作的目的及意义，消除患者的担忧，嘱患者身体放松。在患者腰部扭伤部位天应穴、委中穴位置寻找瘀络，以天应穴、双侧委中穴为圆心，常规碘伏消毒半径为10cm的圆形区域，由内向外消毒3遍，然后操作者戴好无菌手套，右手持无菌注射器，拧紧注射器与针头连接处，快速针刺瘀络点，针刺深度为1~2cm，见有出血后迅速于出血部位吸上灭菌玻璃罐，留罐10分钟，一般罐内出血量为1~5ml为宜。此项治疗结束后嘱患者侧身取罐，酒精棉签擦干血迹，针刺部位按压30秒防止形成血肿。治疗后，患者自觉症状明显好转，已经能够较大幅度活动腰部，疼痛减轻，但仍时有轻微腰部疼痛感。嘱患者回家后平卧硬板床休息，切忌劳累，活动行走时注意动作姿势轻柔，防止过度用力加重病情，避风寒，忌食生冷食物。

二诊：患者能自行来门诊治疗，诉腰部疼痛好转，早上晨起后腰部仍有少许僵硬感，已能自行坐立，但动作仍较缓慢。舌质暗红，苔薄微黄，脉滑。"通则不痛"，为经络气血疏通之象，且经昨日刺络放血治疗后，血得活，瘀得以化，前法合度，仍按原方案继续辨证取穴治疗，辅助以梅花针沿着腰部膀胱经自上而下轻敲击，以舒筋活络，促进经络气血畅通。

三诊：患者来就诊时活动如常人，步伐稍慢，言坐时稍微有僵硬感。今晨起床后已不觉腰部有僵硬感，但仍有轻微不适。可较大幅度进行腰部活动。食欲可，睡眠可，二便正常，舌淡红，苔薄，脉弦。考虑腰为肾之府，腰部受损，必然伤及肾气，肾府不得经气充养则感不适，且受损之筋肉恢复亦较慢，故改以益气固表为本，兼疏通经络，行气活血化瘀。针刺肾俞、大肠俞，以疏经散邪，守气1分钟；再针后溪穴，以调畅督脉气血，留针20分钟。出针后用梅花针轻手法敲击腰部膀胱经，后取双肾俞、命门、腰阳关隔蒜灸，以温阳益气，固本培元，充养肾府，每穴9壮。完成治疗后，患者感觉腰部有暖流自上向下流动，感觉如常人，此为经络气血通畅之征象。

经3次治疗后，患者神清气爽，症状基本消失，行走活动自如，日常生活起居无碍，舌脉平，病已愈。为巩固疗效，嘱患者仍不能做剧烈运动，可以进行八段锦、太极拳等，自行砭离砂热敷腰部，避免劳倦，终止治疗，观察预后。1周后复诊，腰痛消失，已恢复工作。

【按语】急性腰肌扭伤是人体在日常活动过程中，由于用力不当致使受力部位对抗强大阻力，而引起局部肌肉、筋膜、韧带等软组织损伤，产生肌肉痉挛、无菌性炎症、渗出及一系列病理变化。腰臀部软组织结构复杂，急性腰肌扭伤时，在生物力学的作用下，可由于人体体位、受力方向、受力点的不同而引起不同部位的组织受损。常见的损伤结构有腰椎棘间韧带、腰背筋膜、竖脊肌、臀大肌、臀筋膜、梨状肌等。患者常常表现为腰部活动受限，不能挺直，俯、仰、扭转感困难，咳嗽、喷嚏、大小便时疼痛加剧。站立时往往用手扶住腰部，坐位时用双手撑于椅子。以减轻疼痛。静止时疼痛稍轻，活动或咳嗽时疼痛较甚。检查时局部肌肉紧张、压痛及牵引痛明显。按中医学理论，经络是气血运行的通道。腰肌急性扭伤，即经络运行气血功能受阻。或因猝受外力造成经络闭塞，致使气血运行不畅；或因气血受震，壅遏不行而致堵塞运行通道。针灸治疗通过刺激穴位，可激发经气，疏散病郁，疏通经络，调理气血，达到治愈的目的。由于损伤部位、结构不同，其行经的经络也不同。所以在治疗急性腰扭伤时，辨证论治、选用相关穴位是取得理想效果的关键。

九、体会与讨论

中医认为急性腰扭伤属于"筋伤""痹证"范畴。腰部受伤后，经络阻滞，气滞则血瘀，血瘀则不通，不通则痛。治疗当通络、活血、止痛，使腰部经络通畅则不痛。治疗时，在腰受伤局部天应穴寻瘀络点，采用岭南刺络疗法刺络放血、拔罐，后于委中瘀络点放血，往往腰部剧痛顷刻减轻或消失。《内经·灵枢》谓："经脉者能决生死，处百病，调阴阳，不可不通"。《素问·血气形志》中指出："凡治病必先去其血，乃去其所苦，伺之所欲，然后泻其有余，补其不足。"《针灸甲乙经》卷七云："腰痛不可以顾，顾而有似拔者，善悲，上下取之出血，见血立已。"通过瘀阻部位刺络放血，可使腰部经脉、气血舒畅，从而达到"通则不痛"的目的。因此，根据中医"塞者通之"的治则，治以通调督脉、膀胱经脉及远道循经取穴为原则。根据"腰部委中求"的治法，选择委中瘀络点刺络放血后，再施拔罐疗法，可疏通经络，消散腰部瘀血，缓解疼痛。委中穴属膀胱经合穴，点刺放血又可疏利膀胱经气，活血散瘀，理气止痛，可显著增强腰背疼痛的治疗效果。腰损伤部位天应穴瘀络点，通过岭南刺络疗法放血治疗，改善损伤局部血液循环，活血祛瘀，疏通瘀滞经络，消肿镇痛作用显著。拔罐疗法可直接排出局部经脉中瘀滞的气血毒邪，即"实则泻之"之意，可温通经络，行气活血，消肿止痛。

研究认为，刺络疗法可以使局部组织的疼痛和痉挛得到缓解，通过刺入特定穴位或局部的浅表经络，排出瘀阻的血液，起到清热泻火、去瘀生新的作用。刺络疗法还能够调节局部组织乃至全身的血液循环，对组织发生的缺血缺氧有明显改善。通过排出瘀血，加强局部微血管的自律性，使血液流速增快，从而减轻红细胞和机体物质在局部的聚集。另外，通过放血对微血管管壁的神经产生刺激，促进其调节，促进机体的血液循环，减轻瘀滞。同时，针灸治疗痛证效果明显，是因其能够升高内源性阿片物质的含量，减少P物质的释放，抑制疼痛向中枢传导，从而提高局部痛阈，降低对疼痛的敏感程度。

关于刺络放血的出血量多少，早在《内经》中就有记载，如"出血如大豆""见赤血而已"等，此为出血量少。而在张子和的《儒门事亲》中可见"出血二杯"等，可知有的医家在用针刺放血治疗疾病时放血量多。现代针刺放血治病的出血量多少，应根据病人的体质、病情、部位来决定，须灵活应用。急性腰扭伤为新病，多实多瘀，刺络疗法为针灸泻法中的一种。在临症治疗时，岭南刺络疗法刺络放血，针刺深度能够直达病所，再加之留罐，不但可加强出血力度，又可祛风通络、活血化瘀。足量瘀血得以排除，加快循环，使机体代谢旺盛，受损组织和神经重新修复。

岭南刺络疗法以刺络放血快速、少量，减少疼痛为主要特点。放血疗法治疗急性腰扭伤，不宜作为常规、长期治疗方法，可每天或隔天1次，如治疗3～5次仍不见效者，应考虑其他治疗方法，以免延误治疗。

（包秀华　王国书）

第二十章　腰椎间盘突出症

一、概念

腰椎间盘突出症，是腰椎间盘（髓核、纤维环及软骨板）发生退行性病变之后，由外力或急慢性损伤、着凉等因素引起纤维环破裂和髓核突出，从而刺激或压迫相邻的神经根、血管或马尾神经组织引起的以腰痛和坐骨神经痛为主要症状的病症。由于下腰部承重大，活动多，故以腰4/5和腰5/骶1椎间盘突出最为多见。本病好发于20~50岁之间，发病率男性高于女性，体力劳动者高于非体力劳动者。

二、临床表现

腰椎间盘突出症发病时，患者主要表现为腰部疼痛，活动受限，病变相应的棘突及周围多有压痛、叩击痛，患肢受神经牵拉引起放射性疼痛，放射痛的肢体多为一侧，仅极少数中央型或中央旁型髓核突出者表现为双下肢症状。可伴有相应神经支配区域肌力减弱，感觉减退，患肢发凉等症状。除此之外，许多患者可有小腿至脚背的酸胀、麻木不适等症，神经根压迫严重者会导致神经麻痹、肌肉瘫痪萎缩。压迫马尾则会出现马尾综合征，表现为二便无力或失控，会阴和肛周感觉异常等。查体时直腿抬高试验及加强试验、股神经牵拉试验多为阳性。腰椎间盘突出症导致的疼痛多剧烈，病程长，严重影响患者的工作、生活。

三、病因病机

腰椎间盘突出症属中医"腰痛""痹证"等范畴，腰为肾之府，肾精之气灌注于腰部。《素问·标本病传论》云："肾病，少腹腰脊痛。"在中医经络学中，足少阴肾经经过大腿后缘，通过脊柱（长强），属于肾脏，联络膀胱。肾与膀胱相表里，足太阳膀胱经由巅顶部直行，沿着脊柱两侧到达腰部，从脊旁肌肉进入体腔联络肾脏；腰部支脉向下通过臀部，进入腘窝内。除此之外，冲脉、任脉、督脉、带脉都经过腰部。《难经·二十九难》谓："带之为病，腹满，腰溶溶若坐水中。"《医学衷中参西录·医话》说："凡人之腰疼，皆脊梁处作疼，此实督脉主之……肾虚者，其督脉必虚，是以腰疼。"故腰椎间盘突出症的内因主要是过度劳累，或房室不节，或年老体衰，或久病体虚，或先天禀赋不足致使肾精亏虚，督脉阳气不振，腰部筋脉失去濡养。《灵枢·五癃津液别》说："虚，故腰背痛而胫酸。"《景岳全书·腰痛》也认为"腰痛之虚证十居八九"。而外因主要是跌打损伤，或长期姿势不当，或突然用力不当，或久居阴冷潮湿之地，或汗出当风，或冒雨着凉，或劳作于暑热的室外环境，风寒暑湿等邪气侵袭腰部经脉，致使气血瘀滞经络，运行不畅，不通则痛。在《金匮要略·五脏风寒积聚病脉证并治》中有关于寒湿腰痛的描述："肾着之病，其人身体重，腰中冷，如坐水中，形如水状……病属下焦。身劳汗出，衣里冷湿，久久得之，腰以下冷痛，腹重如带五千钱。"《三因极一病证方论》曰："仆打腰痛，恶血蓄瘀，痛不可忍。"《金匮翼·腰痛》言："盖腰者一身之要，屈伸俯仰，无不为之，若一有损伤，则血脉凝涩，经络壅滞，令人卒痛。"

西医学认为腰椎间盘突出症的病因为椎间盘的退行性变，主要变化是髓核脱水，脱水后椎间盘失去其正常的弹性和张力，纤维环退变后坚韧度减弱。在此基础上由于长期反复的不明显损伤，或受到较重的外伤，或腰骶先天异常，或腹压增加、腰姿不当、突然负重、怀孕、受寒和受潮等，致使椎间隙压力上升，造成纤维环部分破裂或完全破裂，髓核即由该处突出，压迫神经根充血、水肿而产生相应症状。

四、辨证分型

腰椎间盘突出症属中医"腰痛""痹证"等范畴，古代医家对此病的辨证分型有很多的记载，如《诸病源候论·腰痛候》曰："凡腰痛有五，一曰少阴，少阴肾也，十月万物阳气伤，是以腰痛；二曰风痹，风寒着腰，是以痛；三曰肾虚，役用伤肾，是以痛；四曰臂腰，坠堕伤腰，是以痛；五曰寝卧湿地，是以痛。"《丹溪心法》中将本病分为湿热、肾虚、瘀血、挫闪、痰积五种证型。《景岳全书》中认为腰痛的辨证有五种，一为肾阴肾阳亏虚，二为风寒湿着，三为劳役伤肾，四为坠堕损伤，五为寝卧湿地。现代应用最广泛的是寒湿、湿热、血瘀、肝肾亏虚4种证型。

1.寒湿 腰腿冷痛重着，转侧不利，静卧痛不减，受寒及阴雨加重，肢体发凉。舌质淡，苔白或腻，脉沉紧或濡缓。

2.湿热 腰部疼痛，腿软无力，痛处伴有热感，遇热或雨天痛增，活动后痛减，恶热口渴，小便短赤。苔黄腻，脉濡数或弦数。

3.血瘀 腰腿痛如针刺，痛有定处，日轻夜重，腰部僵硬，俯仰旋转受限，痛处拒按。舌质暗紫，或有瘀斑，脉弦紧或涩。病程迁延，常有外伤、劳损史。

4.肝肾亏虚 腰酸痛，腿膝乏力，劳累更甚，卧则减轻。偏阳虚者面色㿠白，手足不温，少气懒言，腰腿发凉，或有阳痿、早泄，妇女带下清稀，舌质淡，脉沉细。偏阴虚者，咽干口渴，面色潮红，倦怠乏力，心烦失眠，多梦或有遗精，妇女带下色黄味臭，舌红少苔，脉弦细数。

五、安全操作治疗

1.处方 命门、腰阳关、膈俞、肝俞、胆俞、肾俞、大肠俞、关元俞、环跳、承扶、委中、委阳、天应穴或病变部位肉眼可见迂曲色深的络脉。

2.方解 腰椎间盘突出症的治疗主穴主要是足太阳膀胱经、足少阳胆经及奇经八脉中的穴位。经络所过，主治所及，在以上穴位刺络放血具有活气血、止痹痛的作用。其中，委中具有舒筋通络、散瘀活血之效，是治疗腰背疼痛的要穴。肾俞、腰阳关、命门、大肠俞、关元俞有强肾温阳祛湿的作用。

3.操作方法 医者定好穴位后，用含0.5%~1%碘伏的棉球在施术部位，以所选取穴位为圆心，半径为10cm的圆形区域，由内向外环形擦拭消毒皮肤3遍。然后，操作者戴好无菌手套，右手持一次性刺络放血三棱针，左手固定被针刺部位，右手拇、食指夹持针柄，中指抵住针尖，针尖露出2~5分，对准所刺部位快速刺入后出针，放出适量血液。针刺后可配合火罐，使瘀血尽出。有微量或少量出血时，用镊子夹持无菌干棉球擦拭；中等量或中等量以上出血时宜使血直接流入大小适宜的敞口器皿内。如刺络后配合火罐，起罐时则需用镊子夹持无菌纱布或大棉签放在火罐瓶口的一端，当慢慢抬起罐身，用纱布或大棉签擦拭血液。操作部位应注意防止感染。完成以上步骤后，常规消毒刺络部位。嘱患者防风保暖，4小时内勿洗澡。

4.操作要点

（1）刺络手法要准、稳、快，一针见血，减少针刺疼痛。

（2）若穴位和血络不吻合，施术时宁失其穴，勿失其络。

（3）下肢穴位刺络放血往往出血量较大，要准备充足纱布或棉球，在起罐时要缓慢，尽量用纱布或棉球将血吸干。治疗前后可嘱患者喝些温水。

5.注意事项

（1）操作前充分告知患者治疗的目的及意义，消除患者的紧张心理。选择适当的体位，充分暴露刺络放血部位，并嘱患者自然放松，以舒适为度。

（2）选择的一次性刺络放血三棱针针身必须光滑、无锈蚀，针尖应锐利、无倒钩。

（3）刺络放血疗法为侵入性治疗，治疗时必须按照刺络放血疗法注意事项的要求，严格消毒，确保流程安全、无菌、有效。

（4）进针时注意避开动脉血管，针刺不宜过深，创口不宜过大，以免损伤其他组织。

（5）如误伤动脉出血引起血肿，可用无菌干棉球压迫止血。

（6）治疗过程中须密切观察患者即时反应，谨防晕针；如若出现晕针，立即停止治疗，并嘱平卧休息，松开衣带，注意保暖，轻者给予温开水或糖水，重者可以指压或针刺人中、内关穴或灸百会、关元等穴，若仍不能缓解，采用急救措施。

6.禁忌证

大病、久病体质虚弱、明显贫血、妊娠和有出血倾向者慎用，凝血功能障碍者禁用。

临床上，刺络放血疗法治疗腰椎间盘突出症疗效明显，对于病史比较久或体质比较虚的患者，每次刺络放血治疗可以适当选取3~5个穴位即可，每次刺络放血的间隔时间可以相对拉长，有利于患者正气恢复及新血复生。

六、辅助治疗措施

1.体针

处方：取足太阳、少阳、少阴、督脉经穴为主，肾俞、大肠俞、关元俞、命门、环跳、承扶、委中、阳陵泉、腰阳关、三阴交、昆仑、飞扬、太溪、阿是穴为辅。下肢穴位可根据症状选择其中几组穴位。针刺后行手法使针感沿经络传导、深透。每次留针30分钟，10次为1个疗程。

方解：根据中医学对腰痛的辨证论治、经络原理，以针刺足太阳膀胱经及奇经八脉中与腰部密切相关的穴位治疗。《灵枢·官针》曰："傍针刺者，直傍刺各一，以治留痹久居者也。"委中疏通足太阳经气，为治腰背疼痛的要穴；肾俞、腰阳关、命门助阳散寒化湿；阳陵泉舒筋；三阴交活血；太溪补肾；大肠俞、关元俞治腰肌强直；环跳、承扶、昆仑、飞扬疏通下肢经脉气血，缓解疼痛。

2.电针 取穴与体针基本相同，针刺得气后接通电针，选用疏密波、低频率，同一条线的正负极不跨越中线，电流调至患者能接受的强度。每次留针20~25分钟，10次为1个疗程。

选用电针疗法治疗前，应排除禁忌证。严重心脏病患者、手术植入金属器材的患者都不宜采用电针疗法。在调节电针机的输出强度时要细心缓慢，以免因突然增大的电刺激致使患者感觉疼痛或惊跳。电针机常见的输出波型有疏密波、断续波和连续波，其中疏密波能增加代谢，促进气血循环，改善组织营养，消除炎性水肿。常用于坐骨神经痛、扭挫伤、关节周围炎、气血运行障碍、面瘫、肌无力、局部冻伤等的治疗。因此，治疗腰椎间盘突出症选用疏密波比较合适。

3.腹针

处方：水分、气海、关元。急性腰椎间盘突出者加人中、印堂，陈旧性腰椎间盘突出者加气穴（双），以腰痛为主加外陵（双）、气穴（双）、四满（双），合并下肢痛及麻木者加气旁（在气海穴旁开5分，取对侧）、外陵（患侧）、下风湿点（在气海旁开2.5寸，取患侧）、下风湿下点（在石门穴旁开3寸），每次留针30分钟，10次为1个疗程。

方解：水分促进局部水肿吸收，气海、关元以补肾活血，急性期加人中、印堂以通调督脉，腰痛甚以四满、气穴来增补肾气，伴有腿痛以滑肉门、外陵、下风湿点、下风湿下点来疏通患肢的经气，标本兼顾。

4. 推拿 首先让患者俯卧于治疗床上，运用多种推拿手法，如揉法、按法、肘揉法、弹拨法等充分放松腰部及腿部肌肉，之后让患者侧卧，健侧下肢伸直在下面，患侧下肢屈曲在上面，患侧上肢屈肘后背。医者用一手推肩关节，另一手或肘按压患侧臀部，两手同时做方向相反的推拉运动，巧力斜扳，可听到"咔嗒"之声，表示手法成功。然后同样之法施于对侧。多种手法结合治疗有助于变窄的椎间隙恢复，减低椎间盘内压力，使纵韧带的张力增加，缓解突出物对椎间韧带、神经根的压迫和刺激，从而恢复椎间力的平衡。

5.艾灸

处方：气海、关元、膈俞、肾俞、命门、腰阳关、委中、血海、涌泉。每次选取3~4个穴位，每穴灸10~15分钟，每次30~45分钟，10次为1个疗程。

此法是运用艾绒在体表的穴位上烧灼、温熨，借灸火的热力以及艾草的药物作用，通过经络传导，起到温经通络、活血止痛、祛湿散寒、固本培元的作用，对于血瘀型、寒湿型、肝肾亏虚型腰椎间盘突出症的患者有辅助治疗作用。年老，或病程较长，或患肢发凉、怕冷明显的患者，尤其适合艾灸治疗。艾灸时要注意先后顺序，一般先灸背部，再灸胸腹部；先灸上部，再灸下部。灸量也要由少至多，逐渐加强。医者在操作治疗时需全神贯注，多与患者沟通艾灸温度是否适宜，避免不当操作导致烫伤。艾灸时也要注意为患者保暖，以免着凉。艾灸后2个小时内不宜用冷水洗手或洗澡，艾灸后可适当补充水分，有助于加快机体代谢。

七、生活调护

1.饮食调治

三七地黄龙骨汤：三七10g（打粉），熟地黄15g，黄芪10g，川芎10g，大枣3个去核，猪脊骨500g，生姜2片。放入砂锅中，加适量水，大火煮沸后改小火炖1小时，最后加入精盐调味。三七有散瘀止血，消肿定痛的作用；熟地黄有补血滋阴，益精填髓的作用；黄芪有补气固表，托毒排脓，利尿，生肌的作用；川芎有行气开郁，祛风燥湿，活血止痛的作用。各药味一起熬煮，有行气活血化瘀，补肾填精的功效。

杜仲核桃猪腰汤：杜仲15g，核桃肉20g，枸杞10g，猪腰1对切片，大枣3个去核，生姜2片，放入砂锅中，加适量水，大火煮沸后改小火炖1小时，最后加入精盐调味。杜仲有补肝肾，强筋骨的作用；核桃有固精强腰，温肺定喘，润肠通便的作用；枸杞有养肝血，滋肾阴的作用；猪腰有补肾、强腰、益气的作用。各药味一起熬煮，此汤有益气补肾，壮腰助阳之效。

杜仲茶：杜仲10g，枸杞10g，开水冲泡，以350ml水为宜，加盖闷泡5分钟，可反复泡3~4次。《玉楸药解》中说杜仲益肝肾，养筋骨，去关节湿淫，治腰膝酸痛，腿足拘挛。每日以杜仲、枸杞代茶饮，便捷有效，是不错的选择。

2.日常自我保健　腰椎间盘突出症易反复发作，急性期疼痛剧烈，伴随症状多，严重影响工作生活，一部分患者会因此出现紧张、忧郁的情绪，甚至还会影响食欲及睡眠质量。医生或家人要给予正面引导，帮助患者建立战胜疾病的信心，从而提高康复效果。平日要避免长时间弯腰、久坐及提重物，尤其是单侧提重物；不跷二郎腿；注意保暖，避免久居阴暗潮湿之地；在打喷嚏或咳嗽时要注意固护腰部，以免腹压增高诱发腰痛或病情加重。适当的锻炼有助于腰椎间盘突出的康复，可选择简单方便且能长期坚持的项目，如游泳、腰椎操、小燕飞、平板支撑等。这些锻炼都有增强腰背部及腹肌力量，促进腰部血液循环的作用。以有氧运动为宜，运动强度和运动量要循序渐进。

八、典型病案

李某，女，50岁。

主诉：腰痛伴左下肢疼痛8年，加重2天。

现病史：患者8年前被诊断为腰椎间盘突出症，腰部时常觉疼痛不适，伴左下肢牵涉痛。平日长时间走路则腰部疼痛加重，小腿胀麻感明显，休息后可缓解。自觉左腿较右腿怕凉。2天前搬重物后即感腰痛加重，活动受限，左下肢放射性疼痛明显，自行贴敷膏药、热敷，症状未见改善，遂来诊。下肢疼痛以大腿后侧、小腿后正中及外侧为主。检查见腰部曲度变直、肤温偏凉，左侧腰4、腰5棘突下及左侧腰肌压痛明显，双侧腘窝处及左小腿腓肠肌附近有明显迂曲的小静脉。左侧小腿较右侧小腿明显肿胀。直腿抬高试验左侧45°，右侧80°。复查CT结果提示：L4/5椎间盘突出。舌暗红，苔白稍腻，舌下瘀络，脉弦。

中医诊断：腰痛（气滞血瘀型）。

西医诊断：腰椎间盘突出症。

治则：行气活血，通络祛瘀。

治法：取双侧委中穴及左侧小腿明显的迂曲小静脉。

操作：常规消毒局部皮肤，双手戴无菌手套，用三棱针或一次性注射针头快速点刺穴位，血出后配合拔罐，留罐10分钟左右，去罐后再次消毒。

患者第一次治疗结束后即感左侧小腿胀痛感减轻，腰部转动较前灵活。坚持每日针灸，在针灸治疗1周后配合委中穴再次刺络放血，1个疗程结束后，腰腿痛已明显缓解，嘱咐患者日后每周继续治疗2~3次，巩固疗效，预防复发。2个疗程后回访患者，诉腰部较前灵活有力，左腿麻胀感、发凉感消失，整体体力也较前明显增强，不易疲劳。

其他辅助治疗：

（1）体针：用无菌毫针由远到近针刺昆仑、飞扬、承山、委中、阳陵泉、承扶、环跳，均用平补平泻法，使针感尽量下传达脚趾。再针刺腰部两侧大肠俞、气海俞、关元俞及腰阳关，施补法，配合TDP灯照射。每日治疗1次，每次留针30分钟，10次为1个疗程。

（2）电针：先用无菌毫针针刺腰部两侧肾俞、大肠俞、关元俞并配合左下肢穴位环跳、委中、承山、昆仑，得气后加电针，选用疏密波，调至患者能接受的强度。每日治疗1次，每次留针20~25分钟，10次为1个疗程。

（3）腹针：引气归元（中脘、下脘、气海、关元）、水分、天枢（双）、气旁（对侧）、外陵（双）、下风湿点（患侧）、下风湿下点（患侧）。每日治疗1次，每次留针30分钟，10次为1个疗程。

（4）艾灸：气海、关元、肾俞、命门、委中、涌泉。每次选取3个穴位，每穴灸10分钟左右。每周治疗2~3次，每次30分钟。此法操作简便易学，可教会患者如何操作，嘱咐其配合治疗，也可作为日常保健康复的方法。

【按语】腰椎间盘突出症发病早期、急性期，证型属血瘀型或青壮年患者，均适于岭南刺络疗法治疗。局部刺血可疏通局部痹阻气血，促使血液循环加快，促进腰背肌肉组织的代谢，以缓解局部的营养障碍，达到祛瘀止痛、消除炎性水肿之功效。《针灸大成》中指出了刺血的特异功效："盖针砭所以通经脉，均气血，蠲邪扶正，故曰捷法，最奇者哉。"因此岭南刺络疗法治疗腰椎间盘突出症的疼痛有良好效果。

委中是足太阳膀胱经的穴位，别名腘中、郄中、血郄，是治疗腰痛的经验要穴。历代中医著作中有很多确切的记载，如《四总穴歌》中"腰背委中求"，经典概括了委中穴的功用；《针灸大成》卷三《杂病穴法歌》中"腰痛环跳委中神"，表明委中穴治疗腰痛快速有效。临床中常常可以观察到因腰椎间盘突出症而引起腰腿痛的患者，委中穴及其附近会有明显的瘀络，随着病程的延长，瘀络的颜色也会比较深，范围也比较大。在委中穴刺络放血配合拔罐，瘀血排出，筋脉经气得以疏通，祛瘀生新，气血调和，从而能缓解腰腿疼痛，而且往往能快速起效。《灵枢·小针解》曰："宛陈则除之者，去血脉也。"《血证论》也有"此（瘀血）在身，不能加于好血，而反阻新血之生机，故血证总以祛瘀为要"的论述。《素问·血气形志》曰："凡治病先去其血。"从这些经典论述也可看出刺络疗法对治疗痛症有着较好的疗效。另外在治疗腰椎间盘突出症时，配合多种推拿手法，调整脊柱、腰椎、骨盆的平衡，可以帮助脊柱恢复协调功能及稳定性，对预后及康复有很大的帮助。对于年老体虚或久病的患者，也可以配合中药的调理。

从西医学的观点来看，刺络疗法可以有效改善局部血液循环，使局部血流供应增多、营养增加，促进局部出血、水肿、无菌性炎症的吸收，炎性反应物及化学致痛性物质排出。在病变椎间盘相应节段的夹脊穴及阿是穴用刺络放血，可以减轻神经根的受压，有利于组织的修复，可使腰腿痛得以缓解。

九、体会与讨论

大量的研究和临床实践证实，患者治愈后，CT结果提示椎间盘突出仍然存在，表明腰椎间盘突出后的疼痛是突出物直接或间接刺激周围组织，引起炎症、水肿、粘连而导致的，而随着炎症水肿等的消失，症状也会逐渐减轻。刺络疗法能有效减轻炎症、水肿状态，治疗腰椎间盘突出症引起的腰腿痛有着立竿见影的效果。另外，腰椎间盘突出症多病程长，迁延难愈，容易复发，搬重物、咳嗽、劳累、受凉等生活中难免遇到的因素都有可能诱发腰腿再次疼痛，所以日常的生活注意和运动训练是预防腰椎间盘突出症复发的重要环节，医者在诊治中要给患者宣讲相关医学知识、注意事项及有益动作等。

（张文博）

第二十一章　膝骨关节炎

一、概念

骨性关节炎为一种退行性病变，是以关节软骨退化损伤以及关节边缘、软骨下骨反应性增生为主要特点的疾病，临床又称之为老年性关节炎、退行性关节炎等。骨性关节炎有原发性骨性关节炎和继发性骨性关节炎之分。目前认为原发性骨关节炎的病因可能与年龄、性别、家族遗传、职业、肥胖或关节过度运动等因素有关。继发性骨关节炎则可继发于半月板、韧带损伤，骨折，先天骨关节畸形或关节感染等。其中，膝骨关节炎又称膝退行性骨关节炎，是40岁以上人群最常见的退行性关节疾病之一。老年人下肢疼痛、活动障碍等多由膝骨关节炎导致。因其患病率较高，所致关节不适引起的功能障碍对患者的生活质量影响较大，故虽不像肿瘤一样威胁患者生命，但也引起了国内外的广泛关注。

中医认为，膝骨关节炎在中医学里与"骨痹"类似，亦被称为"鹤膝风""膝痹"或"历节风"等。在《素问》中关于骨痹的描述有"风寒湿三气杂至，合而为痹"；《疡科会粹》中提到"若两膝皆肿，痛如虎咬之状，寒热间作，股渐细小，膝愈肿大，名鹤膝风"。

二、临床表现

1.无症状（初期）　膝骨关节炎属于慢性病，起病缓慢，病情缓慢发展。在疾病的起始阶段，患者通常无明显不适，或症状轻微，少部分可能出现膝关节偶有活动僵硬或沉重感，症状通常可自行缓解，因此发病起初多被人们忽视。这种无明显症状的初期阶段持续时间各不相同，大部分为数月至数年，也有部分患者不出现无明显症状期，直接出现疼痛症状。

2.疼痛　膝骨关节炎的疼痛特点是初期为阵发出现，后期为持续出现。当患者屈膝或活动时疼痛会加重，上下楼梯、蹲下起立等膝关节用力时疼痛可呈渐进性加重。初期休息后疼痛症状可稍有缓解。久而久之随着病情的发展，疼痛症状将逐渐加重，甚至影响日常生活。

3.活动受限 膝关节是人体中最大的屈曲关节，膝关节主要运动方式为屈伸运动。当膝骨关节炎发病时，膝关节在伸展或屈曲运动时，疼痛会加重。于是，患者会因逃避疼痛而被动使膝关节处于非致痛姿态，并逐渐发展为屈伸运动范围缩小，即膝关节挛缩状态。同时，挛缩状态也会使膝关节在超过一定范围活动时产生较为强烈的疼痛。疾病发展到后期，长时间的炎症可能导致关节囊活动度减小，关节囊增厚，挛缩状态固定，甚至难以治愈。

4.肿胀、热感 发病中期的主要表现为膝关节肿胀、热感，病变常见于内、外膝眼，也可为全膝肿胀，甚则累及腘窝处。肿胀分为三度：略比健侧肿胀为轻度，与髌骨相平的肿胀为中度，高出髌骨为重度。

5."O"形腿、摩擦音 因膝关节变形，长期磨损，磨损部位累及内侧膝软骨，导致患者出现"O"形腿。若少数病变位于外侧膝软骨，就会形成"X"形腿。随着软骨磨损愈加严重，软骨表面会变得越来越粗糙或凹凸。当膝关节处于用力状态，如下蹲站起、上下楼梯时，会明显感觉膝关节附近有异样声音，即摩擦音。

6.X线检查 初期X线检查多无明显异常或仅有轻度改变，随着病情的发展，X线检查可表现为膝部关节间隙狭窄，即成人膝关节间隙<3mm或60岁以上老年人膝关节间隙<2mm；软骨下出现象牙变、囊性变等；软骨骨赘形成；滑膜炎、关节囊肥厚等。

三、病因病机

中医学认为，骨痹多因外感六淫，内侵于骨，导致筋骨关节经脉气血闭阻或因正气不足，骨髓空虚，筋脉失养，引起气血运行不畅，发为关节疼痛。兼夹湿邪则会产生肢体沉重。劳逸不当，或过食肥甘厚腻，饮食不节，损伤脾胃，则会致使脾失健运，运化失常，内生痰湿，阻滞经络。或有跌仆损伤，致气血经脉瘀阻，不通则痛。

肾主骨，所以通常认为骨痹与肾有紧密的联系。肾气虚弱是导致骨痹的内在基础，正如《素问·痹论》提出："骨痹不已，复感于邪，内舍于肾。"而外邪也是导致骨痹的重要原因。明代《医学入门》曰："痹属风寒湿三气侵入而成，然外邪非气血虚则不入。"综合以上观点，现将骨痹的病因病机归纳如下。

1.风寒湿邪痹阻经络　风、寒、湿这3种邪气是骨痹发病的重要因素。"风为百病之长"，其他邪气都可依附于"风"而侵犯人体。寒主收引、凝滞，故寒邪侵袭可致筋脉挛急不利，牵引拉伸，从而引起关节筋脉等屈伸不利，拘挛疼痛。湿为阴邪，其性重浊、黏滞，故可阻滞经脉，侵犯关节，形成关节的疼痛和重着。

2.气滞血瘀　中医认为，长时间瘀血不去，不通则痛；筋脉失于濡养，不荣则痛。气血互根互用，气滞与血瘀互为因果，共同作用，最终发为骨痹。

3.脏腑亏虚　肝藏血，主筋；肾主骨；膝为筋之府。肝肾充盛，筋骨强健，则肢体运动可强劲自如。脾气虚则四肢不用，脏腑亏虚，筋脉失于濡养，则引起筋骨不荣则痛。可见，骨痹可与肝、脾、肾亏虚相关。

综上所述，本病的病因可概括为正虚和邪实。正虚，即肝肾亏虚、气血不足；邪实，即有外邪侵袭，如风、寒、湿、热之邪，或跌仆闪挫、外伤等。病机主要为肝肾亏虚致筋骨失养，不荣则痛；风、寒、湿、热、痰、瘀之邪乘虚侵袭关节，滞留于肢体关节筋骨肌肉，以致经脉痹阻，不通则痛。病位在膝关节，多与肝、脾、肾脏关系密切。

四、辨证分型

1.风寒湿痹　膝部冷痛，较甚者屈伸不利，遇寒加重，局部畏寒怕冷，得温痛减，遇天气变化明显。或有受凉史或久居潮湿寒冷之地。舌淡，苔白滑或润，脉沉细。

2.气滞血瘀　膝部刺痛或胀痛，或有关节变形、肿胀，痛处固定不移或呈游走性，夜间疼痛明显，局部压痛，舌淡紫或紫暗，或见瘀斑瘀点，苔薄白，脉沉细或弦涩。

3.湿热蕴结　膝部灼痛，遇热痛增，触之肤温升高，遇冷痛可缓解，关节肿胀积液，或有口干口苦，小便短赤，大便黏滞，舌红，苔黄腻，脉滑数。

4.痰瘀互结　膝部肿胀，僵硬变形，屈伸等活动受限，肿痛，疼痛固定，或有刺痛，夜晚明显，伴形体肥胖，口干而但欲漱水不欲咽，舌质紫暗，苔白腻或黄腻，脉细涩或细滑。

5.肝肾阴虚　膝部酸痛，或隐痛，可见关节变形，活动不利，伴腰膝酸软，肢体乏力，五心烦热，潮热盗汗，耳鸣健忘，失眠多梦，女子可有月经量少，舌红，少苔，脉细数。

6. 脾肾阳虚 膝部隐痛，或腰膝冷痛，膝部肿胀，四肢畏寒，或有晨僵，面色㿠白，头晕乏力，纳呆，小便色淡、清长，夜尿频数，大便溏薄，舌质淡胖，苔白滑，脉沉迟无力。

五、安全操作治疗

1.处方

主穴：膝关节附近瘀络。

配穴：根据瘀络出现部位，联系相对应的皮部随症加减。瘀络位于足太阳皮部则加委中、委阳，足阳明皮部则加梁丘，足少阳皮部加阳陵泉、膝阳关，足太阴皮部加血海、阴陵泉，足少阴皮部加阴谷，足厥阴皮部加曲泉等。

2.方解

委中、委阳、阳陵泉、阴陵泉、内膝眼、外膝眼、血海、梁丘、阴谷、曲泉等穴均为治疗膝关节病变之要穴，同时，大部分也是常用的特定穴。当膝关节有病变，这些穴位处往往出现瘀络或压痛等敏感反应。刺血的目的在于疏通经络，使血流通畅，瘀滞得祛除，使膝关节疼痛消减而功能恢复。膝痹或因于风，或因于寒，或因于湿，但重在"邪之所凑，其气必虚"，故治重在本。刺血一法，调和气血，祛瘀通络，本标并治，则痛可除也。

3.操作方法

取一次性7号注射器灭菌针头、4号玻璃罐（环氧乙烷气体灭菌，可重复使用）、碘伏、灭菌棉签、乳胶手套等。在患侧膝关节周围寻找迂曲线状、蚯蚓状、结节状或突起状的浅表静脉，定好穴位。选好欲刺部位后，在欲刺部位的近心端，用橡皮管绑住。在欲刺部位由中心向四周消毒，操作者双手戴一次性乳胶手套，左手拇指按压在欲刺部位的远心端，通常为下端，右手持针，对准欲刺部位，以45°角点刺入脉中，深度约2mm。迅速退针，让血顺势流出，血流出后把橡皮管松绑，待血流自行停止后，加拔火罐，使针口附近积血尽出，出血量视情况而定。操作完成后于针眼及其周围再由中心向四周消毒，嘱患者针眼附近保持干燥，同时避免接触污物，防止感染，促进创口愈合。

六、辅助治疗措施

1. 针刀松解术

患者取仰卧位，膝关节弯曲，膝关节下可放垫枕抬高，对髌骨底部和尖部、膝关节内外侧韧带及副韧带、髌腱的附着点等触摸按压，寻找结节状、索条状物等阳性反应点。根据关节触痛部位、骨赘点及关节功能受限的方向，每次选取以上治疗点3~4处。先进行消毒，局部麻醉，用4号针刀进入，刀口线与肌纤维韧带方向平行，先纵向疏解3~4刀，再横行剥离3~4刀，直到刀下感觉松解后出针。出针后按压针孔片刻，创可贴贴敷，保持针孔干燥。

2. 腹针 取中脘、下脘、关元、中极、气穴（患侧）、下风湿点、气旁（患侧）、鹤顶（患侧）、阴陵泉（患侧）、阳陵泉（患侧）、悬钟（患侧）等穴，进针后行捻转手法，留针30分钟，同时加红外线灯照射腹部。

3. 火针 取患侧阿是穴（局部痛点）、内膝眼、外膝眼、梁丘、血海、阳陵泉。患者取仰卧位，屈膝。先沿穴位中心向外作常规消毒，点燃酒精灯，酒精灯靠近点刺部位，将针身的前中段烧红后，迅速刺入，深度约0.5cm，每穴散刺3针。出针后用消毒干棉球重压针眼片刻，视情况可予万花油外涂。嘱患者注意保持局部清洁，避免感染。

4. 雷火灸 常规取内膝眼、外膝眼、鹤顶穴，距离皮肤5cm，做直径约3cm的回旋灸法，每穴附近5分钟。或选择阿是穴，每膝不超过三处穴位。

七、生活调护

尽量少做磨损膝关节的动作，如上下楼梯、远足、登山等，以免加重膝关节负荷。选择厚底而有弹性的软底鞋，以减少膝关节所受的冲击力。运动前做好准备工作，轻缓地舒展膝关节，增加其灵活性。寒冷季节注意膝关节的保暖。

八、典型病案

朱某，女，56岁，教师。

主诉：双膝关节疼痛5年余。

现病史：缘患者5年前出现双膝关节疼痛，疼痛以胀痛为主，偶有刺痛，夜间疼痛明显，伴膝关节肿胀，行走不便，下蹲困难等。患者曾于当地诊所诊治，考虑为膝骨关节炎，予中药内服、推拿等治疗，疼痛可稍缓解，但症状反复。现来诊，诉双膝关节疼痛反复发作，右侧甚，双膝屈曲受限。纳眠可，大便1~2日1行，质软，小便调。舌紫暗，苔白腻，脉沉涩。

查体：双膝关节局部轻压痛，屈曲、拉伸活动轻度受限。

辅助检查：DR双膝关节提示双侧膝关节中量骨赘形成，关节间隙变窄。

辨证分析：患者职业为教师，平素工作需长时间站立，久而久之，局部气血运行不畅，不通则痛，则发为双膝疼痛、活动受限。胀痛、关节肿胀为气滞所致，刺痛、夜间疼痛明显为血瘀所致。舌紫暗，苔白腻，脉沉涩为气滞血瘀之象。故综上所述，病位在膝，与肾相关，辨证为气滞血瘀，病性属实证。

中医诊断：骨痹（气滞血瘀型）。

西医诊断：膝骨关节炎。

治则：行气活血，通络止痛。

取穴：膝关节周围瘀络、血海（双）、梁丘（双）。

操作：取一次性7号注射器灭菌针头、环氧乙烷气体灭菌可重复使用4号玻璃罐、碘伏、灭菌棉签、乳胶手套等。在欲刺部位的近心端，通常为膝关节上端，用橡皮管绑住。用碘伏在欲刺部位由中心向四周消毒2~3遍。操作者双手戴一次性乳胶手套，右手持针，对准欲刺部位，以45°角点刺入脉中，深度约2mm，迅速出针，让血顺势流出，血流出后把橡皮管松绑，瘀络处待血流自行停止后，加拔火罐，血海、梁丘点刺后迅速加拔火罐，使针口附近积血尽出，出血量视情况而定，留罐5分钟。取罐后，用灭菌棉签擦净血污，针眼及其周围再用碘伏由中心向四周消毒2~3遍，针刺部位按压30秒防止形成血肿，嘱患者保持针孔及其附近干燥，避免接触污物，防止感染，促进创口愈合。

辅助治疗措施：

腹针：取中脘、下脘、关元、中极、气穴（双）、下风湿点（双）、气旁（双）、鹤顶（双）进行针刺。针具选用0.25mm×25mm的一次性无菌针，穴位及操作者双手常规消毒后，在所取部位直刺0.5~1.0寸，针刺得气后行平补平泻手法，留针30分钟后取针。

治疗后，患者诉双膝关节疼痛好转，肿胀稍减退，活动后疼痛无明显加重，嘱患者避免剧烈活动，注意休息，避风寒，少食生冷食物。

二诊：患者诉双膝关节疼痛较前减轻，但吹空调后疼痛加重，现以胀痛为主，行走可，上下楼梯、下蹲等活动受限，无头身困重，无恶寒发热。纳眠可，大便1~2日1行，质软，小便调。舌紫暗，苔白腻，脉沉涩。中医辨证、治法同前，继续予原方案治疗，以行气活血、通络止痛。辅以火针针刺双侧内、外膝眼，以祛寒通络。

三诊：患者诉双膝关节疼痛较前明显减轻，活动基本如常人，屈曲、拉伸等活动未见明显加重。纳眠可，大便1~2日1行，质软，小便调。舌紫暗，苔薄白，脉沉。通则不痛，为经络气血疏通之象，血得活，瘀得化，故疼痛明显缓解，前法合度。予双侧血海、梁丘行刺络拔罐，辅以针刺治疗，促进气血畅通。

经治疗，患者疼痛明显缓解，活动基本同常人，疗效明显。嘱患者仍需避免剧烈活动及过于劳累，注意饮食调护及功能锻炼。

【按语】除了临床的治疗手段外，日常的调护也对膝骨关节炎治疗和康复起着重要的作用。膝骨关节炎的调护可分为一般调护和辨证调护。一般调护又可分为饮食调护和功能锻炼。饮食调护的主要原则是补充蛋白质、钙质，防止骨质疏松，促进软骨及关节的润滑液生成，或增加摄入雌激素，使骨骼、关节更好地进行钙质的代谢，缓解关节炎的症状。日常可多食用豆制品、奶制品、鸡蛋、昆布、木耳、猪蹄、牛蹄筋、鸡爪等。功能锻炼对膝骨关节炎的康复起着重要的作用。例如，仰卧位，膝关节伸直，大腿前侧肌肉绷紧放松交替进行，进行膝骨关节炎的康复训练。辨证调护即在一般调护的基础上，根据证型的不同辅以不同的调护方法。例如，对于气滞血瘀型，可予四子散外敷以行气止痛，或食用活血化瘀之品，如田七煲鸡汤。对于风寒湿痹型，可加强患处热敷，并配合祛风胜湿之品，如防风葱白粥等。

九、体会与讨论

膝骨关节炎的中医治疗，以岭南刺络疗法为主。岭南刺络疗法在治疗膝骨关节炎的经络选择中，主要选取足少阳胆经、足阳明胃经、足太阴脾经。足少阳胆经主相火的输布，若胆经经脉不通，则人体相火妄动，耗伤津液，筋枯骨痿，发为膝骨关节炎；脾胃作为人体的气血生化之源，乃后天之本，若脾胃功能失常，则易感受湿热、湿毒之邪，导致本病反复迁延不愈。本病在用刺络疗法的同时，可结合多种治疗手段辅助，临床疗效显著。

（陈秀华　林丽梅）

第二十二章　腱鞘囊肿

一、概念

腱鞘囊肿是发生于关节或腱鞘附近的囊性肿物。它与关节囊或腱鞘密切相连，但并不一定与关节腔或腱鞘的滑膜腔相通。囊腔多为单房，亦有多房者。囊壁为致密坚韧的纤维结缔组织，囊内含无色透明或微呈白色、淡黄色的浓稠胶冻样黏液，好发于腕关节的背侧面。目前临床上将手、足小关节处的滑液囊疝（腕背侧舟月关节、足背中跗关节等处）和发生在肌腱的腱鞘囊肿统称为腱鞘囊肿。而大关节的囊性疝出另行命名，如膝关节后方的囊性疝出叫"腘窝囊肿"或"Baker囊肿"。本病可发于任何年龄，以中青年多见，女性多于男性。中医学称"筋聚""筋结""腕筋结""腕筋瘤"等。

二、临床表现

1.好发部位

（1）腕背，起自腕舟骨及月骨关节的背侧，位于拇长伸肌腱及指伸肌腱之间。

（2）腕掌部偏桡侧，在桡侧腕屈肌腱与拇长展肌腱之间。

（3）掌指关节皮肤横纹处，屈指肌腱腱鞘上，此处肿物一般为黄豆大小，质地较硬。

（4）腘窝内，伸膝时可见如鸡蛋大的肿物，屈膝时则在深处，不易触摸清楚。

（5）踝背部。

2.临床特征

（1）囊肿多增长缓慢，多数患者除出现肿物外，无其他不适，少数有局部胀痛。如发生在腕部，则腕力减弱，活动时有挤压痛。

（2）疼痛可向囊肿周围扩散，若囊肿与腱鞘相连，患肢远端可出现软弱无力感。

（3）囊肿的大小与症状的轻重无直接关系。

（4）囊肿小而张力大者疼痛明显，囊肿大而柔软者疼痛不明显。

3.体征检查

（1）局部可见一个直径为0.5~2.5cm圆形或椭圆形肿物。

（2）肿物皮色正常，表面光滑，边界清楚，不与皮肤粘连，基底部固定。如囊颈较小者，略可推动；囊颈较大者，则不易推动，易误诊为骨性肿物。

（3）触之有硬橡皮样实质性感觉，关节位置改变或囊肿较大时可有波动感，重压肿物有酸胀痛感。

（4）日久囊肿纤维化后，可变得较小而硬，甚至坚如骨质，但仍有弹性。

（5）用粗针头穿刺可抽出透明胶冻状物。

4.辅助检查

（1）X线检查显示骨关节无异常。

（2）B超显示囊壁薄而光整，边界清晰，呈中或高回声，囊肿无压缩性，囊内呈单房或由间隔分成多房，内部呈低回声影。

三、病因病机

西医学对本病发病原因尚未明确，有观点认为腱鞘囊肿由损伤诱发，包括直接损伤和慢性劳损。亦有观点认为作用于关节囊支持结构的应力是产生腱鞘囊肿的本质。目前主要认为与关节囊、韧带、腱鞘上的结缔组织因局部营养不良，发生退行性黏液性变性或与局部慢性劳损有关。

中医学一般认为本病与局部损伤有关。多因过度劳累，外伤筋脉，或因经久站立、扭伤等致筋脉不和、气血运行失畅，阻滞于筋脉络道而成。症状初期肿块柔软可动，大小不定，经疼痛肿胀，反复发作后肿物变硬，难以移动，患肢可出现不同程度的活动障碍。

四、辨证分型

1.气郁痰凝 局部肿块硬韧，尚可活动，患部皮色不变，无痛；伴有胸闷，胁胀纳差，精神抑郁等症状。舌质淡红，苔薄白或微黄腻，脉弦滑。

2.气血瘀滞 肿块坚硬，难以移动，局部自觉疼痛，或刺痛或胀痛，局部青筋显露，络脉明显；伴胁胀不适，易烦躁；舌质紫暗或有瘀点瘀斑，舌下脉络曲张，苔薄黄，脉弦或涩。

3.阳虚寒凝　局部肿块质硬，表面光滑有弹性，肿块活动度一般，患部皮肤色白无痛，肤温不高；伴周身倦怠，胸闷不舒，畏寒怕冷，手足不温，口淡不渴，便清长；舌质淡，苔白或白腻，脉沉紧。

4.正虚瘀结　肿块坚硬，局部或有刺痛，面色萎黄或黧黑，消瘦，乏力神衰；舌质黯淡，苔少，脉细数或弦细。

五、安全操作治疗

1.处方

主穴：囊肿局部最高点。

配穴：囊肿周围局部瘀络、囊肿周围阿是穴、支沟或囊肿所在经络循行部位。

2.方解　针对腱鞘囊肿"气血不通，阴寒凝聚，聚液停瘀"的病机，根据"满则泻之""宛陈则除之"的治疗原则，用三棱针直刺病所，配合拔罐治疗，以解毒除邪，祛痰散瘀，直接泻痰瘀之邪于体外。

3.操作方法　多数选择坐位，充分暴露施术部位。用一手固定被针刺部位，另一手拇、食指夹持针柄，中指抵住针尖，针尖露出2～5分，对准所刺部位快速刺入并快速出针，也可在进针后将针向囊肿四周做旋转式深刺，注意勿用力过猛，以免引起剧痛。进出针时针柄应在同一轴线上，出针后可放出适量血液或黏液，也可辅以推挤手法或用口径大于囊肿直径的玻璃火罐扣压在囊肿上增加出血量和黏液量，以出血颜色由暗红转变为鲜红或囊腔内容物排尽为度，其后，用镊子夹持无菌干棉球清理针刺部位，再次消毒针刺部位，用无菌干棉球按压针孔。对于排尽囊腔内容物的创口，可用消毒过的硬币压在干棉球上，然后用医用胶布做环形加压固定，操作部位要注意防止感染。其后可每天在针刺部位(敷贴部位)艾灸1次，每次15分钟左右，7天后即可揭去敷贴。针刺前要先观察囊肿呈单房性还是多房性。对单房性者，在囊肿最高点用三棱针或注射针头垂直刺入；对多房性者，在每个结节的最高点垂直进针。操作部位应注意防止感染，治疗局部不能沾水，排尽黏液后，多数囊肿可立即平复。为防止复发，可在揭去敷贴后再用针点刺局部3～5针，并针刺囊肿邻穴位，留针10分钟左右。每日针刺1次，连刺2～5次。3次为1

个疗程。

4.注意事项

（1）将三棱针向囊肿四周做旋转式深刺时，注意勿用力过猛，以免剧痛。

（2）进出针时针柄应在同一轴线上，以免断针。

（3）针刺囊肿，挤出黏液时，多以挤尽为宜。

（4）囊肿在挤压破裂后，容易复发，要用硬物在病灶处垫加压包扎，注意观察此加压包扎是否到位，包扎一般保留3天。

六、辅助治疗措施

1.中药治疗

（1）气郁痰凝：治宜理气解郁，化痰散结。方用开郁散或化坚二陈丸合十全流气饮加减。常用药物有陈皮、青皮、法半夏、黄连、茯苓、瓜蒌、郁金、香附、枳壳、枳实、柴胡、橘核、厚朴、川贝母、浙贝母、僵蚕、白芥子、胆南星、夏枯草等。

（2）气血瘀滞：治宜活血化瘀，软坚散结。方用活血散瘀汤或散肿溃坚汤加减。常用药物有丹参、川芎、桃仁、红花、赤芍、水红花子、五灵脂、三棱、莪术、水蛭、虻虫、土鳖虫、乳香、没药、苏木、鬼箭羽等。

（3）阳虚寒凝：治宜温经散寒，消肿散结。方用阳和汤、参附汤加减。常用药物有鹿角胶、熟地黄、麻黄、桂枝、白芥子、细辛、肉桂、干姜、五味子、吴茱萸、益智仁、台乌药、全蝎、浙贝母、法半夏、乳香、没药、橘核、香附等。

（4）正虚瘀结：治宜益气养血，化瘀散结。方用保元汤或生脉饮合散肿溃坚汤加减。常用药物有太子参、西洋参、人参、生黄芪、当归、川芎、牛膝、鸡血藤、炒白术、茯苓、沙参、麦冬、制首乌、黄精、菟丝子、淫羊藿、白花蛇舌草、肿节风、半枝莲、蒲公英、半边莲等。

2.中药外敷 早期可用三色膏外敷或海桐皮汤水煎后进行局部熏洗。如囊壁已破，囊肿变小，但局部仍较肥厚者，可用茴香酒或万应膏等散结消肿的膏药进行涂抹，使肿块进一步消散。

3.火针 嘱咐患者采取合理体位，以充分暴露囊肿部位并使囊肿处皮肤紧绷为佳。将进行火针操作所需的酒精灯放置在合适位置，既要方便施术者取火，又要保证取火后能迅速刺入进针点。对囊肿局部及术者左手拇指、食指用碘伏进行常规消毒。术者将囊肿内容物推压至一侧，以囊肿最高点下方柔软处为进针点，选择进针点时注意避开血管、神经、肌腱等重要组织。术者左手固定好囊肿部皮肤，右手持火针在酒精灯外焰加热，将针尖及针体加热至通红发白，将烧好的火针迅速刺入囊肿，刺入深度以达囊肿基底部为宜，迅速拔针，整个插拔过程连贯迅速，用时约0.1秒。此时可有囊液流出，随后再于囊肿四周浅刺2~3针，从囊肿一侧向另一侧挤压，将囊液充分挤出。囊肿局部及四周常规消毒后加压包扎，嘱患者伤口处避免沾水，保持干燥。火针治疗次数视患者初次治疗情况而定，1~3次为1个疗程。

4. 体针　可针刺局部阿是穴，病发于腕部可配曲池，发于踝部可配足三里。在局部进行常规消毒后，一手拇、食两指固定囊肿或穴位，另一手持粗针或注射针头，垂直刺入阿是穴，待有针感后反复提插多次，作泻法。然后将针尖向穴位四周提插，用以穿透囊腔。可在捻转提插期间，用一手对囊肿进行挤压，或出针后再进行挤压，至囊肿平复为止。其后，再进行皮肤消毒，用多层医用纱布进行加压包扎，防止囊液再次积聚。针刺过后，患者患部应减少用力，2小时内不要沾水，3天后进行复诊。若囊肿仍未全消，则依据上法再次治疗。

5. 腹针　处方：引气归元（中脘、下脘、气海、关元）、商曲（健侧）、滑肉门（健侧）、上风湿外点（患侧）。每次留针30分钟，10次为1个疗程，留针期间可用红外灯照射，避免风寒侵袭。若腕部拇指侧疼痛加列缺，腕部关节正中疼痛可加外关或支沟。

6. 针刀　以腕部腱鞘囊肿为例。嘱咐患者取平卧位，患手手心向下，腕下垫一个枕头，使腕关节呈极度掌屈位。此时囊肿隆起，取囊肿最高处，以标记笔避开浅静脉进行定位，常规消毒、铺巾、戴手套，用1%利多卡因0.5~1ml皮下局部麻醉后，左手拇、食两指固定囊肿，右手持I型4号针刀平行于腕伸肌腱，避开皮下神经、血管，刺入定位点。当针刀刺入囊肿，刺破囊壁时有落空感。这时，刀口线方向不变，放缓进针刀的速度，后将针刀针体向肢体远端倾斜至与皮肤呈15°~30°角，再向肢体远端、近端以及囊肿治疗点的桡侧、尺侧缘疏通剥离0.15cm左右，剥离囊壁，缓慢拔出针刀，此时多有透明胶状黏液流出，然后两手持消毒干棉球在治疗点周围挤压囊肿，尽量挤出其中的囊液。其后，用无菌纱布覆盖针眼，贴上敷贴，再用弹力护腕加压固定腕关节3天。1周后囊肿仍未完全消失者，可用相同方法再次进行针刀治疗。

7.热敏灸 此法可作为辅助治疗，沿囊肿所在经络、阿是穴或囊肿周围寻找热敏点进行艾灸，尤适于阳虚寒凝证的患者。

8.梅花针 对于范围较小的囊肿，可取囊肿部位四周进行梅花状叩刺，一般选5~10个点。将囊肿及其周围皮肤进行常规消毒，选0.5寸针沿囊肿斜刺，将囊肿控制在针刺之下，再用梅花针叩击刺激囊肿30分钟，叩击力量由弱变强，频率由慢变快，直至囊肿部位慢慢渗出米黄色颗粒状液体。治疗每天1次，10次为1个疗程。范围较大的腱鞘囊肿，用梅花针结合加压包扎法方能奏效。

9.推拿 治则为消肿散结。常用挤压法。对于发病时间短，囊壁较薄，未经治疗而囊性感明显，触摸囊肿感觉囊肿壁可活动者，可用手法治疗。将腕背伸或掌屈（肿物在背侧者掌屈，反之背伸），使囊肿较为固定与突出后，术者戴手套，将纱布覆盖于囊肿上，用拇指挤压囊壁。囊肿壁被外力挤压后其内容物被压向一边而引起对囊壁的反作用，从而使囊壁裂开。一般情况术者拇指下会感觉到张力突然降低，这时再用手揉捏囊肿部位进行局部按摩，使囊内液体充分挤出，散于皮下。最后用绷带进行加压包扎，固定患处。

10.手术治疗 对于反复发作者，可进行手术切除，手术包括常规开放性手术切除和关节镜下手术切除。需严格执行无菌操作。术前，取合适体位，充分暴露囊肿部位，对囊肿及其周围进行常规消毒，铺设无菌巾。用2%利多卡因进行浸润式麻醉，切开皮肤，两侧切口各延长0.5cm，暴露囊肿。其后，用血管钳对囊肿进行钝性分离，剪断囊肿与皮肤、肌腱、筋膜、骨膜等粘连处的结缔组织。钝性分离时要注意不要破坏完整的囊壁，要将囊肿剥离完全，手术期间注意保护周围血管、神经及肌腱。充分止血后用0.9%氯化钠注射液冲洗切口，反复检查，确保囊肿组织已被完全去除。将伤口缝合、消毒，加无菌纱布进行加压包扎，嘱咐患者伤口处不要沾水，保持干燥，避免感染。如系腱鞘发生者，应同时切除部分相连的腱鞘；如系关节囊滑膜疝出，应在根部缝扎切除，同时修复关节囊以减少复发。

11.封闭疗法 常规消毒局部区域，铺无菌巾，选择囊肿低位处注射2%

利多卡因进行局部浸润麻醉，再取带注射器的大号针头从麻醉注入点向囊肿中心方向刺入，抽取净囊腔内容物，如遇多房性囊肿应移动针头刺破囊肿间隔进行抽吸，直至囊肿扁平。抽吸完毕后固定针头，更换预先抽吸好生理盐水的注射器冲洗囊腔1~2次，并吸净冲洗液。取预先准备好按比例配置的复方倍他米松注射液和2%利多卡因注射液混合液1~2 ml注入囊腔。出针并压迫针眼，压迫1分钟后加压包扎1周。嘱患者1个月内每日对患处揉压按摩2~3分钟。腱鞘囊肿的封闭疗法常用的药物有聚桂醇注射液、无水乙醇与聚桂醇注射液、曲安奈德注射液等。

七、生活调护

1. 饮食疗法　猪瘦肉昆布海藻汤：猪瘦肉100~150g，昆布、海藻各30g。猪瘦肉、昆布、海藻放进锅里文火煎煮30分钟，停火前10分钟放3茶匙陈醋。每周服用1~2次，具有良好的软坚散结功效。

2. 日常自我保健　治疗24小时后可进行伸腕、起腕、旋转前臂等功能锻炼。亦可用双手拇、中指重叠，相对挤压内关、外关穴半分钟。每次5~7分钟，刺激量应因人而异，以个人耐受为度。

八、典型病案

段某，女，35岁，电脑操作员。

主诉：右手腕背肿物1年余，酸胀不适1周。

现病史：1年前发现右腕背部出现一黄豆大小肿块，其后，逐渐增大，初时无疼痛，当时并未予重视。近一周时感右手腕酸胀不适，遂到我院就诊。查体：肿物位于腕背指总肌腱处，大小2cm×2cm，圆形，边界清楚，触之光滑，有波动感，按之有轻度压痛，与周围皮肤、肌腱无粘连，舌黯，夹有瘀斑瘀点，脉稍涩。

中医诊断：腕筋结（气血瘀滞型）。

西医诊断：右腕关节腱鞘囊肿。

治则：活血祛瘀，软坚散结。

取穴：囊肿中心及其周围。

操作：对囊肿局部及术者左手拇指、食指用碘伏进行常规消毒后，用火针迅速点刺囊肿中心，待胶冻样黏液涌出后，再用火针呈梅花状迅速点刺囊肿中心点周围的囊壁。然后将口径大于囊肿直径的玻璃火罐扣压在囊肿上，并留罐5~15分钟，使各针刺点均有囊肿内容物渗出。

辅助治疗措施：

（1）体针

处方：丰隆、膈俞、阳陵泉、外关。针刺行泻法，出针后不按压针孔。每日治疗1次，每次留针30分钟，10次为1个疗程。

(2)腹针

处方：中脘、商曲（健侧）、滑肉门（患侧）、上风湿点（患侧）、上风湿外点（患侧）。每日治疗1次，每次留针30分钟，10次为1个疗程。

（3）热敏灸

处方：手阳明大肠经循行处，合谷、阳溪、偏历、温溜、手三里、曲池等；手少阳三焦经循行处，阳池、外关、三阳络、四渎等。每日治疗1次，每次艾灸20~30分钟，10次为1个疗程。

（4）耳针

处方：腕、神门、肾上腺、皮质下、三焦。用王不留行籽贴压，每日自我按压3~4次，以耳郭发红为度，无其他情况，3日后自行撕下。

疗效：按上述方法治疗1次后，肿块消散近半，酸胀不适感明显减少。治疗3次后，肿块全部消散，肌肤平坦，腕部活动自如，1年后随访未见复发。

【按语】腱鞘囊肿多由于劳倦过度、遭受外伤或寒湿刺激，致使经脉阻滞，气血运行失畅，津液周流输布失常，瘀血痰浊内阻所致。该患者从事电脑操作工作，过劳伤筋耗气，久而久之产生本病。此外，患者舌黯，夹有瘀点瘀斑，脉稍涩，舌脉象皆符合"瘀"的表现，治疗上应以"宛陈则除之"为治则，以活血祛瘀，消肿散结为治疗方法。在岭南刺络疗法的基础上，配合体针、腹针、热敏灸、耳穴疗法。再配合相关膳食调养以助软坚散结，并结合按摩处方进行日常保健，用以改善体质，寓治于养。

九、体会与讨论

腱鞘囊肿易反复发作，病程久，但复发程度较轻，重新治疗，效果明显。

临床上常非单一方法治疗腱鞘囊肿，而是将多种疗法结合，提高临床疗效，减少复发。

参考文献

［1］武文，王慧纬，张自华，等.火针治疗腱鞘囊肿疗效观察［J］.河北中医，2016，38（11）：1726-1728+1747.

［2］柴立兵，路来金，李秀存，等.腕背部腱鞘囊肿的研究进展［J］.中国老年学杂志，2016，36（09）：2302-2304.

［3］许世萍.梅花针为主治疗腱鞘囊肿30例［J］.中国针灸，2003（05）：56.

（奎瑜 吴思琪）

第二十三章　月经不调

一、概念

月经不调是指月经周期、经期、经量异常的一类疾病的统称。包括月经先期、月经后期、月经先后无定期、经期延长、经量过多、经量过少等。月经正常来潮为成熟女性身体健康的重要标志。正常月经周期的调节主要受下丘脑-垂体-卵巢轴的调节，而所有这些生理活动都是在大脑皮层的调控下完成的，因此正常月经的周期、经期和出血量表现为明显的规律性和自限性。月经不调不仅给患者带来痛苦，而且严重地影响生活质量。

中医学认为月经不调发生的主要机制是脏腑功能失常，气血失调。

二、临床表现

1.月经周期异常　患者月经周期常提前7~10天；或月经周期常错后1周以上，甚至3~5个月一行；或月经周期先后不定，既出现周期提前，又出现周期延后。以上症状连续出现2个月经周期以上者，伴或不伴有月经经期、经量的异常为月经周期异常。

2.月经经量异常　患者经量明显多于既往，超过10天仍未干净；或经量明显少于既往，不足2日，甚至点滴即净。以上症状连续出现2个月经周期以上者，伴或不伴有月经经期、周期的异常为月经经量异常。

3.月经经期异常　患者月经经期超过7日以上，甚至2周方净；或月经周期基本正常，两次月经之间，氤氲之时，发生周期性出血；或经血非时而下，或阴道突然大量出血，或淋漓不尽。以上症状连续出现2个月经周期以上者，伴或不伴有月经经量、月经周期的异常为月经经期异常。

4.经闭　患者年龄超过16周岁，而月经尚未来潮，属于原发性；月经来潮后又中断6个月以上者，属于继发性。

三、病因病机

长期的心情压抑或情绪不佳，卵巢不再排卵及分泌雌激素，可导致月经失调或痛经、闭经。寒冷刺激，生活无规律，使盆腔内的血管收缩，导致卵巢功能紊乱，可引起月经过少甚至闭经。女性日常生活应有规律，避免劳累过度，尤其是经期要防寒避湿，注意经期的保暖。过度节食、嗜烟酒也可引起月经不调。电磁波长期作用于人体会影响女性的内分泌和生殖功能，引起月经不调。滥用抗生素或长期服用避孕药，可引起女性内分泌失调，导致月经不调，不排卵，甚至闭经。

中医则认为月经不调的病因包括外感邪气、内伤七情、房劳多产、饮食不节等。本病发生的主要机制是脏腑功能失常，气血失调，导致冲任二脉的损伤。其中以肝、脾、肾的功能失常为核心。

四、辨证分型

1.脾气虚　月经提前，或兼量多，色淡质稀，神疲肢倦，气短懒言，小腹空坠，纳少便溏，舌淡红，苔薄白，脉缓弱。脾主中气而统血，脾气虚弱，统摄无权，冲任不固，经血失于制约，故月经提前而至，量多；脾气不足，生化无源，不能"受气取汁，变化而赤"，故经血色淡质稀；脾虚中气不足，清阳不升，故神疲肢倦，气短懒言，小腹空坠；运化失职，则纳少便溏。

2.肾阴虚　经期错后，量少，色淡黯，质清稀，腰酸腿软，头晕耳鸣，带下清稀，面色晦黯，或面部黯斑，舌淡黯，苔薄白，脉沉细。肾虚精血亏少，冲任不足，血海不能按时满溢，故经行错后，量少；肾虚命门火衰，阴血失于温煦，故经色淡黯，质清稀；肾主骨生髓，脑为髓海，腰为肾之外府，肾虚则腰酸腿软，头晕耳鸣；肾气虚，水失气化，湿浊下注，带脉失约，故带下清稀；肾主黑，肾虚则肾色上泛，故面色晦黯或面部黯斑。

3.肝郁化热　经期提前，量多或少，经色紫红，质稠有块，经前乳房、胸胁、少腹胀痛，烦躁易怒，口苦咽干，舌红，苔黄，脉弦数。肝郁容易化热，热扰冲任，迫血妄行，故月经提前；肝郁化热，血海失司，故月经量多或少；血为热灼，故经色紫红，质稠有块；气滞于肝经，故经前乳房、胸胁、少腹胀痛；气机不畅，则烦躁易怒；肝经郁热，故口苦咽干。

4.寒凝血瘀　经期错后，量少，经色紫黯有块，小腹冷痛拒按，得热痛减，畏寒肢冷，舌黯，苔白，脉沉紧或沉迟。寒邪客于冲任，血为寒凝，运行不畅，血海不能按期满溢，故月经推迟而至，量少；寒凝血滞，故经色紫黯有块；寒邪客于胞中，气血运行不畅，不通则痛，故小腹冷痛，得热后气血稍通，故小腹痛减；寒为阴邪，易伤阳气，阳气不得外达，故畏寒肢冷。

五、安全操作治疗

1.处方

主穴：三阴交、肾俞。

配穴：脾气虚配关元、脾俞，肝郁化热配行间、合谷、太冲，血瘀寒凝配膈俞、血海。

2.方解 肾俞为肾之背俞穴，可益肾固本，补肾填精；三阴交为足三阴经交会穴，可补益肝肾，调理冲任。

3.操作方法 在三阴交、肾俞穴周围，用单手或双手配合，施以如推、揉、挤、捋等手法，使局部充血；再用含碘伏的棉球在施术部位以所选取穴位为圆心，消毒半径为10cm的圆形区域，由内向外环形擦拭消毒皮肤3遍。然后，操作者戴好无菌手套，右手持一次性刺络放血三棱针，左手固定被针刺部位，右手拇、食指夹持针柄，中指抵住针尖，针尖露出2～5分，对准所刺部位刺入后出针，放出适量血液。有微量或少量出血时，用一次性无菌医用棉签擦拭；中等量或中等量以上出血时宜使血直接流入大小适宜的敞口器皿内。

六、辅助治疗措施

1.岭南陈氏针法

主穴：肾俞（双，补法）、三阴交（双，补法）、太冲（双，泻法）、合谷（双，泻法）、血海（双，泻法）、膈俞（双，泻法）。

配穴：脾气虚配脾俞、中脘，肾阴虚配志室、太溪，肝郁化热配内庭、大陵，寒凝血瘀配曲池、大椎。

方解：肾俞为肾之背俞穴，可补益肾气，肾气旺则经血自足。三阴交调理脾、肝、肾及冲任二脉，补益经血；合谷配太冲为"开四关"，可疏肝理气，调畅冲任，调理胞宫气血；膈俞为八脉交会穴之血会，可活血通脉；血海为足太阴脾经之穴，有活血化瘀、补血养血之功。

操作：在选定的穴位上穿皮刺入一定深度，探找到适当的针感（得气）。

2.腹针

处方：引气归元（中脘、下脘、气海、关元）、中极、气穴（双）、下风湿点（双）、水道（双）。每次留针30分钟，10次为1个疗程。

方解：引气归元之中脘、下脘两穴有理中焦、调升降的作用，气海、关元固本强肾，下风湿点有补脾益肝、调理下焦的作用，水道可补益脾胃、疏通经络。总方义为调补肝肾、活血止痛、行气调经。

3.耳针 交替选肝、脾、肾、内生殖器等穴。

以王不留行籽贴压，一次贴3~4个穴位。每日按压1~2次，每次5分钟左右，每3~4日依据辨证更换穴位1次。

4.皮肤针 背腰部夹脊穴或背俞穴，下腹部任脉、肾经、脾经。

用皮肤针叩刺，用轻刺激或中等刺激，循经每隔1cm叩打一处，反复叩刺3遍，隔日1次。

5.穴位注射 中脘、关元、气海、阴陵泉、三阴交、足三里。

每次选2~3穴，用5%的当归注射液或10%丹参注射液，每穴注入药液0.5ml，隔日1次。

七、生活调护

1.个人调摄 对于月经不调的患者来说，需预防炎症，避免月经期性生活，注意卫生，预防感染。保证外生殖器的卫生清洁，勤洗勤换内裤。经期应注意保暖，避免寒冷刺激，防止寒邪侵袭，注意休息，避免强烈的精神刺激和剧烈的情绪波动。

2.饮食调理 饮食应清淡、营养、易消化，多吃豆类、鱼类等高蛋白食物。少喝碳酸饮料，忌食油腻食物，忌姜、酒、辣椒等辛燥食物和寒凉食物。同时补充足够的铁元素和维生素C，以免发生缺铁性贫血。多吃乌骨鸡、羊肉、青虾、对虾等食物。

3.运动锻炼 月经不调的患者可以适当进行体育运动，如跑步、打羽毛球、游泳等，但不可进行剧烈运动，如篮球、足球等。每周可进行全身性运动1~2次，每次运动30分钟。适当的运动可以促进血液循环、淋巴回流，增强人体免疫力，改善月经周期。

八、典型病案

邓某，女，27岁，职员。

主诉：月经不调14年余，停经7个月。

现病史：患者诉13岁月经来潮，当时3月一行，周期规律，21岁月经继续推迟，最长半年一行。间断服用激素治疗，规律时仍3月一行。现症见平素精神疲倦，纳差，眠差，入睡困难，眠后易醒，二便调，舌淡红，苔薄白，边有齿痕，脉细软。

中医诊断：月经不调（脾气虚型）。

西医诊断：闭经。

治则：补气运脾，活血益精。

取穴：关元、脾俞。

操作：选用不锈钢三棱针，刃尖锋利，针应光滑、无锈蚀、无倒钩。治疗时周围环境应安静，选择患者舒适、医者便于操作的治疗体位。医者双手及患者施术部位常规消毒。刺络放血时用一手固定被刺部位，另一手拇、食指夹持针柄，中指抵住针尖，针尖露出2~5分，对准所刺部位刺入后出针，放出适量血液。有微量或少量出血时，用镊子夹持无菌干棉球擦拭；中等量或中等量以上出血时宜使血直接流入大小适宜的敞口器皿内。操作部位应注意防止感染。刺络前可在被刺部位或被刺部位周围，用单手或双手配合，施以一定手法（如推、揉、挤、捋等），使被刺部位充血后再行操作。

其他辅助治疗：

（1）平衡火罐疗法：颈背腰部督脉、足太阳膀胱经背俞穴。

（2）腹针：天地针、水分、引气归元（中脘、下脘、气海、关元）、中极、气穴（双）、下风湿点（双）、水道（双）。

（3）体针：印堂、迎香（双）、生殖区（双）、外关（双）、列缺（双）、曲池（双）、足三里（双）、阴陵泉（双）、血海（双）、太溪（双）、三阴交（双）、太冲（双）、太溪（双）。

（4）皮肤针：选背腰部夹脊穴或背俞穴，下腹部任脉、肾经、脾经，用皮肤针轻刺激或中等刺激叩刺，循经每隔1cm叩打一处，反复叩刺3遍，隔日1次。

（5）中药处方：党参30g、炒白术15g、茯苓30g、炙甘草5g、川芎 10g、当归10g、苍术10g、陈皮10g、砂仁15g、白扁豆15g、山药 20g、薏苡仁15g。水煎内服，共7剂。

二诊：经3次针灸和7剂中药治疗后，患者月经来潮，现精神较前改善，纳仍欠佳，二便调，舌淡红，苔薄白，边有齿痕，脉细软。通过岭南刺络疗法治疗，瘀血得通，气滞得行，同时激发了人体正气，故能促使月经来潮。效不更方，仍按原方案继续治疗。

三诊：患者继续系统治疗1个月，现精神良好，说话明显较前有力，失眠明显改善，现入睡较容易，纳可，二便调，舌淡红，苔薄白，脉细。气血为经血之源，通过辨证取穴，刺激相关穴位，补益脾胃，促进其化生气血的能力，故患者诸症均明显好转。

【按语】近年来，女性生活压力越来越大，作息不规律，月经不调发病率越来越高，值得重视。月经不调会直接影响患者生活和工作，甚至会引发不孕。西医的临床治疗以雌激素、孕激素调节内分泌为主，但容易引发不良反应，治疗效果也并不理想，长时间治疗增加患者经济负担，会降低患者的依从性。

中医认为本病的发生与患者气血不和、冲任失调、肝肾脾亏虚等因素相关，中医辨证论治能够针对患者不同的证型进行治疗，提升治疗的有效性，减少药物副作用。

本病例主要采取岭南刺络疗法。该患者多年月经不调，说明其经络运行气血的功能发生障碍，气滞血瘀，使新血不能化生。而岭南刺络疗法的治疗部位选在脉络，该患者气虚血瘀，所致的多年月经不调，正是岭南刺络疗法的适应证。

在使用岭南刺络疗法外，同时内服补脾益气、活血化瘀为主的中药。除了上述治疗方案外，平时的生活调护也不可缺少。

九、体会与讨论

月经不调发生的主要机制是脏腑功能失常、气血失调，导致冲任不足，其病因主要包括外感邪气、内伤七情、房劳多产、饮食不节。亦需注意体质因素对月经不调产生的影响。辨证着重在月经的期、量、色、质及伴随月经周期出现的局部症状，同时结合全身证候，运用四诊八纲进行综合分析。

　　月经不调的治疗原则重在治本调经。治本大法有补肾、扶脾、疏肝、调理气血等。"经水出诸肾"，故补肾为第一大法，补肾的目的在于益先天之真阴。用药以填精养血为主，佐以助阳益气之品，使阳生阴长、精血俱旺，则月经自调。即使在淫邪致病的情况下，邪去之后，也以补肾为宜。扶脾的目的在于益气血之源，用药以健脾升阳为主，佐以补血养血之品。脾胃健运，气血充盛，则源盛而流自畅。然而不宜过用甘润或辛温之品，以免滞碍脾阳或耗伤胃阴。疏肝的目的在于通调气机，用药以开郁行气为主，佐以养血柔肝之品，使肝气得疏，气血调畅，则经病可愈。然而不宜过用辛燥耗散之品以免耗伤气血。理气血当辨气病、血病，病在气者，治气为主，治血为佐；病在血者，治血为主，治气为佐。气血来源于脏腑，其补肾、扶脾、疏肝也寓调理气血之法。此外，不同年龄的妇女有不同的生理特点，治疗的侧重点也不同，应予以考虑。

　　在月经不调的论治过程中，首辨经病、他病的不同。如因他病致月经不调者，当治他病，病去则经自调；若因月经不调而生他病者，当予调经，经调则他病自愈。次辨标本缓急的不同。急则治其标，缓则治其本，如痛经剧烈，应以止痛为主；若经崩暴下，当以止血为先，缓则审证求因治本，使经病得到彻底治疗。再辨月经周期各阶段的不同，以指导用药。经期血室正开，大寒大热之剂用时宜慎；经前血海充盈，勿滥补，宜予以疏导；经后血海空虚，勿强攻，宜予以调补，但总以证之虚实酌用攻补。这是月经病论治的一般规律。

　　总之，月经不调是常见病，病变多种多样，病证虚实寒热错杂，必须充分理解肾主司月经，同时注意脾、肝以及气血对月经的影响，全面掌握其治法，灵活运用。

（奎瑜　刘利国）

第二十四章 多囊卵巢综合征

一、概念

多囊卵巢综合征是一种常见的内分泌代谢疾病，以排卵功能紊乱或丧失、高雄激素血症为主要特征。产生这些变化的机制涉及下丘脑-垂体-卵巢调节功能异常、胰岛素抵抗和高胰岛素血症、肾上腺内分泌功能异常等。其病因至今尚未明确。目前研究认为，可能是由于某些遗传基因和环境因素相互作用所致。本病危害患者身心健康，远期可导致子宫内膜癌、糖尿病、冠心病等并发症，超出妇科范畴。

中医学中并不存在该病名及相关概念。根据临床表现，该病可归属于闭经、崩漏、不孕、月经后期等范畴。

二、临床表现

1. **月经紊乱** 多囊卵巢综合征导致患者卵巢出现无排卵或稀发排卵，使得本病患者多伴有月经紊乱的问题，主要的临床表现为闭经、月经稀发和功能性子宫出血等。

2. **多毛、痤疮** 多囊卵巢综合征患者常出现高雄激素血症，而雄激素水平与人体毛发生长及皮脂腺分泌密切相关。过高的雄激素会导致毛发生长旺盛，同时伴有皮肤痤疮、粗糙、毛孔粗大，并具有症状重、持续时间长、顽固难愈等特点。

3. **不孕** 由于多囊卵巢综合征会导致排卵功能障碍，故多囊卵巢综合征患者的受孕率普遍较低，并且流产率高，出现不孕的症状。

4. **肥胖** 40%~60%多囊卵巢综合征患者会出现肥胖，且常呈腹型肥胖。肥胖与胰岛素抵抗等有关。

三、病因病机

多囊卵巢综合征又简称"多囊"，近年来很多学者研究得出，多囊卵巢综合征有明确的家族性，呈常染色体显性遗传，符合多基因遗传性疾病的规律。同时，多囊卵巢综合征患者基本上均存在高胰岛素血症和胰岛素抵抗的现象，二者在多囊卵巢综合征中起早期和关键作用。高胰岛素与卵巢内的胰岛素样生长因子相互作用下，会导致卵泡膜细胞不能将雄烯二酮转化成雌激素而使雄激素增多，形成高雄激素血症。另外多囊卵巢综合征表现的内分泌失调，与环境因素存在一定相关性。多囊卵巢综合征患者的心理因素常常被忽略。虽然大多患者的症状是亚临床性的，但是心理因素加肥胖严重导致生活质量下降，也会加重病情。

中医认为本病多由脏腑不和、气机阻滞、瘀血内停、痰湿内阻等病因所致。多囊卵巢综合征的病机主要为肾虚、肝郁、痰凝、血瘀，涉及肾、肝、脾三脏功能失调，并有痰湿、瘀血等病理产物，使肾-天癸-冲任调节功能紊乱。

肾虚是发病关键，因为肾主人体生殖功能，女科疾病多责之于肾。肾虚则气血津液运行异常，导致瘀血内阻；若肾阳虚，则气血温运乏力，冲任虚寒，而致寒凝血脉；若肾阴不足，肾精缺乏，则影响女性月经和胎孕，出现卵泡不能生长成熟或不排卵的症状。痰凝、血瘀集结于生殖之所，则见卵巢多囊样改变。该病数种病因错杂并存，导致多种症状同时出现，临床治疗需多种手段结合。

四、辨证分型

1.**肾气亏虚** 先天禀赋不足，或早婚多产，或房室不节，损伤肾气，冲任虚衰失养，不能摄精成孕；或损伤肾中真阳，命门火衰，冲任失于温煦，胞脉虚寒；或肾阴素虚，或数伤于血，精亏血耗，以致冲任血少，不能凝精成孕；或阴血不足，虚热内生，热伏冲任，扰动血海，而出现闭经、不孕、月经不调等症状。

2.**肝气郁结** 素性抑郁，或恚怒伤肝，情志不畅，肝气郁结，疏泄失常，血气不和，冲任不能相资。冲任不调，血海蓄溢失常，引起月经不调、不孕等症状。

3.**痰湿内阻** 恣食高粱厚味，痰湿内盛，阻塞气机，冲任失司；或素体脾虚，或饮食不节，劳倦过度，损伤脾气，脾失健运，痰湿内生，流注下焦，滞于冲任，壅阻胞脉，导致痤疮、月经不调、闭经、肥胖等症状。

4.气滞血瘀　气滞不能行血，血停则瘀滞，或涉水感寒，邪与血结，瘀血内阻，或恚怒伤肝，气滞血瘀，瘀血内停，冲任受阻，瘀滞胞脉，出现月经不调、不孕等症。

五、安全操作治疗

1.处方

主穴：三阴交、肾俞。

配穴：肝气郁结配行间、合谷、太冲，痰湿内阻配脾俞、丰隆、阴陵泉，气滞血瘀配膈俞、血海、太冲。

2.方解　肾俞为肾之背俞穴，可益肾固本，补肾填精；三阴交为足三阴经交会穴，可补益肝肾，调理冲任。

3.操作方法　在三阴交、肾俞穴周围，用单手或双手配合，施以如推、揉、挤、捋等手法，使局部充血；以所选取穴位为圆心，消毒半径为10cm的圆形区域，由内向外环形擦拭消毒皮肤3遍。然后，操作者戴好无菌手套，右手持一次性刺络放血三棱针，左手固定被针刺部位，右手拇、食指夹持针柄，中指抵住针尖，针尖露出2~5分，对准所刺部位刺入后出针，放出适量血液。有微量或少量出血时，用一次性无菌医用棉签擦拭；中等量或中等量以上出血时宜使血直接流入大小适宜的敞口器皿内。

六、辅助治疗措施

1.岭南陈氏针法

主穴：次髎（双，补法）、三阴交（双，补法）、天枢（双，补法）、合谷（双，泻法）、肾俞（双，补法）。

配穴：肾气亏虚配太溪、然谷，肝气郁结配肝俞、内关，痰湿内阻配中脘，气滞血瘀配阴陵泉。

方解：次髎、三阴交调理脾、肝、肾及冲任二脉；天枢位于腹部，针之可活血化瘀，灸之可温通经络；合谷配三阴交能调畅冲任，调理胞宫气血；肾俞为肾之背俞穴，可补益肾气，肾气旺则经血自足。

2.腹针

处方：引气归元（中脘、下脘、气海、关元）、中极、气穴（双）、下风湿点（双）、水道（双）。每次留针30分钟，10次为1个疗程。

方解：引气归元之中脘、下脘两穴有理中焦、调升降的作用，气海、关元固本强肾。下风湿点有补脾益肝、调理下焦的作用。水道可补益脾胃、疏通经络。总方义为调补肝肾，活血止痛。

操作：各穴行手法后留针30分钟，10次为1个疗程。各穴宜辨证交替选用。

3.耳针　交替选肝、脾、肾、内分泌等穴。

以王不留行籽贴压，一次贴3~4个穴位，每日按压1~2次，每次5分钟左右，每3~4日依据辨证更换穴位1次。

4.皮肤针　腰骶部督脉、足太阳经。

用皮肤针从上而下轻刺激或中等刺激，循经每隔1cm叩打一处，反复叩刺3遍，隔日1次。

5.穴位埋线　中脘、天枢、气海、关元、足三里。

按穴位埋线法常规操作，植入羊肠线，每月1次。

七、生活调护

1.环境调摄　不宜居住在阴冷潮湿的环境；尽量保证屋内有阳光照射；在阴雨季节，要注意湿邪的侵袭。

2.饮食调理　少食肥甘厚味，酒类也不宜多饮，切勿过饱。多吃蔬菜、水果，尤其是一些具有健脾利湿、化痰祛痰作用的食物，如白萝卜、荸荠、紫菜、海蜇、洋葱、枇杷、白果、大枣、扁豆、薏苡仁、红豆、蚕豆、包菜等。

3.坚持治疗　年轻女性患有多囊卵巢综合征而未经治疗者，中老年时患2型糖尿病的概率明显增高。多囊卵巢综合征若未经系统治疗将进行性发展，且一旦出现，终身存在。

4.运动锻炼　痰湿体质的多囊卵巢综合征患者多形体肥胖，身重易倦，故应长期坚持体育锻炼，活动量应逐渐增强，让疏松的皮肉逐渐转变成结实、致密的肌肉。气功方面，以动桩功、保健功、长寿功为宜，加强运气功法。

规律运动可以帮助调节血糖、血脂、血压，预防心血管疾病。

八、典型病案

朱某，女，33岁，职员。

主诉：经行时间反复延长10年余

现病史：患者月经初潮12岁，月经周期60~90天，经期5~7天，量中等，无痛经。2012年顺产一男孩，产后1年月经复潮，仍反复推迟，曾间断服用黄体酮及中药。近1年因生活压力大，情绪焦虑，易烦躁，怕冷。月经量中等，色暗红，无痛经，舌暗，瘀斑明显，苔薄，脉细涩。查体：双乳长毛不明显，下腹无长毛，无溢乳。外院妇科彩超：双侧卵巢多囊样改变。妇科超声：子宫大小正常，内膜7.2mm，双侧附件未见异常。

中医诊断：月经后期（气滞血瘀型）。

西医诊断：多囊卵巢综合征。

治则：补益脾肾，行气活血祛瘀。

取穴：膈俞、血海、太冲。

操作：选用不锈钢三棱针，刃尖锋利，针应光滑、无锈蚀、无倒钩。治疗时周围环境应安静，选择患者舒适、医者便于操作的治疗体位。医者双手用肥皂水清洗干净，再用医用酒精棉球擦拭。同时常规消毒施术部位。刺络放血时用一手固定被刺部位，另一手拇、食指夹持针柄，中指抵住针尖，针尖露出2~5分，对准所刺部位刺入后出针，放出适量血液。有微量或少量出血时，用镊子夹持无菌干棉球擦拭；中等量或中等量以上出血时宜使血直接流入大小适宜的敞口器皿内。操作部位应注意防止感染。刺络前可在被刺部位或被刺部位周围，用单手或双手配合，施以一定手法（如推、揉、挤、捋等），使被刺部位充血后再行操作。在四肢部位操作时，也可在被刺部位的近心端以橡皮带结扎，待被刺部位充血后再行操作。

其他辅助治疗

（1）平衡火罐：颈、背、腰部督脉、膀胱经，背俞穴。

（2）腹针：引气归元（中脘、下脘、气海、关元）、中极、气穴（双）、下风湿点（双）、水道（双）。

（3）体针：印堂、迎香（双）、生殖区（双）、内关（双）、列缺（双）、曲池（双）、足三里（双）、阴陵泉（双）、血海（双）、太溪（双）、三阴交（双）、太冲（双）、太溪（双）。

（4）中药处方：川芎15g、生地黄10g、五指毛桃30g、北沙参15g、白术15g、茯苓30g、炙甘草5g、栀子15g、黄连5g、女贞子15g、旱莲草15g、牛膝15g、鸡血藤30g。水煎服，共7剂。

二诊：经13次刺络放血及其他辅助治疗后，月经来潮，量色基本同前，症状均较前有明显好转。舌淡暗，苔薄，脉细，舌脉较前改善，为经络气血疏通之象，且经首诊刺络放血治疗后，血得活，气得行，瘀得以化，前法合度，仍按原方案继续辨证取穴治疗，辅助以梅花针沿着腰部膀胱经自上而下轻手法敲击，以舒筋活络，促进经络气血畅通。

【按语】多囊卵巢综合征是一种发病原因不明、临床表现多样、病情复杂的内分泌失调性疾病，其发病率在育龄女性中占5%～10%。西药治疗易出现卵巢过度刺激综合征、妊娠后生化率高等副作用，成为目前治疗的一大瓶颈。

本案患者素有月经不调，B超提示有多囊卵巢。患者肝气不能条达，郁结于体内，气滞则导致血停，血停则化瘀。肝郁则易乘脾，若平素喜食肥甘厚腻，脾胃运化负担更重，则痰湿内停，产生肥胖、不孕等多种症状。

中医治疗主要采取岭南刺络疗法。岭南刺络疗法的治疗部位为脉络，上述病例中该患者出现的气滞血瘀所致的多囊卵巢综合征，正是岭南刺络疗法的适应证。

九、体会与讨论

岭南刺络疗法治疗多囊卵巢综合征主要选取任脉、足阳明胃经、足太阴脾经、足少阴肾经、足太阳膀胱经。冲任二脉是五脏六腑与胞宫间经络联系与运行气血的通道。冲脉和足阳明胃经"合于宗筋，会于气街"，在腹部并行而上；任脉与脾胃两经相会合于中极、关元、下脘、中脘、上脘、承浆、承泣等腧穴。冲任二脉与足太阴脾经、足阳明胃经间接相通，脾胃作为人体的气血生化之源，乃月经之本。

多囊卵巢综合征患者脾胃健运功能异常，气血化源缺乏，冲任二脉运行受阻，表现为冲任阻滞。历代医籍研究表明，脾胃为枢纽，调冲任多从脾胃入手，脾健痰消则气血生化有源，血脂得消。而肾气在卵泡生长物质准备及排卵中起着原动力的作用。肾与膀胱互为表里，两者功能互相影响，足太阳膀胱经失于温化，寒湿入里，亦会影响到足少阴肾经。反之，若病邪影响足少阴肾经，亦可通过足太阳膀胱经由里传表。因此，从任脉、冲脉、脾经、胃经、肾经、膀胱经入手取穴进行刺络放血，可健脾化痰，活血消脂，调理气血，达到治疗的目的。

（奎瑜　刘利国）

第二十五章　盆腔炎

一、概念

盆腔炎是指女性上生殖道及其周围组织常见的一种感染性疾病，为育龄妇女的常见病、多发病，其发病率呈逐年上升趋势。盆腔炎主要包括输卵管卵巢脓肿、子宫内膜炎、输卵管炎和盆腔腹膜炎等，炎症可仅局限于某一个部位，也可同时累及多个部位，其中较常见的是输卵管炎。性生活过多、月经期间不注意卫生都易引发盆腔炎。盆腔炎是引起多种妇科病的重要原因之一，反复发作的盆腔炎会使得两侧宫旁组织及附件区增厚、粘连、形成瘢痕，甚至包裹形成包块，继发慢性盆腔痛、月经失调、不孕及异位妊娠等，严重影响女性健康。

中医古籍中并无"盆腔炎"之名，根据其临床表现，可归入"带下病""月经不调""痛经"等病症的范畴中。

二、临床表现

盆腔炎的临床表现因炎症轻重和范围大小差别较大。轻者无症状或症状轻微。常见症状为下腹痛，阴道分泌物增多，腹痛为持续性，活动或性交后加重。病情严重者，可有发热，甚至寒战、高热、头痛、食欲不振。月经期发病则易导致内膜炎，可出现经量增多、经期延长。如有腹膜炎可出现消化系统症状，如恶心、呕吐、腹胀、腹泻等。如有脓肿形成，可有下腹部包块及局部压迫刺激症状。包块位于前方可有膀胱刺激症状，出现排尿困难、尿频，如引起膀胱肌炎还可有尿痛等。包块位于后方可有直肠刺激症状，如在腹膜外可致腹泻及里急后重和排便困难。

盆腔炎患者的体征差异性较大。轻者无明显异常发现，或妇科检查仅发现宫颈举痛或宫体压痛，或附件区压痛。单纯子宫内膜炎时，不易找到异常体征。病情严重者，可见急性病容，体温升高，心率加快，下腹部有压痛、反跳痛及肌紧张，叩诊鼓音明显，肠鸣音减弱或消失。盆腔检查：阴道可见脓性臭味分泌物，宫颈充血、水肿。若见脓性分泌物从宫颈口流出，说明宫颈管黏膜或宫腔有急性炎症。宫体稍大，有压痛，活动受限。子宫两侧压痛明显。若为单纯输卵管炎，可触及增粗的输卵管，压痛明显；若为输卵管积脓或输卵管卵巢脓肿，可触及包块且压痛明显，不活动；宫旁结缔组织炎时，可扪及宫旁一侧或两侧片状增厚，或两侧宫骶韧带高度水肿、增粗，压痛明显；若有盆腔脓肿形成且位置较低时，可扪及后穹隆或侧穹隆有肿块且有波动感。三合诊常能协助进一步了解盆腔情况。

三、病因病机

盆腔炎多发生在性活跃期妇女，尤其是初次性交年龄小、有多个性伴侣、性交过频以及性伴侣有性传播疾病者。常见病因包括：下生殖道感染，如淋病奈瑟球菌性宫颈炎、衣原体性宫颈炎以及细菌性阴道病等，病原体沿生殖道黏膜上行蔓延至盆腔扩散；宫腔内手术操作，如人工流产、放置宫内节育器、刮宫术、输卵管通液术、子宫输卵管造影术、宫腔镜检查等，造成生殖道黏膜损伤、出血、坏死，导致下生殖道内源性菌群的病原体上行感染；或因经期不注意卫生，使用不洁的月经垫，经期性交等，可使病原体乘机侵入引起炎症；亦可继发于阑尾炎、腹膜炎等腹腔内感染；或盆腔炎性疾病所致的盆腔广泛粘连、输卵管损伤、输卵管防御能力下降，造成再次感染，导致急性发作。此外，阴道冲洗者盆腔炎的发生率高。盆腔炎最常见的病理改变包括子宫内膜炎及子宫肌炎，输卵管炎、输卵管积脓，输卵管卵巢脓肿，盆腔结缔组织炎，盆腔腹膜炎，败血症及脓毒血症，肝周围炎。

中医则认为本病多为湿邪所致，脾肾功能失常是发病的内在条件，感受湿热、湿毒之邪是重要的外在病因，任脉损伤，带脉失约是该病的核心机制。本病常由脾肾阳虚、阴虚夹湿、湿热下注和湿毒蕴结所致。脾肾阳虚则水湿不化，下注冲任，损及任督二脉；阴虚夹湿则下焦感受湿热之邪，损及冲任，约固无力；湿热湿毒，损伤脏腑，或伤及下焦，累及任带，约固无力，湿热下注，以致带下过多。情志不遂，气滞血瘀，或寒热之邪与血搏结而成瘀，阻滞任带，阴精津液不能运达阴股，濡养空窍，以致盆腔炎。综上可知，该病常常数种病因病机常相互错杂，同时并存，导致多种症状同时出现，临床治疗需多种手段结合。

四、辨证分型

1.脾肾阳虚 饮食不节，劳倦过度，或忧思气结，损伤脾气，脾阳不振，运化失职湿浊停聚，流注下焦，伤及任带，任脉不固，带脉失约；或素禀肾虚，或寒邪伤肾，或恣情多欲，肾阳虚损，气化失常，水湿内停，下注冲任，损及任带；或肾阳虚损，冲任不足。

2.阴虚夹湿 素禀阴虚，饮食不足，平素缺乏锻炼；或房室不节，阴虚失固，下焦感受湿热之邪；或久居寒冷潮湿之地，感受阴冷之气，元阳不足，则损及任带，约固无力，人体正气不足以抗邪，则发为本病。

3.湿热下注 素体脾虚，湿浊内生，郁久不化，内蕴化热；或情志不畅，肝气犯脾，脾虚湿盛，湿郁化热；或所处环境易感受湿热之邪，人体正气不足，以致湿热流注下焦，损及任带，约固无力，而致本病。

4.湿毒蕴结 经期产后，胞脉空虚，正气不足，或忽视卫生，或房室不禁，或手术损伤，或外感疾病，损失人体抗邪能力，以致下焦感染邪毒，湿毒不化，蕴结在下焦，则损伤任带，冲任约固无力而发病。

五、安全操作治疗

刺络放血疗法有祛瘀通络、消炎止痛之效，临床治疗盆腔炎疗效显著。但操作前需要详细询问患者病史，明确诊断，严格掌握适应证，且确认患者能接受此疗法。根据临床常见证候，选取相应选穴处方操作。

1.处方

主穴：三阴交、关元。

配穴：脾肾阳虚配中脘、命门，阴虚夹湿配脾俞、阴陵泉，湿热下注配上巨虚、下巨虚、丰隆，湿毒蕴结配委中、阳陵泉。

2.方解 三阴交为足三阴经交会穴，可补益肝肾，调理冲任；关元为任脉与足三阴经的交会穴，可培补元气，温摄冲任。

3.操作方法 在三阴交、关元穴周围，用单手或双手配合，施以如推、揉、挤、捋等手法，使局部充血；再以所选取穴位为圆心，常规消毒半径为10cm的圆形区域3遍。然后，操作者戴好无菌手套，右手持一次性刺络放血三棱针，左手固定被针刺部位，右手拇、食指夹持针柄，中指抵住针尖，针尖露出2~5分，对准所刺部位刺入后出针，放出适量血液。有微量或少量出血时，用一次性无菌医用棉签擦拭；中等量或中等量以上出血时宜使血直接流入大小适宜的敞口器皿内。

4.操作要点

（1）刺络手法要准、稳、快，一针见血，减少针刺疼痛。

（2）若穴位和血络不吻合，施术时宁失其穴，勿失其络。

5.注意事项

（1）操作前充分告知患者治疗的目的及意义，消除患者的紧张心理，选择适当的体位，充分暴露刺络放血部位，并嘱患者自然放松，以舒适为度。

（2）选择的一次性刺络放血三棱针，针身必须光滑、无锈蚀，针尖应锐利、无倒钩。

（3）刺络放血疗法为侵入性治疗，治疗时必须按照刺络放血疗法注意事项的要求，严格消毒，确保流程安全、无菌、有效。

（4）进针时注意避开动脉血管，针刺不宜过深，创口不宜过大，以免损伤其他组织。

（5）如误伤动脉出血引起血肿，可用无菌干棉球采取压迫止血。

（6）治疗过程中须密切观察患者即时反应，谨防晕针；如若出现晕针，立即停止治疗，并嘱平卧休息，松开衣带，注意保暖，轻者给予温开水或糖水，重者可以指压或针刺人中、内关穴或灸百会、关元等穴，若仍不能缓解，采用急救措施。

6.禁忌证　对于大病、久病体质虚弱、明显贫血、妊娠和有出血倾向者慎用，凝血功能障碍者禁用刺络放血疗法。

临床上，刺络放血疗法治疗盆腔炎操作方便、疗效显著。对于慢性盆腔炎，刺络放血治疗效果不理想者，不可拘泥于频繁、大量刺络放血治疗，以免损伤正气。可在刺络放血使经脉、气血舒畅的基础上，联合陈氏飞针、穴位注射、耳穴压豆等疗法，调理脏腑气血，促进疾病康复。

六、辅助治疗措施

1.岭南陈氏针法

主穴：关元（补法）、三阴交（双，补法）、天枢（双，补法）、合谷（双，泻法）、肾俞（双，补法）。

配穴：脾肾阳虚配至阳、腰阳关，阴虚夹湿配中脘、太溪，湿热下注配阳陵泉、内庭，湿毒蕴结配曲池、大椎。

方解：关元、三阴交调理脾、肝、肾及冲任二脉；天枢位于腹部，针之可活血化瘀，灸之可温通经络；合谷配三阴交能调畅冲任，调理胞宫气血；肾俞为肾之背俞穴，可补益肾气，肾气旺则经血自足。

操作：进针操作包括在选定的穴位上穿皮病刺入一定深度和探找到适当的针感（得气）。

2.腹针

处方：引气归元（中脘、下脘、气海、关元）、中极、气穴（双）、下风湿点（双）、水道（双）。

方解：引气归元之中脘、下脘两穴含有理中焦、调升降的作用；气海、关元固本强肾。下风湿点有补脾益肝、调理下焦的作用；水道可补益脾胃、疏通经络。每次留针30分钟，10次为1个疗程。总方义为调补肝肾、活血止痛。

3.耳针　交替选胃、脾、肾、内分泌等穴。

以王不留行籽贴压，一次贴3~4个穴位，每日按压1~2次，每次5分钟左右，每3~4日依据辨证更换穴位1次。

4.皮肤针　于腰骶部督脉、足太阳经，用皮肤针从上而下轻刺激或中等刺激，循经每隔1cm叩打一处，反复叩刺3遍，隔日1次。

5.穴位埋线　选取中脘、上巨虚、丰隆、阴陵泉、足三里。

按穴位埋线法常规操作，植入羊肠线，每月1次。

十、生活调护

1.环境调摄　不宜居住在阴冷潮湿的环境里，在阴雨季节，要注意湿邪的侵袭。

2.饮食调理　少食肥甘厚味，酒类也不宜多饮，勿过饱。多吃蔬菜、水果，尤其是具有健脾利湿、化痰祛痰作用的食物，更应多食之。

3.建立信心　耐心治疗。年轻妇女患有本病而未经系统治疗者，容易转变为慢性盆腔炎，迁延不愈。

4.运动锻炼　痰湿体质的盆腔炎患者，多形体肥胖，身重易倦，故本病患者应长期坚持锻炼，散步、慢跑、游泳、武术、八锦、五禽戏，以及各种舞蹈，均可选择。活动量应逐渐增强，让疏松的皮肉逐渐转变成结实、致密之肌肉。规律运动可以帮助血糖、血脂质、血压控制，预防心血管疾病。

八、典型病案

林某，女，31岁，教师。

主诉：反复右下腹疼痛5年余。

现病史：患者5年前无明显诱因出现右下腹疼痛，坠胀感。遂于我院妇科门诊就诊，诊断为慢性盆腔炎，予口服中药及灌肠后症状改善，后仍反复。现欲备孕，故来诊。平素畏寒，皮肤瘙痒，多于蚊虫叮咬后出现，反复发作。纳眠可，小便频，夜尿1次，大便调，质黏，口干，舌根部干燥，舌暗，苔腻，边有齿痕，脉细。要求调经助孕。

既往史：过敏性鼻炎10余年，慢性乙型肝炎30余年。

经带胎产史：有生育要求，平素月经规律，35日一行，持续5天干净，量中，最多时日用卫生巾5~6片，湿透，色暗，有血块，痛经，经前乳胀，经期大便溏结交替。

辅助检查：乙肝病毒DNA定量、肝纤维化四项、AFP检查未见异常。腹部彩超未见明显异常。婚检：巨细胞病毒IgG抗体阳性、风疹病毒IgG抗体阳性。妇科B超（经前2天）示子宫肌层低回声小结节（5~6mm），性质待定，双侧附件区未见明显异常，内膜13mm。

中医诊断：腹痛（湿热下注型）。

西医诊断：盆腔炎。

治则：清热利湿，活血化瘀。

取穴：上巨虚、下巨虚、丰隆。

操作：选用不锈钢三棱针，刃尖锋利，针应光滑、无锈蚀、无倒钩。治疗时周围环境应安静，无嘈杂，无噪音干扰，选择患者舒适、医者便于操作的治疗体位。医者双手及患者施术部位常规消毒。刺络放血时用一手固定被刺部位，另一手拇、食指夹持针柄，中指抵住针尖，针尖露出2~5分，对准所刺部位刺入后出针，放出适量血液。有微量或少量出血时，用镊子夹持无菌干棉球擦拭；中等量或中等量以上出血时宜使血直接流入大小适宜的敞口器皿内。操作部位应注意防止感染。刺络前可在被刺部位或被刺部位周围，用单手或双手配合，施以一定手法（如推、揉、挤、捋等），使被刺部位充血后再行操作。在四肢部位操作时，也可在被刺部位的近心端以橡皮带结扎，待被刺部位充血后再行操作。

其他辅助治疗：

（1）平衡火罐：颈、背、腰、部督脉、膀胱经、背俞穴

（2）腹针：天地针、水分、引气归元（中脘、下脘、气海、关元）、中极、气穴（双）、下风湿点（双）、水道（双）。

（3）体针：印堂、迎香（双）、生殖区（双）、外关（双）、列缺（双）、曲池（双）、足三里（双）、阴陵泉（双）、血海（双）、太溪（双）、三阴交（双）、太冲（双）、太溪（双）。

（4）皮肤针：腰骶部督脉、足太阳经。皮肤针从上而下，用轻刺激或中等刺激，循经每隔1cm叩打一处，反复叩刺3遍，隔日一次。

（5）中药处方：党参 20g、白术 15g、茯苓 30g、炙甘草 5g、川芎 10g、当归 10g、苍术 10g、薏苡仁 30g、败酱草 15g、委陵菜 15g、延胡索 10g、川楝子 15g，水煎内服，共7剂。

二诊：经3次岭南刺络疗法及其他治疗后，现右下腹无明显疼痛、坠胀感；纳眠可，小便频，夜尿1次，大便调，质黏，口干，舌根部干燥，舌暗，苔腻，边有齿痕，脉细。仍按原方案继续辨证取穴治疗。

三诊：患者活动如常人，自诉下腹部疼痛基本消失，但仍有轻微不适。食欲可，睡眠可；大便情况改善，已基本成形；口干较前缓解，舌淡暗，苔薄黄，脉细。通过岭南刺络疗法治疗，血得通，气得行，湿热渐渐消退，故患者卜腹痛较前明显改善，此为经络气血通畅之征象。

【按语】本案患者，既往素有右下腹疼痛、坠胀感，久病入络，故本病主要病机为下焦络脉不通；患者平素畏寒，多于蚊虫叮咬后出现皮肤瘙痒且反复发作，故可推测患者卫阳不足，卫外之力缺乏，易出现怕冷等症状；平素月经规律，色暗，有血块，伴痛经、经前乳胀，则说明患者肝经气机不利，气郁不能推动血的运行，血瘀于内。舌苔腻，说明下焦湿热较重，湿热下注，则湿毒内蕴，与下焦瘀血相互搏结，致使本病迁延不愈。中医治疗主要采取岭南刺络疗法。岭南刺络疗法的治疗部位选在脉络，上述病例中患者久病入络，久病多瘀所致的慢性盆腔炎，正是岭南刺络疗法的适应证。同时内服活血化瘀、

理气化痰为主的中药。除了上述治疗方案外，平时的生活调护也不可缺少。

九、体会与讨论

盆腔炎临床表现复杂、轻重不一，病情严重时还会出现发热、食欲不佳等全身症状，给患者带来巨大的痛苦。

岭南刺络疗法治疗盆腔炎，主要选取冲脉、任脉、足阳明胃经、足太阴脾经。

（奎瑜　刘利国）

第二十六章　小儿营养不良

一、概念

小儿营养不良是由于缺乏能量和（或）蛋白质所致的一种营养缺乏症，临床上以体重明显减轻、皮下脂肪减少和皮下水肿为特征，常伴有各器官系统的功能紊乱。急性发病者常伴有水、电解质紊乱，慢性者常有多种营养素缺乏。临床常见以能量供应不足为主的消瘦型、以蛋白质供应不足为主的浮肿型以及介于两者之间的消瘦－浮肿型。

本病属中医小儿疳积范畴，起病隐匿、缓慢，病程迁延，甚或发展为恶候，故与麻、痘、惊并称为古代儿科四大要证。

二、临床表现

本病以形体消瘦，面黄发枯，脘腹膨胀，青筋暴露，饮食异常等为主要表现，兼可见揉眉挖鼻，吮指磨牙，烦躁，夜卧不宁，舌淡，苔腻，脉沉细而滑，指纹紫滞。

三、病因病机

中医认为饮食不节，喂养不当，母乳不足，过早断乳，未能及时正确给予辅食，小儿偏食、挑食，长期吐泻，慢性腹泻，先天禀赋不足均可导致疳积。其病变部位在脾胃，可涉及五脏。脾胃不和，饮食不化，气血生化之源不足是疳积的主要病机。

胃主受纳，脾主运化，共主饮食的消化、吸收及水谷精微输布，用来营养全身。脾健胃和，则气血津液化生有源，全身上下内外得以滋养。若脾胃失健，生化乏源，则气血不足，津液亏耗，肌肤、筋骨、经脉、脏腑失于濡养，日久形成疳积；或久病后阴火伤及脾胃之气血而导致气津日渐亏虚，可见形体羸瘦等"疳证"表现。正如《小儿药证直诀·诸疳》说："疳皆脾胃病，亡津液之所作也。"综合来说，疳积的病因可分为以下几种。

1. **饮食不当** 乳食不节、喂养不当是引起疳积最常见的病因。这与小儿"脾常不足"的生理特点有关。小儿智识未开，乳食不知自节，若喂养不当，辅食添加失宜，乳食太过伤及脾胃，脾胃失健，受纳运化失节，升降不调，乃成积滞。积滞日久，脾胃更伤，转化为疳，称为疳积。

2. **疾病因素** 小儿久病吐泻，或反复外感，罹患时行热病、肺痨诸虫，失于调治或误用攻伐，致脾胃受损，津液耗伤，气血亏损，肌肉消灼，形体羸瘦，继而脾胃虚损，运化不及，积滞内停，转化为疳积。

3. **禀赋不足** 先天胎禀不足，或早产、多胎，或孕期久病、药物损伤胎元，导致元气虚弱。脾胃功能薄弱，消化吸收功能薄弱，水谷精微摄取不足，气血虚耗，继而引发脾胃虚损，运化不及，积滞内停，壅塞气机，阻滞络脉，进而呈现出虚中夹实的疳积证候。

四、辨证分型

疳积属于疳证的一种，可按照脏腑分型分为脾疳、心疳、肝疳、肺疳、肾疳。

1. **脾疳** 又称食疳，首见于《颅囟经》。《医宗金鉴·幼科心法要诀·疳证门》中记载："脾疳面黄肌消瘦，身热困倦喜睡眠，心下痞硬满肿胀，卧冷食泥腹痛坚，头大颈细食懒进，吐泻烦渴便腥黏。"病机为脾胃虚弱，蕴湿生热。症见身热，面色萎黄，啼叫乏力，形体羸瘦，腹膨如鼓，青筋暴露，嗜食泥土，吐逆中满，不思饮食，水谷不消，泄下酸臭，困倦喜卧。

2. **肝疳** 又称风疳、筋疳，首见于《颅囟经》。《古今医鉴·诸疳》中记载："疳在肺，则面白咳嗽，喘逆，口鼻生疮，咽喉不利，壮热恶寒，鼻流清涕。"病机为乳食不调，脾胃损伤，肝经郁热。症见脸色、眼睛及指甲发青，眼屎多，泪水多，目涩难睁，摇头揉目，腹大青筋，身体羸瘦，躁渴烦急，大便色青等。

3. **心疳** 又称惊疳，首见于《颅囟经》。《医宗金鉴·幼科心法要诀·疳证门》中记载："心疳面赤脉络赤，壮热有汗时烦惊，切牙弄舌口燥渴，口舌生疮小便红，胸膈满闷喜伏卧，懒食干瘦吐利频。"病机为乳食不调，损伤脾胃，心经郁热。症见五心烦热，或身壮热，颊赤唇红，口舌生疮，糜腐堆积，臭秽难闻，胸膈烦闷，盗汗发渴，小便赤涩，惊恐不安等。

4.肺疳 又称气疳，首见于《颅囟经》。《幼幼集成·诸疳症治》中记载："鼻下赤烂，手足枯细，口中腥臭，或作喘嗽，右腮㿠白，此肺疳也。"病机为乳食不调，而致脾胃虚弱，郁热伤肺。症见面色㿠白，壮热恶寒，咳嗽喘逆，咽喉不利，鼻疮流涕，鼻颊红痒生疮，肌肤干燥，毛发枯焦，泻痢频频等。

5.肾疳 又名急疳、骨疳，首见于《颅囟经》。《幼幼集成·诸疳症治》中记载："两耳内外生疮，脚如鹤膝，头缝不合，或齿缝臭烂，变成走马疳，此肾疳也。"病机为先天禀赋虚弱，或疳证日久，脾病及肾所致。症见骨瘦如柴，齿龈出血，口臭气浊，四肢不温，大便滑泄，或见解颅、行迟、齿迟。

五、安全操作治疗

（一）操作一

1.处方 四缝。

2.方解 四缝是治疗小儿疳积的经验效穴。属于经外奇穴，是手阳明、手厥阴、手少阳、手太阳、手少阴经脉所过之处，与大肠经、心包经、三焦经、小肠经、心经都有内在联系，针之可调理三焦、平肝泻心、理气和胃、清热除烦、健脾消积、通调百脉。挑刺四缝又称挑疳积，西医学认为，挑疳积可增加唾液分泌，提高唾液淀粉酶的作用，使肠中胰蛋白酶、胰淀粉酶、胰脂肪酶的含量增加。

3.操作方法 患儿取坐位，由陪同家长或助手协助固定手掌，掌面向上，分别取2~5指四缝穴，取发亮鼓起处为最佳刺点，并嘱患者自然放松。选择一次性刺络三棱针或5号一次性消毒注射器针头为刺络工具，局部皮肤常规消毒。医生双手戴医用手套操作。操作者一手握住患儿手掌，固定，另一手拇、食指夹持针柄，中指抵住针尖，针尖露出2~5分，对准所刺部位快速点刺，深度约为1~2mm，挤压出透明或淡黄色黏液或血珠少许。点刺挤压完毕以后，用十净的消毒棉球或医用纱布擦拭，按压至不出血不出黏液为止。最后再次常规消毒。一般挑刺1~3次，具体根据患儿身体变化和四缝穴局部变化而定。

4.注意事项

（1）患儿多畏痛拒针，易哭闹乱动，为了防其发生意外，嘱咐家长一定要安慰、鼓励,抱紧宝宝,并固定其双手,保证挑疳积能顺利和安全地进行。

（2）挑疳积后2小时内手指不要碰水,24小时内勿玩泥沙、污物及金属玩具,以免感染。挑疳积后一个月内饮食注意忌口,少吃零食,以容易消化的食物为主,忌肥甘厚味。保证充足睡眠,注意加减衣物,严防感冒,多进行户外活动,多晒太阳,增强体质。

（3）对于大病、久病体质虚弱、明显贫血、有出血倾向者以及极其不配合者慎用,凝血功能障碍者禁用。

（二）操作二

1.处方 身柱。

2.方解 身柱为督脉穴,可增强体质,预防感冒,治疗小儿疳积、惊风、虫积、百日咳等。

3.操作方法 在身柱穴周围,用单手或双手配合,施以如推、揉、挤、捋等手法,使局部充血。在施术部位,以所选取穴位为圆心,用含碘伏的棉球消毒半径为10cm的圆形区域。操作者戴好无菌手套,右手持一次性刺络放血三棱针,左手固定被针刺部位,右手拇、食指夹持针柄,中指抵住针尖,针尖露出2～5分,对准所刺部位,快速刺入,快速出针。出血后,快速在局部拔罐留罐,根据出血情况,留罐5~10分钟,等到出血停止后,停留2~5分钟后出罐,用干净的纱布把血擦拭干净。常规消毒,有必要的情况下局部贴上创可贴预防感染。

六、辅助治疗措施

1.中药 党参、白术、茯苓、六神曲、焦山楂、炒麦芽、鸡内金、大腹皮、胡黄连、炙甘草。腹胀明显者,加枳实、木香、厚朴;嗜食异物者,加连翘、黄芩;食积者,加谷芽、莱菔子;胁下痞块者,加丹参、郁金;大便秘结者加火麻仁、郁李仁;腹有虫积者,加苦楝皮、使君子、榧子;烦躁不安,揉眉挖鼻者,加栀子、莲子心。

2.中成药

（1）健脾八珍糕:党参、茯苓、薏苡仁、芡实、陈皮、白术、白扁豆、山药、莲子、粳米。每块8.3g,每日早晚饭前热水化开炖服,也可直接干吃,

1天3~4块，婴儿1次食1~2块。

（2）肥儿丸：肉豆蔻、木香、六神曲、炒麦芽、胡黄连、槟榔、使君子仁。每丸3g，1次1~2丸，每日1~2次，3岁以内小儿酌减。

（3）消疳理脾汤：具有驱虫消疳、健脾理气之功效。主治脾疳。

（4）健胃消食口服液：用于脾胃虚弱所致的食积，症见不思饮食、嗳腐酸臭、脘腹胀满及消化不良见上述证候者。口服，一次10ml（1支），一日2次，在餐间或饭后服用，2周为1个疗程。

（5）资生健脾丸：健脾开胃，消食止泻，调和脏腑，滋养营卫。主脾胃虚弱，食不运化，胸腔饱满，面黄肌瘦，大便溏泄，以及妇人妊娠呕吐，小儿疳积，神疲便溏。每服6g，米饮汤或开水送下。

3. 中药外敷　把中药粉加工处理后贴在特定穴位上。药物经透皮吸收进入体内起到治疗的效果，对于较难服药的儿童来说是个方便有效的方法。临床上有不少药物外敷治疗疳积的方法。

（1）芒硝、生大黄、栀子、杏仁、桃仁各6g。共研细末，加面粉适量，以鸡蛋清、葱白汁、醋、白酒各少许，调成糊状，敷于脐部，外用纱布覆盖，胶条固定。每日1次，3~5日为1个疗程，用于疳积腹部胀实者。

（2）莱菔子适量，研为细末，以水调和，敷于伤湿止痛膏上，贴敷于神阙穴。每日1次，7日为1个疗程，用于疳积腹部气胀者。

4. 小儿推拿　运八卦，补脾经，揉板门，推四横纹，清心经，清肝经，摩腹，揉中脘，揉足三里，捏脊。1日1次。消瘦者手法宜轻。

5. 捏脊　协助患儿取平正俯卧位，解开衣服裸露背部。施术者两手半握拳，二食指抵于背脊之上，拳眼与背垂直。两拇指伸向食指方向合力，夹起背部督脉、膀胱经的皮肤与肌肉，食指向前走，拇指向前翻卷；两手交替向前移动。从长强穴起，沿脊柱两旁向上向前推捏，每隔五下，提捏三把；再继续往前推捏至大椎。一般每次推捏3~10遍，每日1次。7天为1个疗程。

全程注意保暖。如果患儿夜盲，眼睛干燥不适、口角糜烂、鼻内或鼻翼两边红肿糜烂，则捏脊捏至风府穴。对于背脊部有皮肤感染、容易出血或发紫癜者勿用此法。背部消瘦者不宜用。

6. 艾灸　处方取脾俞、中脘。艾箱灸，每次15~30分钟，一周2~3次，两周为1个疗程，1个疗程后如果效果不明显，可以配合挑疳、小儿推拿、食疗等方法，加强疗效。适用于脾肾阳虚，面色㿠白，手脚凉的小儿疳积。

7. 体针 中脘、气海、足三里、商丘、脾俞、身柱。取0.18mm×13mm的一次性针灸针，快速点刺，不留针，注意手法要轻快轻柔。每天1次或者隔日1次，7~10天为1个疗程。1个疗程后如果效果不明显，可以配合挑疳、小儿推拿、艾灸、食疗，加强疗效。

七、生活调护

1. 合理饮食 提倡母乳喂养，乳食定时定量，按时按序添加辅食，适时断奶，膳食均衡。合理安排小儿生活起居，保证充足睡眠时间，经常户外活动，呼吸新鲜空气，以满足小儿生长发育的需要。纠正不良饮食习惯，避免过食肥甘滋补、暴饮暴食、贪吃零食、挑食。多晒太阳，增强体质。发现体重不增或减轻，食欲减退时，要尽快查明原因，及时治疗。

2. 注意保暖 保证卧室温度适宜，光线充足，空气新鲜。衣着要柔软，注意保暖。

3. 密切观察 定期测量体重、身高，以及时了解和分析病情，评估治疗效果。重证患儿更应密切观察病情，防止发生猝变。

八、典型病案

王某，男，7岁。

主诉：食欲减退半年多。

现病史：挑食，爱吃肉，偶尔吃雪糕后会肚子痛，不爱吃蔬果，饭量少，面黄肌瘦，头发枯燥偏黄，易发脾气，有口气，晚上入睡后额头、后背出汗，睡觉磨牙，偶尔说梦话，夜啼，大便偏干，1天1次，手脚汗多，耐寒热，舌淡苔厚腻，舌尖红。

中医诊断：疳积（心疳型）。

西医诊断：营养不良。

治则：健脾和胃消积。

操作：患儿取坐位，由陪同家长或助手协助固定手掌，掌面向上，分别取2~5指四缝穴，取发亮鼓起处为最佳刺点，局部消毒，用5号注射针头，快速点刺，深度约为1mm，挤压出透明或淡黄色黏液少许，按压至不出血不出黏液为止。用消毒纱布擦拭干净，常规消毒局部。叮嘱小孩子1小时内不可洗手，24小时内勿玩泥沙、污物及金属玩具，以免感染。配合清淡饮食，忌寒凉生冷辛辣，煲汤可加陈皮或山药。早睡，多运动，多晒太阳。

其他辅助治疗小儿推拿。运八卦、补脾经、揉板门、推四横纹、捣小天心、清天河水、揉中脘、揉天枢、捏脊。每个穴位按揉1~3分钟不等，手法轻柔轻快，2天1次，5次为1个疗程。

二诊：患者首次治疗当晚胃口好转，主动找东西吃，当晚没有说梦话，睡得比较沉。以首诊方案为基础，根据具体情况，随症而变。

后期小儿推拿加补肾、揉太冲、运水入土等滋补阴液。因风寒感冒加灸大椎。

坚持治疗1个半月，挑疳2次。第2次挤出黏液明显稀、少。诉胃口良好，睡觉比较沉，未出现夜啼，脸色红润，夜里出汗情况改善，脾气变好。嘱继续调理1个半月巩固疗效。坚持良好的饮食和作息。

【按语】疳积发病关键在于脾胃运化功能失调，多由疳气发展，积滞加重而来，属于脾胃虚损、积滞内停、虚实夹杂之证。肾是先天之本，脾乃后天之本，先天不足，可后天养之。疳积除了少部分是因为疾病或先天禀赋不足而发病，大部分都是喂养不当导致的。本案中小儿挑食、营养不均衡，生冷食物易伤脾阳；小儿脾虚，爱吃肉，长久而往，积滞成疳。睡眠不好，偶尔夜啼，说梦话，舌尖红，属于心疳。挑疳积（即挑四缝）是治疗疳积的关键。四缝穴有调和脏腑、通畅气机的功效，挑疳积可调整三焦、平肝泻心、理气和胃、清热除烦、健脾消积、通调百脉。

九、体会与讨论

小儿疳积是儿科常见的脾系疾病之一，疳积不及时处理，可诱发很多其他问题，譬如发热，高热不退，咳嗽，鼻炎，腺样体肥大，便秘，慢性腹泻等。脾是后天之本，属于人体气机运转的轴；肺经起源于中焦，下络大肠，还循胃口，上膈属肺。小儿常见疾病主责之脾、肺。所以，当宝妈们发现宝宝们有疳积的早期表现，如大便不正常，有口气，烦躁，爱趴睡，不爱吃饭等，应该及时调整饮食及生活护理，并寻求专业的医生给予帮助与治疗，预防变生他病，让宝宝健康快乐成长。

挑四缝可以通调三焦、平肝泻心、理气和胃、清热除烦、健脾消积、通调百脉。而且手法轻快，痛感小，简便操作，效果明显，大部分孩子治疗1次就明显见效，疳积导致的心火旺、胃火旺、肝火旺的症状也有所缓解。临床上我们把挑四缝运用于治疗成人，发现疗效也非常明显。挑四缝，不单可以治疗小儿疳积，还可以治疗消瘦、眨眼症、多发性抽动症、小儿哮喘、小儿厌食、胃痛、呕吐、呃逆、发热、咳嗽、眩晕、磨牙、近视、失眠、痛风、关节炎等。岭南刺络疗法可广泛运用于小儿疳积的治疗上，同时要考虑综合因素，指导父母正确喂养孩子，方能无后患。

参考文献

［1］周涛.小儿疳证中医临床诊疗指南（修订）研究［C］.南京中医药大学硕士学位论文，2018.

［2］黎崇裕.挑疳积的妙处［J］.中国中医药现代远程教育，2019.

（李晓月）

第二十七章　小儿热性惊厥

一、概念

热性惊厥为由发热引起的癫痫发作，具有年龄局限性和显著的遗传易感性，局限于6个月到5岁神经系统发育正常的儿童，较多见于各种颅外、颅内感染性疾病。本病属中医小儿急惊风范畴，俗称"抽风"，临床上以高热、抽搐、昏迷为主要表现。来势急骤，多见于外感热病，常由外感时邪，内蕴湿热，暴受惊恐而引发，病位在心、肝。

小儿急惊风是儿科四大症之一，以发病急、变化快、易虚易实、死亡速为特点，处理不及时、不得当容易转变为慢惊风，或留下后遗症，如瘫痪、言语不利、癫痫等，属于儿科急重症。古人有"小儿疾之最危者，无越惊风之证，吉凶反掌，变化瞬息"之说。

二、临床表现

小儿急惊风以高热、抽搐、昏迷为主要表现，可见四肢抽搐，口角抽动，呼吸气粗，面红目赤，颈项强直，两目上视，牙关紧闭，甚则角弓反张，部分患儿表现为单侧肌体抽动，口角歪向一侧，双眼斜视。

古人早已将急惊风的主要症候概括为四证、八候。四证：痰（痰多气促）、热（高热口渴）、惊（神识不清）、风（手足抽搐，角弓反张）。八候：搐（肘臂伸缩抽动）、搦（两肩拽动）、颤（手足震颤）、掣（两手握拳或十指开合不已）、反（角弓反张）、引（臂若开弓，手若挽弓）、窜（眼睛上视）、视（眼睛斜视，睛露不活）。

三、病因病机

中医儿科鼻祖钱乙在《小儿药证直诀》提出"小儿急惊者，本因热生于心"。《诸病源候论》认为小儿急惊风的病因是风、惊、食。而明代名医万全认为该病的病因可分为内因、外因、不内外因。《幼科铁镜》载："疗惊必先豁痰，豁痰必先祛风，祛风必先解热。"认为小儿急惊风多由外感风温热毒引动肝风而致。小儿急惊风主要是痰、热、惊、风所致，究其根源，则多由邪热炽盛而致，所谓热极生风是也。

1.**外感时邪** 包括六淫之邪和疫疠之气。小儿脏腑娇嫩，元气薄弱，卫外不固，容易感受外邪。感邪之后，常从阳化热，热甚生痰，痰甚生惊，引动肝风。若感受温邪疫疠之气，则起病急骤，邪热炽盛，传变迅速，内陷心肝。若暑温致病，则易化热，迅速深入营血，气营两燔，甚至吐衄、发斑，出现内闭外脱危证。

2.**内蕴湿热** 饮食不洁，误食污秽或毒物，湿热疫毒蕴结肠腑，内陷心肝，扰乱神明，而致高热昏厥，抽搐不止。小儿脾常不足，饮食不知节制，容易产生积食，水湿内停，聚而化痰，身又大热，煎灼阴津成痰，痰聚进而生热，痰动生风。痰既是外感肺脾损伤的病理产物，又是进一步产生惊风的病理因素。有形之痰在肺阻遏气道，无形之痰上蒙清窍，进而表现为神昏，胡言乱语，抽搐频发，喉中痰声辘辘等。

3.**暴受惊恐** 小儿元气未充，神气怯弱，若猝见异物、乍闻异声，或不慎跌仆，暴受惊恐，惊则气乱，恐则气下，致使心神不能守舍，神无所依，轻者神志不宁，惊恐不安；重者痰涎上壅，引动肝风，发为惊厥。

四、辨证分型

辨小儿急惊风，应先分轻重。惊风发作次数较少，持续时间较短，发作后无神志、感觉、运动障碍者，属轻症；若发作频繁，抽搐时间较长，发作后神志不清，甚至有感觉、运动障碍者，属重症。具体证型可根据发病季节、年龄、病史、致病特点、原发病表现等辨别。

1.**外感风热** 起病急骤，发热，鼻塞，流涕，咽红，咳嗽，头痛，烦躁，神昏，抽搐，舌红苔薄黄，脉浮数，指纹青紫。常见于冬春之季。

2.**温热疫毒** 冬春季节常见，常见于麻疹、流行性腮腺炎等病，高热不退，神昏，四肢抽搐，头痛，呕吐，烦躁口渴，舌红苔黄，脉数。

3.**暑热疫毒** 常见于酷暑时节，起病急骤，持续高热，神昏谵语，反复抽搐，头痛项强，呕吐。有些伴随皮肤出疹发斑，口渴便秘，舌红苔黄，脉弦数。严重者可出现呼吸困难等危象。

4.**湿热疫毒** 常见于夏秋季，突发且持续高热，昏迷，谵语烦躁，反复惊厥，腹痛呕吐，大便黏腻，或夹脓血，舌红苔黄腻，脉滑数。

5.暴受惊恐 平时情绪紧张，胆小易惊，突然受惊后出现惊惕不安，喜投母怀，面色乍青乍白，甚至抽搐、神志不清，大便色青，脉不齐，指纹紫滞。

五、安全操作治疗

1.处方 十宣、十二井、水沟、大椎、印堂、七星穴。

2.方解 十宣、十二井穴，能泄诸经之热，开窍醒脑，息风镇惊。《乾坤生意》："能治凡不省人事，牙关紧闭，一切暴死恶候。"水沟、大椎、印堂穴为督脉腧穴，督脉总督一身之阳气，取之能醒神启闭，开窍镇惊。七星穴为董氏奇穴治疗小儿惊风的特效经验穴，主要包括总枢(相当于风府)和分枢(相当于哑门)两穴。张从正曾说："刺络即是发汗，发汗可泄热。"诸穴配合达到清泄实热、息风定惊、醒脑开窍的目的。

3.操作方法 固定患者手掌手指或者头面部等需要刺络的部位。选择一次性刺络三棱针或5号一次性消毒注射器针头为刺络工具。局部皮肤用常规消毒。医生双手戴医用手套操作。操作者一手握住患儿需要刺络的部位，另一手拇、食指夹持针柄，中指抵住针尖，针尖露出2~5分，对准所刺部位快速点刺，深度约为1~2mm，出血后，用干净的医用纱布擦拭，并不断挤压出血，直到出血停止。大椎刺络后快速在局部拔罐，并根据出血情况留罐5~10分钟，待血停再留罐2~5分钟后出罐，用干净的纱布擦拭干净，再次常规消毒。随时密切注意患儿的情况，随时根据具体情况确定下一步处理方案。

4.注意事项

（1）抽搐发作时，切勿强制按压，以防骨折。应将患儿平放，头侧位，并用纱布包裹压舌板，放于上、下牙齿之间，以防咬伤舌体。

（2）保持呼吸道通畅。痰涎壅盛者，随时吸痰，注意给氧。

（3）酒精过敏、晕血、心脏病、糖尿病、重度高血压、精神病患者以及身体特别虚弱者慎用此法。

六、辅助治疗措施

1.体针 主穴：水沟、涌泉、内关、阳陵泉、合谷、太冲。外感风热者可加风池、外关，痰热内蕴者可加丰隆、中脘，暴受惊恐者可加印堂、承浆，牙关紧闭者可加下关、颊车；角弓反张者可加筋缩。水沟穴刺向鼻中隔，用提插泻法。留针30分钟，留针期间每隔3~5分钟调针1次。

方解：刺水沟通调督脉，开窍醒神；内关为手厥阴心包经之穴，刺之能开泻心包之火；合谷、太冲两穴合用谓之"四关"，可通行气血，息风定惊；阳陵泉为筋会，可疏筋缓急；涌泉是急救要穴之一，有滋阴补肾、降逆下气、平肝清热、清脑醒神、息风止痉的功效。

2.耳针　取穴心、肝、神门、脑、交感、皮质下。毫针浅刺，强刺激。每隔10分钟捻转1次，留针60分钟。

3.皮肤针　取穴膻中、大椎、太冲、阴陵泉、肘窝、膝窝处。皮肤针叩刺出血，强刺激。

4.中药处方

（1）外感风热证：起病急，发热，头痛，流涕，咳嗽，咽痛，随体温升高出现烦躁，瞬间神昏、抽搐，舌苔薄白或薄黄，脉浮数。

治法：疏风清热，息风定惊。

方药：银翘散加减。喉间痰鸣者，加天竺黄、瓜蒌皮清化痰热；咽喉肿痛，大便秘结者，加大黄、黄芩、山豆根清热泻火；神昏抽搐较重者，加服小儿回春丹清热定惊。

（2）暑热疫毒证：本证多见于夏至后，高热不退，头痛，项强抽搐，神昏，恶心呕吐。暑热重者高热不退、烦躁口渴；暑湿重者嗜睡神昏、呕恶，苔黄腻。

治法：清气凉营，息风开窍。

方药：清瘟败毒饮加减。高热，昏迷较深者，可选加牛黄清心丸或紫雪息风开窍；大便秘结者，加大黄、玄明粉通腑泄热；呕吐者，加半夏降逆止呕。

（3）湿热疫毒证：起病急骤，高热，烦躁口渴，谵语，神昏，抽搐不止，双目上视，舌红，苔黄腻，脉数。邪陷心为主者谵语，神昏；陷肝为主者反复抽搐。

治法：清心开窍，平肝息风

方药：羚角钩藤汤加减。神昏抽搐较甚者，加服安宫牛黄丸清心开窍；

便秘者，加大黄、芦荟。

（4）暴受惊恐证：暴受惊吓后惊惕不安，身体战栗，喜欢父母抱，夜里惊啼；甚至惊厥，神志不清，脉律不整，指纹紫滞。常有受到惊吓史，或在惊风病史基础上因受惊吓而诱发。

治法：镇惊安神，平肝息风。

方药：琥珀抱龙丸加减。呕吐者，加竹茹、姜半夏降逆止呕；夜寐不宁，惊啼者，加用磁朱丸重镇。

5. 中成药

（1）回春丹：用于风热动风证。具体服用剂量看说明书或遵医嘱。

（2）安宫牛黄丸（散）：用于邪陷心肝证。具体服用剂量看说明书或遵医嘱。温开水调服。

（3）牛黄镇惊丸：用于惊恐惊风证。具体服用剂量看说明书或遵医嘱。

（4）羚羊角：用于急惊风各证，3岁以下每次0.3g，1日2次；3~6岁每次0.3g，1日3次；6岁以上每次0.6g，1日2次。温开水冲服。频繁发作，病情重者，由医师酌情加量使用。

6. 推拿

（1）风欲发作时，拿大敦穴。

（2）刚发作时，昏迷、牙关紧闭、两目上视、四肢抽搐，先醒脑开窍，清热息风，重掐人中、百会、内劳宫、承山，取1~2个穴位即可。掐至抽搐停止或哭醒，意识清醒。一般1次奏效，效不佳者，增加穴位或重复再掐。

（3）醒脑开窍后，随证调治。惊风发作时，身体蜷曲的，重掐委中穴；身向后仰倒的，重掐按膝眼；牙关紧闭，神昏窍闭的，重掐合谷穴。均为强刺激。

（4）醒脑开窍后，常规推拿。开天门、揉攒竹、推坎宫、揉太阳、掐中冲、揉合谷、分阴阳，掐揉五指节，各30~40遍。揉内劳宫、运八卦、清肺经、上三关、退六腑、清天河水各100~300次（其中上三关、退六腑的推拿次数比例常规为1：1，若热盛，惊厥明显，则为1：2）。腹部胀满、二便不通者，加运中脘、天枢，顺时针摩腹各100~200次。口噤不开加运颊车100次。痰重者加揉膻中、列缺、丰隆各100~300次。

（5）上述推拿后，如还不能出汗退热，需用汗解法。先重掐数次少商、中冲、商阳、合谷，后掐揉太阳、风池，掐揉至大哭汗出，如果涕泪俱下，更好。

7.灯火疗法　又称爆灯火疗法，是古人治疗小儿脐风的一种方法。取囟门、眉心、人中、承浆、少商、脐心、脐轮，用灯油或植物油浸蘸灯心草的一端，点燃后用燃烧的灯火点烧特定穴位。操作时，可听到轻微的"噗噗"爆响声，在被点烧过的皮肤上会留下白色焦点，米粒样大小。患者有轻微的痛感。该方法可通畅经络、流通气血、祛邪外出。

七、生活调护

1.重视预防　小儿急惊风发作有先兆，若能在先兆期及时发现并干预，就能避免惊搐的发生。这体现了中医治未病的思想。急惊风发作的先兆表现有双目直视，脸颊红赤，想要接近冰凉的地方，怕物惧人，心神不定，左顾右盼等。体型肥胖，发热后出现脉搏急促的患儿也要预防急惊风的发生。临床上一旦发现这些先兆表现，就要积极干预，预防急惊风的发作。

2.饮食调理　日常要注意调节饮食，饮食物要定时定量，富含营养，易于消化，以清淡素食为主，高热时以半流质或素食半流质为宜，夏季可给予西瓜汁、番茄汁，冬天可给饮鲜橘水、苹果汁，痰多可服莱菔子汁。避免积食疳积，有呼吸系统疾病或者肠胃问题及时处理。

3.急性发作期护理　小儿急惊风发作时，应使患儿侧卧，解开衣领，保持环境安静，防止咬伤舌体，可用纱布包压舌板放在上、下齿之间。保持呼吸道通畅，及时清除口鼻腔分泌物，防止窒息。口唇紫绀者给予吸氧，呼吸停止者行人工呼吸等。在持续抽搐之际，勿强行把住患儿手足，否则筋脉不舒，易引起肢体瘫痪或骨折等。牙关紧闭者可用乌梅肉频繁擦牙龈以松牙关。高热患者表邪未解时可给予温水擦浴，避免吹风，勿用冰水冷敷，防止毛孔闭塞，邪无出路。

八、典型病案

谢某，男，4岁。

主诉：发热咽痛伴随头晕1天。

现病史：1天前出现发热，咽痛，头晕，无汗，体温39.2℃，吃了退热药后症状未见好转。今日体温升为40.0℃，突发烦躁，高热面赤，四肢抽搐，神志不清，双目上视，故来诊。接诊时神昏，双目上视，牙关紧闭，四肢抽搐，舌红苔厚腻，脉数。

中医诊断：小儿急惊风（邪陷心肝型）。

西医诊断：热性惊厥。

治则：清热息风，开窍醒神。

治法：取十宣、七星穴。十宣注射针头点刺，七星穴刺络拔罐。

其他辅助治疗：

（1）体针：取水沟、涌泉、内关、阳陵泉、丰隆、中脘、四关。水沟穴向鼻中隔方向斜刺，提插泻法，以患儿眼球湿润为度。其余穴位常规针刺，泻法。

（2）耳针：取心、肝、交感、脾、神门、皮质下。毫针浅刺，强刺激。

（3）牙关不紧闭后用温水喂服羚羊角粉0.3g，1日3次。

（4）饮食疗法：蝉蚕白糖水：蝉蜕6g，僵蚕10g，白糖10g。先将蝉蜕、僵蚕煎水，取滤液，后加入白糖。于抽搐间隙时灌服，日数次。

（5）外敷疗法：芙蓉花嫩叶6片，切碎、捣烂，用1个鸡蛋清和匀，作饼敷脐。

【按语】本病的病因较为复杂，多由外感风热时邪，郁而化热，入里传变，或由饮食不节或误食污物，湿热蕴结肠腑，内生痰热，蒙蔽心包，扰乱神明，引动肝风所致。在治疗上当急则治其标，以息风定惊，开窍醒神为先。"治风先治血，血行风自灭"，刺络十宣、七星穴，可快速清热息风定惊、开窍醒神。需要注意的是刺络时不宜太深，避免伤及重要的动脉和神经，拔罐时间不宜太长，一般10~15分钟即可。此项治疗属于有创治疗，注意预防感染。嘱咐家长按保健处方加强日常调养，以改善体质。预防胜于治疗。

九、体会与讨论

小儿急惊风的病因无非热、痰、惊、风。小儿腠理不密易受外邪，尤其是风邪的影响，脾肾常不足，而心肝常有余，喂养不当又容易积食积热，聚而化痰，痰蕴化火，引发肝风上扰清明，进而发病。治疗上以清热豁痰、息风镇惊为基本原则。急则治标，缓则治本。

岭南刺络疗法在小儿急惊风的治疗中，取十宣、十二井、水沟、大椎、印堂、七星等相配，远近取穴以通经络，上下配伍以和阴阳，达到息风定惊的功效。

岭南刺络疗法对于小儿急惊风可以快速泄热清火、豁痰镇惊、息风镇惊。临床中要及时发现小儿急惊风的先兆，预防治疗，减少小儿急惊风转变为慢惊风或者留下后遗症可能。

（李晓月）

第二十八章　前列腺炎

一、概念

前列腺炎为一种成年男性多见的疾病，临床以慢性发病为主。急性前列腺炎发作急骤，常由细菌感染引起，临床伴有发热、畏寒、尿频、尿急、尿痛、尿不尽，甚至出现脓尿等症状。慢性前列腺炎可因急性发作治疗未愈而迁延，或因局部过度摩擦、压迫致前列腺长期充血、腺管水肿所致。全身症状多不明显，尿频、尿急程度轻，且时隐时现，排尿无力及尿后余滴，性功能常伴有一定程度的异常。

前列腺炎临床表现多与多种泌尿系统疾病（如尿道炎、膀胱炎、膀胱结石、膀胱结核、精囊炎等）相似，可以通过直肠指检、尿三杯试验及前列腺液的检查而鉴别。根据临床病症表现，前列腺炎属于中医"精浊""淋浊"的范畴。

二、临床表现

临床表现常呈现多样性，部分患者仅仅有轻微的小便急痛、频数，尿道内灼热不适或排便余沥不尽感，部分患者在小便排便终末或用力排大便时，有少量乳白色的前列腺液自尿道滴出。大部分患者在腰骶、腹股沟、下腹及会阴等处常有坠胀隐痛感，有时可涉及耻骨上、阴茎、睾丸及股内侧。部分病程较长的患者，常出现阳痿、早泄、遗精或射精痛等症状，或伴神经衰弱症状，如头晕、耳鸣、失眠多梦、腰酸乏力等。直肠指检一般表现为前列腺大小正常，或稍偏大或偏小，手指触诊可有轻度压痛。有的前列腺可呈现出质地软硬不均甚或变硬等异常现象。

三、病因病机

《景岳全书》称："便浊证有赤白之分，有精溺之辨。凡赤者多属于火，白者寒热俱有之。由精而为浊者，其动在心肾；由溺而为浊者，其病在膀胱、肝、脾。"《素问·痿论》谓:"思想无穷,所愿不得,意淫于外,发为筋及为白淫。"《诸病源候论》谓:"其状尿留茎内,数起不出,引小腹痛,小便不利,劳倦即发也。"

中医学认为前列腺炎病因病机为思欲不遂、肝气郁结,或房劳过度、肾精亏耗、相火妄动,或酒色劳倦、脾胃受损、湿热下注、败精癖阻。肾虚以及正气不足是发病基础;湿热瘀结下焦是基本病机,而气滞血瘀则贯穿始终。肾虚、湿热、瘀血是前列腺炎发病的三大主因。湿浊为标、瘀滞为变、肾虚为本。

西医学认为前列腺炎发病原因复杂,可能是人体感染病菌后,病菌借助血液和淋巴组织液传播到前列腺,或由后尿道及泌尿生殖系其他部位的感染导致,或尿液反流入前列腺管所引起;也有可能是支原体或衣原体等致病微生物感染,直接经尿道上行而引起;或与免疫因素有关。

四、辨证分型

1. 肾阳虚衰　病程较长,终末尿滴白,尿意不尽,尿后余沥,劳累后加重,会阴部隐痛,有下坠感,小便清长或频数,神疲乏力,面色少华,纳谷不香,腰膝酸冷,畏寒肢冷,阴囊或阴茎冷缩,性功能减退。舌淡而胖,脉细而软。

2. 肾阴亏耗　病史较长,有手淫及房劳史。尿末滴白,尿道口流黏液黏丝,小便余沥不尽,腰酸而软,有梦而遗,性功能减退,或有肉眼血精,面色黧黑,五心烦热,午后低热颧红,大便干结,小便黄少,失眠多梦,舌红,苔少,中有龟裂或有剥苔,脉细数。

3. 瘀积内阻　病程较长,或会阴受伤。小便艰涩难出,细如线,甚或小便闭塞,点滴全无,伴有尿道涩痛,会阴、少腹痛。或肉眼血精,会阴部刺痛明显,痛引阴茎、睾丸、少腹、腰骶部。眼眶黧黑,舌质紫或有瘀斑,脉涩。肛门指检前列腺质地较硬,或有结节。前列腺液中有红细胞。

4. 湿热蕴结　尿频、尿急、尿少而黄赤,茎中灼热涩痛,兼见少腹拘急,大便秘结,口中干苦而黏,渴不欲饮,口腻胸闷。舌红,苔黄腻,脉弦数或滑数。肛门指检前列腺肿胀、压痛。

5. 肝郁气滞　情志抑郁,或烦急善怒,小便不通或通而不爽,胸胁胀满,口苦咽干，兼见小腹坠胀，嗳气，气出则舒，烦躁善怒。舌红，苔薄黄，脉弦或弦数。

五、安全操作治疗

1.处方 中极、关元、三阴交、秩边。肾阳虚衰辅以气海、足三里，肾阴亏耗辅以水道、肾俞，瘀积内阻辅以血海、膈俞，湿热蕴结辅以合谷、外关。

2.方解 中极、关元、秩边可调和肾气，疏通任、督脉而散郁结，通利小便；三阴交为肝、脾、肾三经之交会穴，可调理三阴经气血，为治疗泌尿生殖系统疾病之要穴。诸穴配伍，以达祛瘀通络、通利小便之效。

3.操作 在中极、关元、三阴交、秩边用单手或双手配合，施以推、揉、挤、挒等手法，使局部充血；以所选取穴位为圆心，用含碘伏的棉球消毒半径为10cm的圆形区域，由内向外环形擦拭消毒皮肤3遍。然后，操作者戴好无菌手套，右手持一次性刺络放血三棱针，左手固定被针刺部位，右手拇、食指夹持针柄，中指抵住针尖，针尖露出2~5分，对准所刺部位刺入后出针，放出适量血液。有微量或少量出血时，用一次性无菌医用棉签擦拭；中等量或中等量以上出血时宜使血直接流入大小适宜的敞口器皿内。

4.注意事项 中极、关元、气海、水道穴宜排尿后进行刺络放血。

六、辅助治疗措施

1.岭南陈氏针法 飞针快速进针，得气后运用导气法，使委中穴位针感向腰部扩散；刺腰痛点针尖朝上臂，逆时针持续捻针，使针感向上臂扩散。操作时，应嘱病人逐渐活动腰部，先小幅度左右摇摆，若疼痛缓解可适当增大活动幅度。

2.穴位注射 根据中医辨证情况，选取鱼腥草注射液、丹参注射液、当归注射液等，交替选择1~2个腰、腹部穴位，每穴注射药液1ml，每日或隔日1次。

3.耳针 交替选择耳穴肾、膀胱、内分泌、脾、神门点，每次2~3穴，用磁珠或王不留行籽贴压，并嘱患者每日按压1~2次，每2~3日更换一组穴位。

4.头皮针 针刺选取生殖区，常规皮肤消毒后，采用25mm毫针针刺，留针30分钟，留针期间每10分钟运针1次，每日治疗1次。

5．温水坐浴 每次20分钟，每日2次。

6．药物纳肛治疗 选用野菊花栓，肛门给药，每次1枚，纳入肛门内3～4cm，每日2次。

七、生活调护

1．健康教育 加强健康宣教，向患者普及前列腺的基本生理病理知识，尤其是前列腺炎的发病原因、影响因素以及常见的症状表现。让患者掌握前列腺相关生理知识，前列腺炎的良性性质和缓慢进展过程，了解科学预防保健知识，从而减少患者的顾虑，引导其正确、积极乐观面对疾病，增强保养意识，促进疾病早日康复。

2．生活起居调摄 对于久坐者，可以嘱其每坐45分钟，站立做肢体伸展活动不少于10分钟，或做20次肛门收缩的动作，尽量避免长时间久坐。平素保持大便通畅，晚饭后、夜间减少喝水，尽量避免憋尿。生活作息有规律，注意保暖，尤其是气候明显变化，冬春、秋冬季节转换的时候，避免感冒。一般每周1～2次规律性生活比较适宜，且每次不要超过20分钟，同时减少性交中断或不射精的情况，宜戒烟酒。避免酒醉同房，不宜早婚早育。

3．饮食调摄 宜多食新鲜蔬菜、水果等，避免辛辣、刺激性食物，可多食山药、黄芪、杜仲、肉苁蓉等平补或温补之品，以调养肾中之气。

（1）苁蓉羊肉粥

原料：肉苁蓉20g，精羊肉60g，粳米60g，葱白2茎，生姜3片，盐少许。

制法：分别将肉苁蓉、羊肉洗净，切细，先煎苁蓉取汁，去渣，入羊肉、粳米同煮，待数沸后，加入调味品同稀粥食用。

功效：补阳气，益精血。适宜于前列腺炎属肾阳虚衰者。

（2）冬瓜薏米汤

原料：冬瓜350g，薏苡仁50g，白糖适量。

制法：将冬瓜切成块，与薏苡仁同煎汤，用糖调味，以汤代茶饮。

功效：清热利湿。适宜于前列腺炎湿热内蕴者。

（3）黄芪桑椹蜜

原料：黄芪100g，鲜桑椹1000g（干品500g），蜂蜜300g。

制法：将黄芪、桑椹洗净，加水适量煎煮，每30分钟取煎液1次，加水再煮，共取煎液2次。合并煎液，再以小火熬浓缩，至较黏稠时加蜂蜜，至沸停火，待冷装瓶备用。每次1汤匙，以沸水冲服，每日2次，连服6~7日。

功效：补脾益气。适宜于前列腺炎气阴两虚者。

4. 精神情志调摄　要有战胜疾病的信心、顽强的意志，积极配合医生，保持精神愉快，使自己处于一种放松状态，这样才能很快恢复。

5. 运动锻炼　通过体育锻炼增强体质，从而改善会阴部的血液循环。

（1）呼吸提肛练习：锻炼时呼吸自然放松、均匀，吸气时收小腹，收缩肛门，呼气时放松小腹、肛门，连续做100次为1组，每天做2组。练习时姿势没有限制，可站、可坐，甚或卧位。

（2）增加会阴部的血供：可以通过练习八段锦、太极拳以及太极剑等，加快会阴部的血液循环，减少前列腺炎的发生。

（3）按摩：①按揉丹田：仰卧，双手重叠按、揉丹田部位，分别向左、右旋转各按揉30次。用力不可过猛，速度不宜过快。②指压法：用指腹在中极穴，双侧阴陵泉、三阴交穴各按揉3分钟，每天早晚各1次。③揉按会阴穴：用食指每天轻轻按摩会阴穴2次，按摩时仰卧屈膝取穴，每次按摩20下。④搓揉脚心：搓揉前先把双手搓热，然后以右手掌搓揉左脚心，左手掌搓揉右脚心，以脚心轻微发热为度。每天早、中、晚各做3次。⑤腰背按摩：用左手掌自尾骶部位沿脊柱顺次向上按摩至胸椎中部，同时，右手自胸椎中部沿脊柱顺次向下按摩至尾骶部。每天按摩20次，以脊柱轻度发热为度。

八、典型病案

张某，男，39岁，出租车司机。

主诉：下阴部胀闷、疼痛伴性功能障碍5年余。

现病史：患者5年前开始常会阴部胀闷、疼痛，并向尿道放射，坐热水浴则减。伴小便不畅，性交时有射精痛，烦恼不堪。经治疗效果不显。性情急躁，易怒。喜饮酒，既往有手淫史，否认有不洁性交史及泌尿系统感染史。

查体：精神不振，少腹部无压痛及反跳痛。肛门指诊：前列腺稍有饱满感，纵沟浅，触痛明显。舌淡，边有唇印，舌尖部有瘀点，苔白腻微黄，脉弦涩。

辨证分析：患者壮年气盛，易恼怒而致肝气不舒，郁而化火，气火郁于下焦则膀胱气化失司，湿浊内生，出现睾丸坠胀，会阴部胀闷不适。久病入络则精室瘀阻，不通则痛而见尿痛，牵引致阴茎痛。故肝经湿热，瘀浊阻滞为其主要病机，治当疏肝祛瘀、清热化湿、标本同治。

中医诊断：精浊（肝经湿热，瘀血阻滞型）。

西医诊断：慢性前列腺炎。

治则：疏肝祛瘀，清热化湿。

取穴：中极、关元、三阴交、阳陵泉、秩边、太溪、血海、膈俞、合谷、太冲。

操作：取一次性刺络放血三棱针、4号玻璃罐、碘伏、灭菌棉签。患者取仰卧位。操作前向患者解释清楚刺络放血治疗目的及意义，以消除患者的担忧、紧张。使其身体放松，便于医生操作。每次选取4个穴位，常规碘伏消毒。操作者戴好无菌手套，右手持三棱针，快速针刺，针刺深度为2～3mm，见有出血后迅速于出血部位吸上灭菌玻璃罐，留罐10分钟，一般罐内出血量1～5ml为宜。此项治疗结束后嘱患者侧身取罐，用酒精棉签擦干血迹，针刺部位按压30秒防止形成血肿。

其他辅助治疗：头皮针取泌尿生殖区。磁珠压贴耳穴肾、膀胱、内分泌、脾、神门点。10天为1个疗程，视患者情况，拟治疗2个疗程。嘱患者在治疗期间禁食辛辣刺激之品；行规律适度的性生活，避免过度疲劳损伤正气。

二诊：患者诉经针刺后，会阴部胀痛稍缓解，小便仍不畅，舌、脉同前，治疗仍旨原意。

三诊：会阴部胀痛进一步改善，小便较前畅顺，舌尖瘀点减少，舌苔转薄，脉仍细涩。治疗上方去中极，采用岭南陈氏针法，用25mm×0.30mm毫针透刺关元穴，进针后针尖向耻骨联合方向导气。

四诊：以上诸症均改善。继续按原方案辨证交替选穴治疗10次后，患者神情宁静，诉会阴部未见明显胀痛，小便顺畅，诸症平矣。淡红舌，薄白苔，脉虽缓然有力。为进一步巩固疗效，予耳穴疗法，取肾、肝、脾、内分泌为主，用王不留行籽贴压治疗。左右耳交替，每隔3天更换1次，经过1个月治疗后终止。追踪3个月症情无变化。

【按语】慢性前列腺炎是男性临床常见病、多发病，一般好发于40岁以上人群。据统计，我国成年男性的发病率在40%左右。慢性前列腺炎主要临床表现为前列腺区域不适或疼痛、排尿异常、尿道异常分泌物以及精神神经症状，具有发病缓慢、病情顽固、反复发作、病程缠绵等特点。根据细菌性检查能否找到致病菌又可分为细菌性慢性前列腺炎和无菌性慢性前列腺炎。

中医学认为前列腺炎属"精浊""淋证""白淫"范畴。认为先天禀赋不足及淫欲不节，房劳伤肾而致肾经亏损，肾气不固；或过量饮酒，嗜食辛辣肥甘厚腻，酿成湿热，流注下焦致膀胱气化功能失司，水道不利而发为本病。正如《诸病源候论》云"诸淋者，由肾虚而膀胱热故也，肾虚则小便数，膀胱热则水下涩，数而且涩，则淋沥不宣"。故湿热和肾虚致病历来为众医家所首肯。肾虚是本病发生的前提，疾病发生之本，湿热之邪是此病发生之标，而疾病的进一步发展则出现瘀血的病理反应。

临床根据患者症状、体征综合分析，考虑前列腺炎患者存在明显的精神心理因素，主要表现为抑郁、恐惧和躯体紧张，并多数伴有会阴、少腹及睾丸胀痛或腰骶酸痛不适的症状，类似中医肝郁血瘀。而足厥阴肝经的循行入阴毛，绕行阴器，恰好经过前列腺，肝主宗筋，脉络阴器，淫气于筋，故足厥阴肝经与男科疾病有密切的关系。由此可见，肾虚、肝郁、血瘀是该病的病理变化。其中，肾虚是主要的病理基础前提，肝郁是主要的病理特点，最终的病理趋势是出现血瘀。

九、体会与讨论

在前列腺炎的针刺治疗中，因任脉起于胞中（男子为"精室"，相当于前列腺部位以及睾丸连系组织），下出于会阴部，向前经过外阴，行于胸腹正中，上抵颏部，故任脉穴位为应用频次最多。有研究发现，针刺治疗对慢性非细菌性前列腺炎具有显著的治疗作用，可能是通过调节前列腺局部免疫功能而实现的。

岭南刺络疗法在前列腺炎的治疗过程中，取中极、关元、三阴交、阳陵泉、秩边为主穴。其中，中极、关元乃任脉腧穴，内与胞宫、精室所应，有培下元，助气化，理下焦，利膀胱气化之功效，使血室得以调，精宫得以温。

足太阴脾经之三阴交穴乃足太阴、足厥阴、足少阴三经交会之穴，具有健脾胃，助运化，利水湿消肿，理肝肾通气滞，理精宫调血室之效。阳陵泉为足少阳胆经腧穴，具有和解少阳、疏泄肝胆、清泄湿热、舒筋活络、缓急止痛之功。秩边为足太阳膀胱经穴，具有疏导膀胱气机的功能，是治疗泌尿生殖系统疾病的常用穴位。

（王国书）

第二十九章 慢性咽炎

一、概念

慢性咽炎为咽黏膜、黏膜下及淋巴组织的慢性炎症。弥漫性咽部炎症常为上呼吸道慢性炎症的一部分；局限性咽部炎症则多为咽淋巴组织炎症。本病在临床中常见，病程长，容易反复发作。在病理学基础上，慢性咽炎可分为以下5类：慢性单纯性咽炎、慢性肥厚性咽炎、萎缩性及干燥性咽炎、慢性过敏性咽炎、慢性反流性咽炎。

随着工业时代的到来，人们的生活环境逐渐改变，空气质量逐渐变差，生活节奏加快，精神压力变大又因滥用抗生素等因素，本病的发病率逐年增加，严重危害了现代人的身心健康。

本病属于中医"喉痹"的范畴，最早出现在《五十二病方》中，在《内经》中也有很多对于喉痹的记载。《素问·阴阳别论》云："一阴一阳结，谓之喉痹。"巢元方《诸病源候论》云："脾胃有热，热气上冲，则咽喉肿痛。"张景岳认为少阳、阳明、厥阴、少阴等经过咽喉的经脉运行功能异常可导致本病的发生，又可根据病因病机分为阴虚喉痹、阳虚喉痹、格阳喉痹等。历代医家对于喉痹的认识不尽相同，部分医家认为这是一个相对独立的疾病，部分医家认为喉痹包括了喉痈、乳蛾、白喉、喉风等。

二、临床表现

（1）咽部异物感、吞咽不适感、干燥感、灼热感、发痒感。吞咽疼痛，急性发作期咽痛较为明显。

（2）咽反射敏感，因咽后壁通常具有更多的黏性分泌物，一些患者早晨有刺激性咳嗽，在早晨起床及刷牙时尤其明显，伴有恶心。

（3）咽后壁常有较黏稠物质引起刺激性咳嗽，待咳出分泌物后不适症状可缓解。

（4）在气候变化、劳累、抽烟、用咽过度后可加重。

（5）咽部检查可见咽部弥漫性充血，呈暗红色，有时可见黏性分泌物附着；咽后壁淋巴滤泡增生，咽侧索增生变粗，悬雍垂亦可增粗增长，下垂；咽后壁黏膜干燥萎缩，色苍白且发亮。

三、病因病机

中医认为，本病多由外邪壅遏肺胃或脏腑虚损、咽喉失养而致，疾病的特点为咽痛或咽部不适，有异物感，或喉底有颗粒状突起。本病病机的关键为肺阴不足，虚火上炎，上犯咽喉，同时可伴有风、热、痰、瘀等致病因素。

1.风邪　慢性咽炎的急性发作一般为感受外邪后，前多有受风及受寒病史，风邪客于上焦则发作时常见脉浮，微恶风寒，发热，微自汗。风善行数变，故出现咽痒等症状。

2.热邪　慢性咽炎患者常有进食辛辣刺激食物史，或出现于过食温补药物过后，这些食物属火热阳邪，其性炎上，上犯咽喉，且热邪易煎灼津液，出现喉间痰凝，色黄，难以咯出。

3.湿邪　湿邪阻滞上焦则可导致慢性咽炎患者常出现咽部异物感及梗阻感，且湿邪困遏清阳，脾不升清则加剧痰湿聚集体内，出现咽后壁肥厚，咽后壁淋巴滤泡增生等症状。

4.寒邪　慢性咽炎多为急性咽炎反复发作，迁延不愈而致，而急性咽炎多为感受寒邪之后，郁而化热，与体内痰湿互结，客于咽喉，湿邪性黏滞，迁延不愈，故成慢性咽炎。且寒邪容易困遏体内阳气，进一步加重体内水湿积聚。

5.痰饮　风、热、湿、寒邪困于体内，三焦气道不通，水液运行受阻，故体内生成痰饮等实邪。痰饮停滞上焦则咽喉肿痛，咽部异物感，滤泡增生；痰饮停滞中焦则脾阳不升，进一步加重痰饮的生成，痰饮停滞下焦则阻碍相火，疾病迁延难愈。

四、辨证分型

1.肺肾阴虚　声嘶日久，咽喉干燥，灼热微痛，口干，干咳无痰，或痰少而黏，声带微红，舌红，少苔，脉细数。

2.肺脾气虚　语声低沉，气短懒言，咳嗽咯痰，色白略稀，体倦乏力，纳少便溏，声带肿而不红，声门关闭不密，舌淡，苔白，脉细弱。

3．气滞血瘀 声音嘶哑，咳嗽痰少，多言后喉中觉痛，痛处不移，胸胁胀闷，声带暗红、增厚，或有声带小结、声带息肉，或室带肥厚、超越，舌质紫暗或有瘀点，脉涩。

4．痰浊凝聚 声音粗浊，喉中痰多，痰白而黏，声带水肿，或有声带小结、声带息肉，色灰白，舌苔白腻，脉滑。

五、安全操作治疗

1．处方 根据取穴原则，一般选择循行经过咽喉的经脉上的穴位进行点刺放血。主穴：耳尖（双）、少商（双）、商阳（双）、天突（双）、廉泉、大椎。可随证加减，气滞血瘀可加血海（双），痰浊凝聚可加足三里（双）、阴陵泉（双）。

2．方解 耳尖为经外奇穴，是治疗咽喉肿痛的经验穴，在此处放血能有效驱除聚集在咽喉部的邪气；少商是手太阴肺经的井穴，商阳是手阳明大肠经的井穴，咽喉为肺的门户，肺与大肠相表里，"经脉所过，主治所及"，在此处放血可以治疗咽喉相关疾病。

3．操作方法 用碘伏在欲刺部位由中心向四周消毒，操作者双手戴一次性手套，左手拇指按压在欲刺部位的远心端，右手持针，对准欲刺部位，以45°角点刺入脉中，深度约2mm，迅速退针，让血顺势流出，待血流自行停止后，加拔火罐，使针口附近积血尽出，出血量视情况而定。针眼及其周围再用碘伏由中心向四周消毒。嘱患者保持针眼附近干燥，同时避免接触污物，防止感染，促进创口愈合。

六、辅助治疗措施

1．体针 取穴：少商（双）、扶突（双）、风池（双）、天窗（双）、天容（双）、天突（双）、天牖（双）、翳风（双）。

进针后行捻转手法，留针30分钟。

2．推拿 取穴：风池（双）、天柱（双）、风府（双）、翳风（双）、廉泉、天突（双）、人迎（双）、扶突（双）。

可以采用揉法、按法、拿法等，以得气为度，时间为2~3分钟。

3. 刮痧　用刮痧板沾少许润滑油，在颈前、颈部两侧及颈后由上向下刮拭，待出痧后可用三棱针点刺咽喉部的阿是穴。大椎及天突上可拔罐，留罐时间为5分钟。起罐后消毒皮肤，嘱咐患者用淡盐水漱口。

4. 磁疗　睡前将磁片贴于天突、廉泉等穴位，醒来即可摘除，以10日为1个疗程。本法的原理是通过磁场作用于穴位，调整机体免疫功能，进而减轻咽部黏膜及黏膜下组织的慢性炎症。

5. 中药离子导入法　运用中频药物导入治疗仪，频率控制在2.5kHz，温度控制在常温即可。将3ml药液（金银花、红花、桔梗、艾叶等煎取）加入专用贴片中，撕去贴片背纸，一般取廉泉、天突等穴位，半湿纱布清洁该处皮肤，连接电极然后接通电源，一般有微弱或中强度的针刺感即可。每日1次，每次2片，每次30分钟。

6. 耳针　先消毒耳郭，待皮肤干燥后，取王不留行籽用医用胶布贴于耳部相应穴位，按压药粒，以患者舒适为度。一般以咽喉、下屏尖、脑为主穴，肺阴不足可加肺及对屏尖，肾阳不足可加神门及肾。

七、生活调护

除了临床的治疗手段外，日常的调护也对慢性咽炎治疗的效果和康复起着重要的作用。注意口腔卫生，坚持早晚及饭后刷牙；减少烟酒和粉尘刺激，还需纠正张口呼吸的不良习惯；应加强身体锻炼，增强体质，预防呼吸道感染，少用烟酒，积极治疗咽部周围器官的疾病。合理安排生活，保持心情舒畅，避免烦恼郁闷；保持室内合适的温度和湿度。

八、典型病案

【病案一】

何某，女，46岁，家庭主妇。

主诉：咽部不适、声音嘶哑1年，加重1个月。

现病史：患者1年前因受凉出现咽痛及咳吐白色黏痰，未及时治疗，随后出现声音嘶哑，乏力，纳差，无头晕头痛，无气促，近1月咽部异物感加重，精神可，眠差，二便调，舌苔白腻，脉滑。

查体：体温36.5℃，神清，查体合作，双肺呼吸音清，双肺未闻及湿性啰音。心界不大，心率94次/分，律齐，未闻及病理性杂音。腹部平坦，肝、胆、脾未触及，墨菲征阴性，全腹无压痛、反跳痛及肌紧张。双肾区无叩击痛，双下肢不肿。

辨证分析：患者1年前外感寒邪，侵袭肺部。咽喉为肺之门户，故随即出现咽痛、咳吐白色黏痰的症状。且患者未采取治疗措施，肺失宣降，水液不得输布，在咽喉部凝聚成痰，故咽喉部异物感加重，声音嘶哑。湿易困脾，脾阳不升故出现乏力、纳差等症状。脾胃互为表里，脾不升清，胃气不降，胃不和则卧不安，故出现眠差等症状。舌苔白腻，脉滑也提示了体内痰湿较盛。

中医诊断：慢喉喑（痰浊凝聚型）。

西医诊断：慢性咽喉炎。

治则：利咽化痰。

取穴：大椎、廉泉、足三里（双）。

操作：取一次性7号注射器灭菌针头、4号玻璃罐、碘伏、灭菌棉签、乳胶手套等。用碘伏在大椎、廉泉、足三里（双侧）由中心向四周消毒，范围为10cm，消毒2~3遍。操作者双手戴一次性乳胶手套，右手持针，对准欲刺部位，以45°角点刺入脉中，深度约2 mm，迅速出针，让血顺势流出。待血流自行停止后，在大椎及足三里（双）加拔火罐，使针口附近积血尽出，出血量视情况而定，留罐5分钟。取罐后，用灭菌棉签擦净血污，针眼及其周围再用碘伏由中心向四周消毒2~3遍，针刺部位按压30秒防止形成血肿。嘱患者保持针孔及其附近干燥，避免接触污物，防止感染，促进创口愈合。

其他辅助治疗：体针：取阴陵泉（双）、水道（双）、天枢（双）、膻中、天突进行针刺。针具选用0.25mm×25mm的一次性无菌针，穴位及操作者双手常规消毒。阴陵泉直刺0.5~1.0寸；水道、天枢直刺0.5~1.0寸；膻中平刺0.3~0.5寸；天突，先直刺0.2~0.3寸，然后将针尖向下，紧靠胸骨柄后方刺入1~1.5寸。

治疗后，患者自觉咽部异物感减轻。嘱患者注意日常调护。

二至四诊：患者自诉咽部异物感减轻，乏力改善，但仍有少许咽痛，咳吐白色黏痰，纳呆未改善，脉滑，舌苔白腻。此乃痰邪未除尽之象，故按原旨选穴，去风池，加配丰隆以加强化痰力度。

五至八诊：患者精神状态较好，自诉咽部异物感消失，无咳嗽咯痰，食欲增加，胃纳佳，脉象平和，舌淡红苔白。此时正气渐复，邪气外出，疾病将愈。再针治2次，巩固疗效。

【病案二】

李某，男，34岁，教师。

主诉：咽部干燥疼痛3月余。

现病史：患者于3个月前因用嗓过度出现声音嘶哑，现症见咳嗽无痰，说话时喉中觉痛，痛处不移，胸胁胀闷，眠佳，纳可，二便调，舌质紫暗，脉涩。

查体：体温36.3℃，神清，查体合作，双肺呼吸音清，双肺未闻及湿性啰音。心界不大，心率94次/分，律齐，未闻及病理性杂音。腹部平坦，肝、胆、脾未触及，墨菲征阴性，全腹无压痛、反跳痛及肌紧张。双肾区无叩击痛，双下肢不肿。

辨证分析：患者职业为教师，用嗓过度，损伤肺气，无力推动津液上行至咽部，故出现咽部干燥；肺气无力推动血液故出现喉中觉痛，痛处不移等症状；气机不畅故出现胸胁胀闷等症状；舌紫暗、脉涩也是患者气滞血瘀的表现。

中医诊断：慢喉喑（气滞血瘀型）。

西医诊断：慢性咽喉炎。

取穴：耳尖（双）、血海（双）、天突。

操作：取一次性7号注射器灭菌针头、4号玻璃罐、碘伏、灭菌棉签、乳胶手套等。用碘伏在耳尖（双）、血海（双）、天突由中心向四周消毒，范围为10cm，消毒2~3遍。操作者双手戴一次性乳胶手套，右手持针，对准欲刺部位，以45°角点刺入脉中，深度约2mm，迅速出针，让血顺势流出。待血流自行停止后，在血海（双）加拔火罐，使针口附近积血尽出，出血量视情况而定，留罐5分钟。取罐后，用灭菌棉签擦净血污，针眼及其周围再用碘伏由中心向四周消毒2~3遍，针刺部位按压30秒防止形成血肿。嘱患者保持针孔及其附近干燥，避免接触污物，防止感染，促进创口愈合。

其他辅助治疗：

体针：取天容（双）、天牖（双）、膻中、中脘、下脘、气海、关元进行针刺。针具选用0.25mm×25mm的一次性无菌针，穴位及操作者双手常规消毒。天容、天牖直刺0.5~1.0寸，膻中平刺0.3~0.5寸，中脘、下脘、气海、关元直刺0.5~1寸。

治疗后，患者自觉咽部疼痛感减轻，胸胁胀闷缓解。

二诊：患者咽部疼痛感消失，胸胁胀闷消失，精神可，但咽部干燥仍存在，脉细，舌淡苔薄白。此乃气机通畅，血瘀已去，咽部津液仍不足，故按原旨选穴，去血海，加配阴陵泉、肾俞以滋阴润喉。

三诊：患者精神状态较好，自诉咽部干燥疼痛感消失，未见声音嘶哑、胸胁胀闷等症状，脉象平和，舌淡红苔白。此时正气渐复，邪气外出，疾病将愈。再针治2次，巩固疗效。

【按语】慢性咽炎多为急性咽喉炎迁延不愈而致，故要早期治疗，避免病情进一步加重，发生声带水肿、声带小结、声带息肉等病变。

九、体会与讨论

慢性咽炎为咽黏膜、黏膜下及淋巴组织的慢性炎症，教师、演员、营业员等用嗓较多职业者易患本病。中医学认为，本病发病与风邪、热邪、湿邪、寒邪、痰饮等相关。本病除规范治疗外，日常调护也尤为重要。

（陈秀华　李晨）

第三十章　扁桃体炎

一、概念

扁桃体包括腭扁桃体、舌扁桃体、咽扁桃体。咽扁桃体和舌扁桃体较小，隐窝很浅，很少引发炎症。临床上所述扁桃体炎是腭扁桃体发生非特异性炎症的一种病症，可分为急性扁桃体炎、慢性扁桃体炎。急性扁桃体炎又可分为急性卡他性扁桃体炎和急性化脓性扁桃体炎。急性扁桃体炎的主要致病菌为乙型溶血性链球菌，以发热、咽痛、吞咽困难、腭扁桃体红肿为主要特点；慢性扁桃体炎致病菌以链球菌和金黄色葡萄球菌常见，有咽部异物感、发干、发痒，刺激性咳嗽，口臭等临床症状。西医学认为扁桃体是人体咽部最大的淋巴器官，是机体的重要防线，其所产生的淋巴细胞和抗体能抵抗进入鼻和咽的细菌。但是，当人体因过度劳累、受寒、抽烟饮酒等原因导致抵抗力下降时，扁桃体抵抗细菌的能力就会随之减弱，外界的病原体就容易侵入扁桃体引发炎症。严重者易形成化脓性扁桃体炎，并发肾炎、心脏病、风湿病等疾病。久治迁延不愈可转成慢性扁桃体炎，反复发作。

扁桃体炎相当于中医学"乳蛾"的范畴，最早出自宋代《太平惠民和剂局方》卷六："发于单侧为单蛾，发于双侧为双蛾。"金代张子和《儒门事亲》卷三中正式提出"乳蛾"之名。关于病因病理，历代医家认为外因主要属风寒侵袭、风热侵袭、饮食不节，内因主要为脏腑功能失调，以致痰火积热上攻、水亏火炎、虚阳上攻等，与肺胃肾等脏腑病变关系密切。如明代窦梦鳞《疮疡经验全书》卷一中记载："咽喉有数证，有积热，有风热，有客热，有病后余邪未清，变化双蛾者。"风热乳蛾多因天气变化，寒热不调，肺卫失固，风热邪毒乘虚入口鼻犯喉核，或因过食炙烤、烟酒等，脾胃蕴热，或因外感风热失治，邪毒乘热内传肺胃，灼喉核，与急性扁桃体炎的临床表现相近；虚火乳蛾多因风热乳蛾或温病之后余毒未清，邪热耗伤肺阴，或因素体阴虚，加之劳倦过度，耗损肾阴，虚火上扰，蒸伤喉核，发为本病，与慢性扁桃体炎的临床表现相似。

二、临床表现

（一）急性扁桃体炎

1.急性卡他性扁桃体炎　病变较轻，炎症局限于黏膜表面，隐窝内及扁桃体实质无明显炎症改变。全身伴随症状较轻，口腔检查可见扁桃体及舌腭弓、咽腭弓充血、水肿，扁桃体不明显肿大，表面无明显渗出物。

2.急性化脓性扁桃体炎　炎症侵及扁桃体实质内的淋巴滤泡，引起充血、肿胀、化脓。隐窝内充满脱落上皮、脓细胞、细菌等渗出物，黏膜下呈现黄白色斑点。发病很急，全身症状重，发热，畏寒，食欲不振，体温可升至38~40℃，幼儿高热可引起呕吐，抽搐，昏睡。咽痛剧烈，甚至无法正常饮食、言语，疼痛放射至耳部，牵连至头颈部，下颌角淋巴结易肿大。

（二）慢性扁桃体炎

隐窝上皮出现不同程度的角化，使隐窝变窄，又因隐窝内无肌肉及腺体组织，病原体易潴留从而导致炎症的反复发作。局部多无明显自觉症状，时有咽干、异物感、发痒，偶尔出现头痛、乏力及低热等，常有急性发作史。患者因扁桃体肥大而张口呼吸，空气未经鼻腔过滤直接刺激扁桃体，会加重炎症反应。

三、病因病机

急性扁桃体炎细菌与病毒共同感染者较为多见；慢性扁桃体炎多由急性扁桃体炎反复发作时人体免疫力下降，或因细菌及病毒涡旋腭扁桃体内，使隐窝引流不畅，感染迁延而成。

《焦氏喉科枕秘》指出："受风热郁怒而起，喉中紧靠蒂丁，不甚痛，饮食有碍，若劳心，不忌口，不避风，日久不治，长塞喉中。"此病分为实证、虚证和虚实夹杂证，病位在咽喉，有慢性迁延可能。急性以实热证多见，多与外感六淫，或平素肺胃积热、食饮不节关系密切；慢性由脏腑失调，劳倦所伤，虚火上扰而致，如郁热内蕴，或邪毒久留，或气阴亏损，导致病程缠绵难愈。

1.风邪侵袭　清代高秉钧《疡科心得集》卷上《辨喉蛾喉痈论》认为：

"夫风温客热，首先犯肺，化火循经，上逆入络，结聚咽喉，肿如蚕蛾，故名乳蛾。"风热邪毒乘虚侵犯人体，从口鼻入体，肺系首当其冲受损。风热上袭，火热之邪搏结喉核，发为乳蛾。

2.**肺胃热盛** 宋代赵佶《圣济总录》卷一二二曰："脾胃有热，风毒乘之，其气上冲……故咽喉为之肿痛。"外邪壅盛，乘势入里，肺胃受之，火热上蒸，灼腐喉核；或过食肥甘厚腻，脾胃蕴热，热聚成毒，蒸灼喉核而为病。

3.**阴虚邪滞** 病情未愈或邪毒未清，缠绵日久，邪毒灼伤阴津，或温热病后肺肾亏损，津液不足，咽喉失养，虚火上炎而发，故称为"虚火乳蛾"。

4.**气虚邪滞** 素体脾胃虚弱，不能运化水谷精微，气血生化不足，喉核失养；或脾失健运，痰浊内生，结聚于喉核而为病。

5.**痰瘀互结** 余邪日久不去，阻滞气机运行，痰浊内生，血液瘀滞，痰瘀互结，脉络闭阻喉核为病。小儿脏腑柔弱，正气未充，易为外邪所感，病后不仅阴液受伤，阳气也常受损，抗病能力减退，邪毒虽不甚重，但因正气虚弱，故不易消除而留滞于咽喉，日久不去，气血凝结不散，肿而为蛾。

四、辨证分型

1.**风邪侵袭** 病初起咽喉灼热干燥，疼痛逐渐加剧，吞咽时甚。伴随一系列如微恶风发热，头痛，咳嗽，舌红苔薄黄，脉浮数等风热感冒的症状。查体：喉核红肿，表面附着有少量黄白色腐物。

证候分析：风热邪毒搏结咽喉，灼伤喉核，气血壅滞脉络，故出现咽喉干痛、发痒、喉核红肿；病初起，火热不甚，故喉核表面黄白色腐物不多；发热、微恶风、咳嗽、舌红苔薄黄、脉浮数等为风热之邪在表。

2.**肺胃热盛** 病情在里，出现咽部疼痛剧烈，吞咽困难，痰涎多，甚者连及耳根和头部。全身症见高热，口渴甚，咳嗽痰黄稠，伴口臭、腹胀、便秘溲黄等脾胃不适，舌红苔黄，脉洪大而数。查体：喉核、咽峡红肿，喉核表面黄白色腐脓点成片，颌下可触及肿大淋巴结。

证候分析：肺胃热盛，火毒上攻咽喉，化腐成脓，热灼津液成痰，痰火郁结；邪热下行传里，胃腑热盛，则出现一派肺胃热盛之象。

3.**阴虚邪滞** 咽部干燥，微痒微痛，哽哽不利，可见午后两颧潮红，手足心热，失眠多梦，或干咳少痰，耳鸣眼花，腰膝酸软，大便干，舌质干红少苔，脉细数。查体：喉核肥大或干瘪，表面不平，色潮红，或有细白星点，喉核被挤压时，有黄白色腐物自隐窝口内溢出。

证候分析：肺肾阴虚，津不上承，咽喉失于濡养，更为虚火上扰，余邪滞留；午后为阳中之阴，阴虚则阳盛，更助虚火上炎，灼腐喉核。

4.气虚邪滞 咽干痒不适，异物梗阻感，咳嗽痰白，胸脘痞闷，易恶心呕吐，口淡不渴，大便不实，舌质淡，苔白腻，脉缓弱。查体：喉核淡红或淡暗，肥大，偶溢白脓。

证候分析：脾气虚清阳不升，气机不利，喉核失养。

5.痰瘀互结 咽干涩不利，或刺痛胀痛，痰黏难咯，迁延不愈。全身症状不明显。舌质暗有瘀点，苔白腻，脉细涩。查体：喉关暗红，喉核肥大质韧，表面凹凸不平。

证候分析：久病入络致气血不畅，气滞血瘀，病程日久，咽喉失于气血荣养，余邪滞留成痰，与瘀血搏结于喉核。

五、安全操作治疗

1.处方

主穴：少商（双）、肺俞、大椎、耳尖。

配穴：风邪侵袭辅以翳风、大杼、天突，肺胃热盛辅以曲池、合谷、鱼际，阴虚邪滞辅以照海、三阴交，气虚邪滞辅以足三里、内关，痰瘀互结辅以太渊、血海、丰隆。

2.方解 少商是手太阴肺经的井穴，是中医的急救要穴，针刺少商放血有泄热开窍之功效，咽痛刺血极效，若咽肿加刺商阳。肺主咽喉，在肺俞刺络放血，亦可通过解肺热而止咽喉疼痛。大椎为诸阳之会，阳中之阳，刺络放血可退热解表，使邪气外出，临床上为清热要穴，且大椎有解表祛风作用，无论外感风寒还是外感风热都可使用。耳尖为经外奇穴，具有清热祛风、解痉止痛的功效。诸穴配伍，以达清热消肿、利咽止痛之效。

3.操作方法 充分暴露施术部位，让患者放松心情，消除其紧张情绪，对穴位及双手行常规消毒后用小号三棱针，左手按压穴位两旁使皮肤绷紧，右手拇、食、中指三指持针，呈持笔状，中指掌握深度，拇、食指紧持针体，露出针尖约3~5mm，用腕力快速旋转进针刺破皮肤或血管，让血性液体充分排出约3~5ml，待血液自然流尽后迅速用无菌棉球按压，无菌贴包扎。针刺放血过程中如出血不畅可用双手挤压，然后常规消毒；也可在放血前拍打、推揉放血部位使局部血液充盈集中。术后用无菌干棉球擦去血迹，用碘伏对针眼进行消毒，取消毒干棉球按压创口，用胶布做十字固定，以防感染。刺血治疗隔日1次，7日为1个疗程，治疗1个疗程后观察临床效果。

六、辅助治疗措施

1.体针

（1）实热型：毫针刺用泻法，取手太阴、手足阳明经穴为主，取合谷、尺泽、陷谷、关冲、列缺、曲池等。

（2）虚热型：用平补平泻法，取太溪、照海、鱼际、颊车等穴随症加减。

2.腹针 引气归元（中脘、下脘、气海、关元）、水分、上风湿点（双）、梁门（双）、大巨（双）、水道（双）。

3.耳针 神门、扁桃体、咽喉、肺、耳轮1~6，中、强刺激后留针25分钟。每日1次，3次为1个疗程。

4.中药外敷 选用清热解毒、消肿止痛的中成药如牛黄解毒丸、紫金锭等，用蜂蜜或淡盐水调成糊状，外敷颈部肿大疼痛处，或内搽于扁桃体肿痛处，每日可行数次。

5.烙法 患者取端坐位，抬头张口，医生持压舌板压舌，充分暴露扁桃体，并令患者发"啊"音，另一手持特制的小烙铁置酒精灯上烧红，蘸香油0.5秒后迅速而准确地烙在扁桃体上，闻有烙声响即迅速取出烙铁。每侧扁桃体可烙5~10下，每周烙1~2次。再次施烙的时间以前次形成的烙痂脱落为度，并须以前次施烙的部位为中心向周围扩展，直至扁桃体逐渐缩小，表面平滑即可停烙。适用于慢性扁桃体炎因全身情况不宜手术者。需要患者能够配合。

6.雀啄法 患者取端坐位。嘱患者抬头张口，医生持压舌板压舌，充分暴露扁桃体。医者持扁桃体啄治刀，在患者扁桃体上做雀啄样动作，每刀深度约1~2mm，每侧行4~5次，伴少量出血，以吐2~3口血为适度。每周1次，4周为1个疗程，连续2个疗程。

7.含漱法、吹药法、含服法 均适用于肺肾阴虚，虚火上炎证。选用滋阴清热、利咽消肿的中药，煎水或打粉，含漱、含服或吹于患处。

七、生活调护

（1）平素体弱多病的患者，建议加强体育锻炼，增强自身抵抗力。

（2）慢性扁桃体肥大的患者，可早晚用淡盐水漱口，以口微咸为宜，对扁桃体炎反复发作、扁桃体肥大有较好的预防作用。

（3）急性扁桃体炎患者应注意休息，多饮水，进食流质或半流质饮食，多吃富含维生素和蛋白质食物，保持口腔清洁。青少年患者若患急性扁桃体炎，应一次性治愈，否则高热容易引起感染，导致肾炎、心肌炎等严重并发症。

（4）慢性扁桃体炎的患者应保证睡眠充足，不挑食、不过食，养成良好的生活习惯，衣物增减视时而变。

（5）当患有鼻炎、鼻窦炎、咽炎、感冒或腺样体肥大时，要积极治疗。当扁桃体过度肥大引起阻塞性睡眠呼吸暂停低通气综合征，表现为夜间打鼾、张口呼吸、睡眠不安、活动过度、多汗、遗尿时，可考虑手术切除治疗。

八、典型病案

王某，男，45岁。

主诉：发热、咽痛一周余。

现病史：患者因一周前受凉后开始出现发热并伴随咽痛，最高体温39℃，吞咽时疼痛加剧，疼痛牵扯至耳后，在当地社区医院治疗后，无明显缓解，遂来我院。现喉咽喉剧痛伴咽干，全身乏力，烦躁，纳差，无鼻塞流涕，无恶心呕吐，无咳嗽咳痰，无心悸气促，多梦，小便黄，大便可。

查体：扁桃体Ⅲ度肿大，并可见表面有白色脓点附着。舌淡红，苔薄略黄，脉浮稍数。

中医诊断：乳蛾（风邪侵袭型）。

西医诊断：急性化脓性扁桃体炎。

治则：疏风清热，利咽消肿。

取穴：少商（双）、商阳（双）、大椎、肺俞穴（双）、耳尖（双）等穴周围的瘀络处或阳性反应点。

操作：针刺前医者在欲针刺部位用左手拇、食指捻按，使针刺部位充血，继以0.5%碘伏棉球消毒。针刺时医者左手固定刺血处皮肤，右手捏住针柄，中指指腹紧靠针身下端，针尖露出2~5mm，对准部位进行快速旋转点刺，深2~5mm，轻轻挤压针孔周围，挤出暗红色的血液，至血液透亮色浅、挤压不出为止，最后用消毒棉球按压针孔。

其他辅助治疗：

（1）体针：取合谷、尺泽、陷谷、关冲、列缺、照海等穴随症加减。

（2）腹针：取引气归元（中脘、下脘、气海）、水分、梁门、大巨、上风湿点。

（3）耳针：取咽喉、扁桃体、下屏尖、轮1~6。留针25分钟，中、强刺激，捻转2~3分钟，每天1次。

二诊：经过4次治疗后，风热症状基本消失，咽喉疼痛减轻，但扁桃体仍有肿大，论治合度，按首诊辨证选穴，可隔天治疗。

三诊：经过1周的治疗，脓点全消，疼痛无，诸症平，病愈矣。

【按语】本例病案属于风邪侵袭型"乳蛾"，风热之邪熏灼咽喉，气血搏结不通，故而咽喉红肿疼痛。采用岭南刺络疗法在穴周围的瘀络处或阳性反应点放血，使经脉内外沟通，人体气血平衡。手太阴肺经循咽喉而过，"经络所过，主治所及"，少商为手太阴肺经的井穴，是肺经脉气所发之处，亦是十三鬼穴中的"鬼信穴"，配商阳治疗咽喉肿痛，在其上或附近刺血都可宣泄肺热，有较好的抗炎退热作用，临床常用于治疗急性扁桃体炎。大椎为诸阳之会，在此处点刺放血可有清泻六经之火，宣透五脏之邪的功效。肺俞为足太阳经背部的腧穴，内应肺脏，是肺气转输、输注之处，为治疗肺脏疾病的重要腧穴，在此处刺络放血，可通过疏解肺热而缓解咽喉疼痛。中医认为耳为宗脉之聚，固有"十二经脉络于耳"之说。现代研究表明，耳尖刺血可以促进身体血液循环、改善组织血氧供应、提高机体免疫功能，具有清热祛邪，化瘀解毒之功。尺泽为手太阴经的合穴，取实则泻其子之意，泻肺经实热。合谷、陷谷分属手足阳明经，二穴均能疏泄阳明之郁热，配以三焦经井穴关冲点刺放血，加强清泄肺肾之热。列缺配照海，照海为足少阴经和阴跷脉的交会穴，两脉均循行于喉咙，取之能调两经经气，达到消肿清热的作用。

九、体会与讨论

风热乳蛾类似于西医的急性扁桃体炎，是一种很常见的咽部疾病，作为扁桃体的急性非特异性炎症，常伴有不同程度的咽黏膜和其他淋巴组织炎症。好发于儿童和青年，多发于季节更替及气温变化时。扁桃体炎的发作与细菌及病毒的感染密切相关，西医常用抗生素治疗。而岭南刺络疗法能更好地减少因药物引起的胃肠道不良反应及肝肾损伤，控制炎症的反复发生。

参考文献

［1］陈秀华，奎瑜，王聪等. 中医独特疗法刺血疗法［M］. 北京：人民卫生出版社，2009.

［2］李娜，马翠翠，李楠，等.清热解毒、消肿排脓法联合刺络、中药足浴治疗急性化脓性扁桃体炎疗效观察［J］.现代中西医结合杂志，2015，24（14）：1510-1511.

［3］刘希茹，张蕴佳，沈卫东.少商穴点刺放血治疗急性扁桃体炎［J］.中国针灸杂志，2011，31（12）：1126.

［4］冯德琳.刺血疗法治疗小儿乳蛾高热的临床观察［J］.中国民间疗法，2018，26（2）：25-26.

（李筱）

第三十一章　睑腺炎

一、概念

睑腺炎又叫麦粒肿，为眼睑腺体感染而引起的急性化脓性炎症，有内、外之分。内睑腺炎，即内麦粒肿，由睑板腺被化脓菌感染所致；外睑腺炎，即外麦粒肿，为睫毛囊或其附近皮脂腺被感染所致。若炎症发生部位接近目眦部，红肿疼痛则尤为显著。本病发病多与金黄色葡萄球菌感染有关。

本病属于中医"针眼"范畴，是一种因感受外邪，胞睑边缘或胞睑内生小硬结，以红、肿、热、痛为特征，形如麦粒的眼病。临床上多见，常年发病，极易反复，上下睑均可发生，以上睑多见。本病多发于青少年，多发性麦粒肿则病程较长，多见于儿童。该病病初有痒感及微痛，病情较轻者数日后硬结可自行消退，病情重者则患处剧痛，红肿硬结，壅积成脓，甚至不能睁眼，全身发热，脓出始愈。《诸病源候论》："人有眼内眦头忽结成疱，三五日间便生脓汁，世呼为偷针。"故其亦称"偷针"。本病能不药自愈或脓液自溃而愈。

二、临床表现

本病病位为上下眼睑，初起胞睑微痒不适，近眼睑部皮肤或内睑部出现微红微肿，有明显压痛感；少数经数日后可自行消退，大部分红肿加重，眼睑焮热疼痛，或硬结隆起，形如麦粒，可伴畏寒发热和全身不适等症。

1.外睑腺炎初起　近眼睑缘处皮肤微红微肿，继之红肿加重，局限性硬结隆起，形似麦粒，压痛明显。若病发于外眦部，可见眦部结膜充血水肿，状若鱼鳔。外睑腺炎向皮肤方向发展，部分患者同侧耳前可扪及肿大的淋巴结，并有压痛。病势较轻者，数日内可自行消散；病势较重者，一般3～5日后，眼睑局部皮肤化腐酿脓，硬结变软，于硬结顶端出现黄白色脓点，脓溃出后炎症消退即愈。亦有反复发作，病程迁延，经久难消者。

2.内睑腺炎局限于睑板腺内　肿胀较局限，病变处有硬结，轻触即痛，睑结膜面局限性充血，2～4日后可形成黄色脓点，向结膜囊内溃破，少数患者可向皮肤面破溃，破溃后炎症减轻，1～2天后逐渐消退，大部分在一周左右痊愈。也有部分患者不经穿刺排脓,自行消退。

3.可发展为眼睑蜂窝织炎 儿童、老年人及患有糖尿病等慢性消耗性疾病的患者,由于体弱、抵抗力差,睑缘的炎症可扩散于眼睑皮下组织,进一步发展为眼睑蜂窝织炎。此时整个眼睑红肿,红肿可漫延至同侧面颊部,眼睑睁开困难,触之坚硬,有明显压痛感,球结膜反应性水肿强烈,甚至脱于睑裂之外。多伴发热、头痛、全身不适等症状。此时需及时处理,否则可能引起败血症或形成海绵窦血栓等并发症而危及生命。

4.实验室及辅助检查 有时可在血常规检查中见白细胞计数及中性粒细胞的比例增高;病情严重或治疗效果不显著者可进行局部分泌物的细菌培养。

5.临床诊疗注意事项

(1)勿对患处进行挤压,挤压易使感染扩散,诱发眼眶蜂窝织炎及颅内感染,应引起重视。

(2)勿忽视其他病的存在。本病发生于眼睑,常由他病诱发,若能及时治疗他病,可减少本病的发生。如脾胃不和、屈光不正、视力疲劳等。

(3)勿冷敷。本病应该及时进行热敷,促进气血流通,缓解症状。冷敷虽然可以缓解一时疼痛,但不利于机体对硬结的吸收。

(4)勿过服苦寒药物,过食苦寒药物会导致气血凝滞,脓肿僵化,硬结不易吸收,最后只能手术治疗。

(5)发病期间,勿进食辛辣发物,如海鲜、牛肉、羊肉、韭菜、韭黄、洋葱、辣椒、酒等,以免加重病情。

(6)对于反复发作者,应检查有无糖尿病。

三、病因病机

胞睑为肉轮,在五轮属脾胃,居上位,易受六淫外邪侵袭,内脏病机常责于脾胃。风热之邪外袭胞睑,留滞于局部脉络,致气血不畅,蕴发为本病。过食辛辣之品,脾胃热毒内蕴,火热毒邪循经上攻,胞睑局部脓肿酿破。脾胃虚弱或余邪犹存,卫外不固,又外感风热之邪,常反复发作。

本病主要为葡萄球菌感染,尤其是金黄色葡萄球菌。体质弱、营养不良的儿童,糖尿病患者及抵抗力低下者容易患病。不注意眼部卫生、睑缘及结膜的慢性炎症、屈光不正等常为本病的诱因。

四、辨证分型

1.风热外袭　病初起，眼睑微痒微痛，微红微肿，触之局部有硬结，压痛明显；可伴有头痛，发热，全身不适；舌红苔薄黄，脉浮数。

2.热毒壅盛　眼睑红肿明显，硬结较大，疼痛拒按，或硬结软化，或其顶端出现黄白色脓点，甚则白睛肿胀，耳前硬核肿大；可伴口干，口渴，便秘，小便赤；舌红苔黄，脉数。

3.脾虚夹毒　眼睑硬结红肿痒痛不堪，针眼反复发作，或经久难消；可伴有面色少华，倦怠乏力，不欲饮食；舌淡苔薄白，脉弱。

五、安全操作治疗

1.处方

主穴：耳尖、耳背静脉、太阳穴。

配穴：攒竹、瞳子髎、背俞穴、曲池、手部井穴。

2.方解　耳尖及耳背静脉放血能使脏腑之火热毒邪随血外出，具有清热解毒、消肿散结、祛瘀止痛的功效。太阳为经外奇穴，是治疗目疾的效穴。睑腺炎患者常在背部肩胛区出现一个或多个微隆起、针头大小的紫红色阳性瘀点，一般在膈俞、肝俞、脾俞、胃俞之间。若患眼病灶偏内可用攒竹，病灶偏外可用太阳穴。

3.操作方法　患者取俯卧位或坐位，充分暴露施术部位。刺络前在耳尖、耳背静脉及太阳穴周围，单手或双手配合，施以一定手法（如推、揉、挤、捋等），使被刺部位局部充血。施术部位常规消毒。操作者戴手套，用一手固定被针刺部位，另一手拇、食指夹持一次性放血三棱针针柄，中指抵住针尖，针尖露出2~5分，对准所刺部位刺入后出针，放出适量血液。针刺后挤压出血或局部留罐5~10分钟，出血颜色由深变浅，用无菌干棉球或棉签擦净血液，并再次进行消毒。治疗后按压针孔1~3分钟，以局部不渗血为度。

六、辅助治疗措施

1.中药内服

（1）风热外袭：疏风清热，消肿止痛。银翘散加减。

（2）热毒壅盛：清热泻火，解毒消肿。仙方活命饮或黄连解毒汤加减。

（3）脾虚夹毒：健脾益气，托毒祛邪。托里消毒散或人参养荣汤加减。

2.中药外治 外治药物多采用清热解毒，消肿散结之品。

（1）中药外敷：可用如意金黄散（金黄油膏）纱布隔垫外敷，或用鲜蒲公英、野菊花等捣烂外敷，或用九一丹敷贴。每日更换1次。

本病初期，可局部湿热敷，以促进血液循环，帮助炎症消散。可用大黄芒硝合剂进行湿热敷，每日3次，每次20分钟。

（2）中药熏蒸：金银花20g，蝉蜕15g，菊花20g，桑叶30g，蒲公英30g，夏枯草20g。将上述药物装入专用布袋，放入中药物熏蒸治疗水槽内加水，水以淹没药袋且符合熏蒸水位为标准，先将熏蒸床通电加热，使其产生蒸汽，后将熏蒸温度调至40～45℃开始将患眼进行熏蒸，每次15～20分钟，每天2～3次。每剂中药可连用熏蒸治疗4次。以上治疗方法均2天为1个疗程，2个疗程后观察疗效。

（3）药浴：可用黄连（去须）、杏仁（汤浸，去皮尖）、黄柏各15g，捣碎，用纱布裹，放入生地黄汁中浸泡，后用药液洗眼，点眼，频用之。也可用15g食盐放至开水中溶解后，待温，用消毒纱布蘸盐水清洗患处，后湿敷，病情轻者3～5h一换，重者1～2h一换，3天1个疗程，病愈停用。

（4）点眼法：局部可用清热解毒的眼药水，如鱼腥草眼药水、熊胆眼药水等，每2h一次，每次1～2滴。

3.体针 取穴太阳、风池、合谷、丝竹空以疏风清热、消肿止痛，每日1次。脾虚者加足三里、脾俞、肾俞；肿痛加血海、膈俞；发热头痛加曲池。针刺可使初期睑腺炎消散，后期可减轻症状。

4.耳针 取目、肝、脾、皮质下、神门、肾、心等穴。先按摩一侧耳部至发红，对耳部进行常规消毒，再用王不留行籽贴压耳穴，贴压完3～5次，每次贴一耳。嘱咐患者每日自行按压4～5次，每次按压至微有热感为宜，若无特殊情况，3天后可自行撕下。此疗法与耳针、耳部埋针有异曲同工之妙。

5.推拿 寻找指端压痛点，压痛点多为指端甲沟角旁，即手部井穴。一般以小指、无名指外侧甲沟角旁反应明显，多符合"左病右治，右病左治"规律。对指端压痛点进行"掐压按摩"，注意各指压要用力均匀，勿掐破皮肤。每日重复掐压压痛点2～3次，至眼部红肿消退为止。

6.**艾灸**　艾灸后溪、耳垂眼穴等。确定穴位，清洁穴位，将艾条点燃后置于穴位处，后溪穴为上下雀啄灸，每次每侧穴位约灸1分钟，每日灸治1次；耳垂眼穴则用温和灸，每次5分钟，每日1次。对耳部穴位艾灸时要注意隔开患者头发，以免不慎烧着头发；亦要防止燃烧期间艾灰掉落灼伤皮肤。

7.**刮痧**　嘱患者取俯卧位，暴露背部，清洁皮肤后，涂少许刮痧油，用刮痧板沿膀胱经以45°角单向轻刮5分钟，刮时要用力均匀。出痧后，找出痧疹相对密集的位置，即疹点。再加大力度点刮疹点，以出现紫红色痧疹为度。每日1次，4次1个疗程。

七、生活调护

睑腺光平素生活调护从饮食起居出发，需着重注意眼部卫生及饮食调护。

1.**眼部清洁**　眼部清洁应该在专业医师指导下进行，若出现眼睛发痒，眼睑小结节等不适时，不要用手自行擦揉或挤压眼部。平素爱化妆的人，眼部卸妆要彻底全面；平素有揉眼习惯的患者，亦应及时纠正。

2.**饮食调护**

（1）少食肥甘辛辣之品及冷饮，忌烟酒。反复易感者，宜改变日常饮食习惯。

（2）可用野菊花、金银花等煎汤代茶饮，每日服用，冬季不宜；也可选用金银花露、参苓白术散或藿香正气丸等中成药进行预防；亦可用菊花、决明子装枕用，具有良好的清热解毒、疏风明目作用。

八、典型病案

钟某，男，1岁半。

主诉：左眼上睑肿物半年余。

现病史：患者半年前，左眼上睑出现一黄豆大肿物，色红，无渗液，无压痛，伴瘙痒，纳寐可，二便调。舌淡红，苔薄白。

中医诊断：针眼（脾虚夹毒型）。

西医诊断：睑腺炎。

治则：健脾益气，清热祛湿

取穴：双耳尖。

操作：先用手将患者一侧耳尖部上下按揉，使血液流聚于耳尖。对耳朵尤其耳尖部进行常规消毒后，术者戴无菌手套，一手将患者耳轮向耳屏对折，露出耳尖部，另一手持一次性三棱针或注射针头，对准耳尖部快速刺入并快速出针，轻轻按压针孔周围，用消毒湿棉球轻轻擦拭出血部位，出血数滴后以消毒干棉球按压针孔止血，另一侧耳尖放血如前法。

其他辅助治疗：

耳针：取穴位心、肝、脾、肾。先按摩一侧耳部至发红，后对耳部进行常规消毒，再用王不留行籽贴压耳穴，嘱咐患者每日自行按压4～5次，每次按压至微有热感为宜，无特殊情况，3天后可自行撕下。

辅以相关中药治疗。

复诊发现，经上述治疗后，左眼上睑肿物明显缩小，依前法辨证施治。后未再来复诊。

嘱患者重视日常调护，可用白菊花、金银花等煎汤代茶饮。野菊花15g，金银花15g，加冷水适量煮沸后饮用，每日一剂；亦可用菊花装枕用，具有良好的清热解毒、疏风明目作用；可进行小儿推拿补脾经、平肝经、清肺经、按揉足三里穴、丰隆穴等，以健脾益胃、清热利湿。每个穴位每次按揉100～200下。

【按语】睑腺炎多由风热之邪外袭胞睑，气血不畅或过食辛辣之品，脾胃热毒内蕴或脾胃虚弱，余邪犹存，卫外不固，又外感风热之邪所致，常反复发作。该患者为婴幼儿，脏腑娇嫩，身体脏腑各功能还未发育完善，脾胃虚弱。又患者肿物出现时，家长未予以重视，半年后来就诊，病程较长，致患者湿热内蕴。此属脾胃虚弱又有余邪，肿物不消，治疗上应以"宛陈则除之"为治则，治宜健脾益气，清热祛湿。在刺血疗法的基础上配合中药、耳针。再以饮食调养助清热泻火，并结合小儿推拿健脾益气、清肺祛湿，用以改善体质，寓治于养。

九、体会与讨论

睑腺炎属于中医"针眼"范畴，是一种因感受外邪，胞睑边缘或胞睑内生小硬结，以红、肿、热、痛为特征，形如麦粒的眼病。临床上未成脓者，内外合治，消肿散结；已成脓者，切开排脓，泻火解毒；若反复发作者，宜健脾扶正，清除内毒。

岭南刺络疗法治疗睑腺炎操作简，痛感小，见效快，价格低，为临床上常用治疗方法。若刺络疗法治疗睑腺炎3~5次仍效果不佳者，应考虑其他治法，以免延误病情。必要时可进行外科手术切开排脓。

睑腺炎一般预后良好。患者平素需注意眼部卫生，避免不洁物品接触眼睛，养成良好卫生习惯；避免熬夜，清淡饮食，适当运动，起居有常，精神和合。

参考文献

［1］沈钊雄.中医治疗麦粒肿研究进展［J］.中医研究，2012，25（05）：75-77.

［2］尚季葵，董洪英.背部刺络放血治疗麦粒肿［J］.针灸临床杂志，1997（11）：33-34.

［3］邓叶芬，夏云开.中药熏蒸法治疗麦粒肿的疗效观察［J］.内蒙古中医药，2009，28（08）：29-30.

［4］秦亮.艾条灸后溪穴治疗麦粒肿［J］.中国针灸，2006（06）：423.

（奎瑜　吴思琪）

第三十二章 带状疱疹

一、概念

带状疱疹是由水痘-带状疱疹病毒感染引起的以簇集状丘疱疹和神经痛为特征的急性感染性皮肤病。皮疹一般有单侧性和按神经节段分布的特点，多沿身体某一周围神经分布，呈带状排列，并伴有疼痛，多发于春秋季节，以成人较多发病；愈后很少复发。

本病属于中医"蛇串疮""蛇丹""蜘蛛疮"等范畴。因其是一种在皮肤上出现成簇水疱，痛如火燎的急性疱疹性皮肤病，且皮损呈红斑、水疱，累累如串珠，每多缠腰而发，故又称"缠腰火丹"。

二、临床表现

1. 典型表现 发疹前可有全身不适、疲乏无力、轻度发热、纳差等前驱症状，患处皮肤自觉灼热感或神经痛，触之有明显的痛觉敏感，持续1~3天，亦可无前驱症状即发疹。好发部位依次为肋间神经、颈神经、三叉神经和腰骶神经支配区域。

发病初期，其皮损为带状的红色斑丘疹；继而出现粟米至黄豆大小簇集成群的水疱，簇状分布而不融合；继之迅速变为水疱，疱壁紧张发亮，疱液澄清，外周绕以红晕，各簇水疱群间皮肤正常。数日后疱液混浊化脓，或部分破裂，重者有出血点、血疱或坏死；轻者无皮损，仅有刺痛感或稍潮红，无典型水疱。皮损沿某一周围神经呈带状排列，多发生在身体的一侧，一般不超过正中线。

病程一般2~3周，水疱干涸、结痂脱落后留有暂时性淡红斑或色素沉着。

2. 神经痛 带状疱疹常伴有神经痛，在发疹前、发疹时以及皮损痊愈后均可发生，儿童疼痛轻微，老年体弱者疼痛剧烈，常扩散到皮损范围之外，但多在皮损完全消退后或1个月内消失。少数患者神经痛可持续超过1个月以上，称为带状疱疹后遗神经痛。

三、病因病机

中医认为本病由于情志内伤，肝气郁结，久而化火，肝经火毒蕴积，夹风邪上窜头面而发；或夹湿邪下注，发于阴部及下肢；火毒炽盛者多发于躯干。《外科正宗》认为："心火妄动，三焦风热乘之，发于肌肤。"可因情志内伤以致肝胆火盛，另因脾湿内蕴，外受毒邪而诱发。

疼痛原因是毒邪化火，与肝火、湿热搏结，阻于经络，气血不通，不通则痛。即肝火脾湿郁于内，毒邪乘之诱于外，气血瘀阻为其果。毒火稽留血分，发为红斑，湿热困于肝脾，遂起水疱，气血阻于经络，则现疼痛。年老体弱者，常因血虚肝旺，湿热毒蕴，致气血凝滞，经络阻塞不通，以致疼痛剧烈，病程迁延。

本病初期以湿热火毒为主，后期是正虚血瘀夹湿邪为患。

四、辨证分型

带状疱疹的病情，可轻可重。中医治疗带状疱疹，强调根据患者不同体质、不同发病阶段、不同发病部位进行辨证论治，治疗总法则是利湿解毒，通络止痛。

1.肝经郁热　水疱初起，皮损鲜红，灼热刺痛，口苦咽干，烦躁易怒，大便干，小便黄，舌红苔黄，脉弦滑数，属肝经郁热，治宜清热利湿解毒，佐以通络止痛。

2.湿清火盛　若水疱多而胀大，基底鲜红，灼热疼痛剧烈，或水疱混浊溃破，或伴脓疱脓痂，则属湿毒火盛，治宜清肝泻火解毒与通络止痛并重。

3.气滞血瘀　若病到后期，水疱已干敛结痂，但疼痛不减或减而不止，口干心烦，舌黯红，多属气滞血瘀，治宜养阴清热，通络止痛。

若病在头面部，加强泄阳明胃热；病在胸腹中，加强疏肝清热解毒；病在外阴、下肢，加强清利下焦肝胆湿热。

五、安全操作治疗

1.处方

主穴：皮疹周围、井穴（皮疹涉及的经络上）。

配穴：肝经郁热配太冲、侠溪、阳陵泉；湿热火毒配阴陵泉、血海；气滞血瘀则根据皮疹部位不同配相应穴位，颜面部配阳白、太阳、颧髎，胸腹部配期门、章门、带脉，外阴、下肢配大都、三阴交、阳陵泉。

2.方解 皮疹周围为邪气所客之病所，此为局部取穴，乃经络腧穴的近治作用，以活血通络、祛瘀泄毒；泻刺井穴为循经远部取穴，以清泄瘀热之毒，亦是"经脉所过，主治所及"规律的反映。

3.操作方法 根据患者皮损区域或后遗神经痛区域调整体位，以舒适为度。在疱疹周围广泛速刺放血，以"蛇头""蛇尾"为主。常规消毒施术部位。用一手手指固定被刺部位，另一手持针在被刺部位上行多点点刺操作手法，注射器针头刺出血，以局部微渗血为度。后选择大小合适的玻璃罐，用闪火法先行局部闪罐使血水流出，用无菌的干棉球拭干血水后局部留罐，5~10分钟后起罐。用无菌干棉球轻轻擦净血水，2天1次，连续治疗2~3次。对疱疹后期疼痛，疱疹已结痂脱落者，可直接对皮损部位采用闪罐法，闪罐至皮肤潮红为度，每天1次，连续治疗2~3次。

除用用三棱针点刺外，还可用梅花针叩刺疱疹及周围皮肤，以刺破疱疹，疱内液体流出，周围皮肤充血或微出血为度，可加拔火罐。另可取耳穴肝、脾、神门、内分泌以及皮损所在区的耳郭对应区，用注射器针头点刺所取穴位，用手指挤捏，使之出血。

4.注意事项

（1）由于该病创面比较大，务必避开动脉血管。而刺络放血疗法为侵入性治疗，必须严格无菌操作，以防感染。

（2）予耳穴刺络放血者，术前应先将患侧耳郭部位进行揉捏，使局部血液充盈，运用岭南陈氏飞针一步到位针法，迅速点刺，避免深刺、反复点刺。

（3）若疱疹处皮损严重，可在患处用2%龙胆紫溶液涂搽，防止继发感染。

（4）组织病或恶性肿瘤合并本病时，应采取中西医结合治疗措施。

六、辅助治疗措施

1.中药外治

（1）初起粟疹，灼热刺痛者宜用二味拔毒散、双柏散等水调外搽，以清热、消肿、止痛。

（2）湿热偏重而有糜烂浸润者用解毒祛湿之药湿敷患处，然后用祛湿散或青黛散以植物油调外搽，伴组织坏死者用黄连膏加九一丹外用。

（3）皮损后期干燥结痂者用四黄膏或青黛软膏。

（4）后遗神经痛者用酒精调雄黄外搽。

2.火针　取局部阿是穴。局部酒精常规消毒，将中粗火针烧红烧透后速刺，点刺疱疹的头、中、尾部。不留针，深度2~3分。或可加入火罐以去除瘀血。较大水疱可用火针点破，使液体流出。复以干棉球擦拭。每周2~3次，5次为1个疗程。

3.浮针　适用于带状疱疹急性期疼痛的患者。进针点的选择，一般在病变区域的神经远端，针尖指向病灶，并尽量选择在肋间隙进针，避免在肋骨面进针，以免留针造成不适。

七、生活调护

（1）忌食辛辣温热食物。酒、烟、生姜、辣椒、羊肉、牛肉及煎炸食物等，食后易助火生热。

（2）慎食肥甘油腻之品。肥肉、饴糖、牛奶等食物，多具滋腻、肥甘壅塞之性，易使本病之湿热毒邪内蕴不达，病情缠绵不愈。

（3）慎食酸涩收敛之品。豌豆、芡实、石榴、芋头、菠菜等易使气血不通，邪毒不去，疼痛加剧。

（4）发病期间保持心情舒畅，以免肝郁气滞化火而加重病情。

（5）不要摩擦患处，防止水疱破裂，小心保护创面，可以使患部接受短期的阳光照射。淋浴时，轻轻冲洗水疱部位，勿触摸或抓痒。

（6）发生于三叉神经区的疱疹，应注意病人眼睛的护理，每日用生理盐水洗眼1~2次，并点抗生素眼药水或涂眼膏。

（7）不要随便用药，用药不当会刺激皮肤，延迟恢复。比较稳妥的办法是用毛巾沾冷水敷疱疹患部，避免高温。

（8）增强体质，提高抗病能力。

八、典型病案

【病案一】

刘某，男，35岁。

主诉：左侧胸胁肩背部皮肤灼痛，伴丘状疱疹2天。

现病史：患者3天前因劳累，自感左侧胸胁肩背部疼痛如针刺样，渐加重，呈灼热刺激痛感，局部不敢靠近衣物，稍一触碰，便觉疼痛，夜难寐，随后痛处出现豌豆状水疱，呈索带状分布，持续剧烈疼痛，夜间更甚，影响睡眠，口苦咽干，食欲不振，烦躁易怒，大便干，小便黄，舌红苔黄，脉弦滑数。

查体：痛苦面容，左侧胸前、腋下、后背可见大小不一，成粟粒状多个透明水疱，疱壁紧张，水疱之间可见红色丘疹皮损，疱疹分布基本呈带状。

中医诊断：蛇串疮。

西医诊断：带状疱疹。

治则：清热利湿解毒，通络止痛。

取穴：以"蛇头""蛇尾"为主。

操作：患者取左侧卧位，常规消毒疱疹处皮肤，注射器针头刺出血，用闪火法先行局部闪罐使血水流出，用无菌的干棉球拭干血水后局部留罐，5~10分钟后起罐，用无菌干棉球轻轻擦净血水，2天1次。

其他辅助治疗：

（1）腹针：引气归元（中脘、下脘、气海、关元）、滑肉门（双）、大横（双）、上风湿点（患）。每天1次，每次留针30分钟。

（2）饮食疗法：青叶柴胡粥。粳米30g，大青叶15g，柴胡15g，盐适量。先将大青叶、柴胡加水3碗煎至2碗去渣，再把粳米加入，煮成稀粥，放入适量盐，做早、晚餐。

二诊：患者1周后复诊，诉经3次刺血治疗后，左侧胸胁肩背部疼痛明显减轻，夜眠改善，疱疹全部结痂脱落。现症见：左侧胸胁肩背部疼痛范围较前缩小，针刺样，夜间痛甚，睡眠欠安稳，咽干，无口苦，小便偏黄，大便调，舌红苔薄黄，脉弦数。治以养阴清热，通络止痛。

取穴：取耳穴肝、脾、神门、内分泌以及皮损所在区的耳郭对应区。

操作：患者取坐位，先揉按患者耳郭，使之充血，常规消毒后，用注射器针头点刺所取穴位，用手指挤捏，使之出血。每天治疗1次，双侧耳穴交替使用。

其他辅助治疗：

（1）腹针：主穴：引气归元（中脘、下脘、气海、关元）、滑肉门（双）、外陵（双）。辅穴：上风湿点（患侧）。每天1次，每次留针30分钟。

（2）拔罐：对皮损已结痂脱落部位采用闪罐法，闪罐至皮肤潮红为度，每天1次，连续治疗2~3次。

（3）日常自我保健：自行按摩合谷、血海、曲池等穴位以活血化瘀。每穴位揉按200~300下。

三诊：患者半月后复诊，诉2诊后左侧胸胁肩背部疼痛基本消失，夜眠改善。原皮损结痂脱落后局部瘙痒，偶有隐痛，纳眠可，咽干，大便溏结不调，小便正常，舌淡红苔薄白，脉滑。

【按语】此患者劳累日久，肝火脾湿郁于内，毒邪乘之诱于外；体内素蕴湿热，复感邪毒于外，合围蕴结于肌肤血脉而发为蛇串疮。本病以皮疹色红、疱壁紧胀、灼热刺痛、舌红、苔黄、脉弦数为辨证要点。毒火稽留血分，发为红斑，湿热困于肝脾，遂起水疱；毒邪化火，与肝火、湿热搏结，阻于经络，气血不通，则现刺痛；热伤津液则口苦咽干、口渴、大便干、小便黄；肝为刚脏，肝胆湿热则烦躁易怒。舌红、苔黄、脉弦滑数皆为湿热内郁之象。治宜清热利湿解毒，通络止痛。

【病案二】

李某，女，68岁。

主诉：双胁肋部疼痛，伴束带感2月。

现病史：患者2个月前出现双侧乳房下散在水疱，伴疼痛，未予特殊处理。水疱消失后出现双胁肋部疼痛伴束带感，左侧为重，夜间尤甚，前胸部麻木，阵发性憋气及呼吸困难。纳呆，眠差，疼痛影响夜眠，小便黄，大便乏力，排不尽感。

查体：神清，精神稍疲倦，双侧乳房下皮色暗红，原皮损部位遗留灰褐色色素沉着。舌淡暗，苔白稍腻，脉弦滑。

中医诊断：蛇串疮。

西医诊断：带状疱疹后遗神经痛。

治则：益气活血，通络止痛。

取穴：委中（双）、膈俞（双）及阿是穴。

操作：患者取仰卧位，常规消毒双侧委中、膈俞及阿是穴，注射器针头刺出血，用闪火法先行局部闪罐使血水流出，用无菌的干棉球拭干血水后局部留罐，5~10分钟后起罐，用无菌干棉球轻轻擦净血水，2天1次。

其他辅助治疗：

（1）体针：中脘、下脘、气海、关元、滑肉门（双）、外陵（双）、气穴（双）、足三里（双）、血海（双）、阴陵泉（双）。每天1次，每次留针30分钟。

（2）拔罐：对皮损已结痂脱落部位采用闪罐法，闪罐至皮肤潮红为度，每天1次，连续治疗2~3次。

二诊：患者2周后复诊，诉一诊后，疼痛立刻减轻。阵发性窜痛，以乳房下为甚，双胁肋部轻微束带感，时有前胸部麻木，阵发性憋气及呼吸困难，咽干，小便黄，大便质干稍硬，舌边尖红，苔薄黄，脉弦滑。治以疏肝清热，通络止痛。取耳穴肝、脾、神门、内分泌以及皮损所在区的耳郭对应区。患者取坐位，先揉按患者耳郭，使之充血，常规消毒后，用注射器针头点刺所取穴位，用手指挤捏，使之出血。每天治疗1次，双侧耳穴交替使用。配合拔罐疗法同前。

嘱患者自行按摩合谷、血海、曲池、足三里等穴位以活血化瘀。每穴位揉按200~300下。

三至六诊：经1月，每周2次治疗后，诉疼痛逐步缓解，双胁肋部束带感基本消失，无前胸部麻木，无憋气及呼吸困难，胃纳改善，睡眠改善。

七诊：双侧乳房下偶有隐痛，双胁肋部轻微束带感，少许咽干，二便调，舌淡红，苔薄白，脉滑。治以益气活血，通络止痛。取耳穴心、脾、神门以及皮损所在区的耳郭对应区，操作同前。

同时配合针刀治疗，寻找病变区域所累及神经根，进行减压、松解。

该方案治疗1周后，患者未继续复诊，1月后随访，患者双乳房下偶有轻微隐痛，无束带感，未影响生活及工作。

【按语】此患者年老体弱，血虚肝旺，湿热毒蕴，致气血凝滞，经络阻塞不通，以致后遗神经痛，病程迁延。本病以双胁肋部疼痛伴束带感，前胸部麻木，阵发性憋气及呼吸困难，纳呆，眠差，舌淡暗，苔白稍腻，脉弦滑为辨证要点。血虚肝旺，湿热毒蕴，复感邪毒于外，合围蕴结于肌肤血脉而发为蛇串疮。前胸部麻木，阵发性憋气及呼吸困难，纳呆，眠差，舌淡暗，苔白稍腻均为正虚血瘀夹湿之患。治宜益气除湿，通络止痛。

【病案三】

许某，男，70岁。

主诉：左侧头部耳周带状疱疹3天。

现病史：患者3天前出现左侧头部耳周稀疏水疱，米粒大小，伴有明显刺痛。二便调，纳可。

查体：左侧头部耳周可见大小不一，成米粒状多个透明水疱，疱壁紧张，水疱之间可见红色丘疹皮损，疱疹分布基本呈带状。舌淡红，苔白微腻，脉弦。

中医诊断：蛇串疮。

西医诊断：带状疱疹。

治则：清热解毒，利湿活血，通络止痛。

取穴："蛇头""蛇尾"、患侧太阳穴。

操作：患者取坐位，常规消毒疱疹处皮肤，注射器针头刺出血，辅以挤压，血色由黯红转鲜红为度，2天1次。

其他辅助治疗：

（1）腹针疗法：引气归元（中脘、下脘、气海、关元）、滑肉门（双）、大横（双）、上风湿点（双）。每天1次，每次留针30分钟。

（2）中药外治：双柏散水调外搽。每日2次。

二诊：患者2周后复诊，诉经2次刺血治疗后，疼痛明显缓解，水疱结痂，部分脱落。现患者左侧头部耳周见水疱结痂，局部脱落，间歇性刺痛。二便调，纳可，舌淡红，苔白微腻，脉弦。治以清热利湿，活血止痛。

取病灶处阿是穴、患侧太阳穴点刺放血。患者取坐位，常规消毒疱疹处皮肤，注射器针头刺出血，辅以挤压，血色由黯红转鲜红为度，2天1次。配合腹针、中药外治同前。

对皮损已结痂脱落部位采用闪罐法，闪罐至皮肤潮红为度，每天1次，连续治疗2~3次。

三至六诊：经1月，每周2次治疗后，诉原疱疹基本结痂脱落，病损处皮肤少许瘙痒伴隐痛，睡眠改善。

七诊：患者左侧头部耳周水疱基本结痂脱落，病损处皮肤少许瘙痒伴隐痛。二便调，纳可，舌淡红，苔白，脉弦滑。治以益气通络，活血止痛。

取病灶处阿是穴点刺放血，操作同前。配合腹针、拔罐疗法同前。

患者按此方案继续治疗2周后未再复诊，1个月后随访，原疱疹处皮肤少许色素沉着，未再发作疼痛。

【按语】此患者年老体弱，脾虚失运，湿热毒蕴，复感邪毒于外，合围蕴结于肌肤血脉而发为"蛇串疮"。本病以左侧头部耳周见稀疏水疱，米粒大小，伴有明显刺痛，舌淡红，苔白微腻，脉弦为辨证要点。毒火稽留血分，发为红斑，湿热困于肝脾，遂起水疱；毒邪化火，与肝火、湿热搏结，阻于经络，气血不通，则刺痛。

九、体会与讨论

采用刺血拔罐治疗，将毒血、渗液、湿气负压吸出，可以引邪热外发、除湿祛邪、疏通血脉，有助于活血化瘀，炎症消除，促使疱疹吸收，干燥结痂，减轻疼痛。经刺络治疗后，效果显著，后续随症调整治疗方案，辅以腹针针刺、拔罐疗法及药液擦洗，以期获效。

（陈秀华　张荷　张佳敏）

第三十三章 特应性皮炎

一、概念

特应性皮炎又称异位性皮炎、遗传过敏性皮炎等，以反复发作的湿疹样皮疹，伴剧烈瘙痒为临床特点，是一种具有遗传倾向的慢性、复发性、炎症性皮肤病。本病多于婴幼儿时期发病，并迁延至儿童或成人时期。患者本人或家族中常有明显的"特应性"。其病因和发病机制尚不明确，目前西医认为主要与遗传、环境、免疫、生物因素有关。

本病与中医学的"奶癣""胎敛疮""浸淫疮""湿疮""四弯风""血风疮"等相似，古代医学文献中有相关症状记载。《外科大成》云："四弯风，生于腿弯脚弯，一月一发，痒不可忍，形如癣风，搔皮成疮。"《医宗金鉴·外科心法要诀》描述"敛疮始发头屑间，胎中受热受风缠，干痒白屑湿淫水，热极红晕类火丹"。《外科正宗》："奶癣，儿在胎中，母食五辛，父餐炙煿，遗热于胎儿，生后头面遍身发为奶癣，流脂成片，睡卧不宁，瘙痒不绝。"

二、临床表现

特应性皮炎临床症状多表现为慢性反复性瘙痒，常影响睡眠。肘窝、胸窝等屈侧部位多有慢性复发性皮炎的特征。病程常经过婴儿期、儿童期和青少年成人期的逐渐演变。少数患者发病在特定的年龄段。

1.婴儿期（1~24月） 先兆症状为头皮黄色脱屑，脸部和肢体的伸侧可出现急性红斑、广泛渗液和结痂。

2.儿童期（2~12岁） 常见颈部、手部、肘窝、脑窝、小腿伸侧等部位的慢性复发性皮炎，伴皮肤干燥。

3.青少年成人期（>12岁） 皮损与儿童期类似，多有局限性干燥性皮炎损害表现，由于长期的搔抓和摩擦，常出现苔藓样变和痒疹型结节性皮疹。

此外，患者可伴有干皮症、鱼鳞病、掌纹症、毛周角化症、皮肤感染倾向、非特异性手足皮炎、乳头湿疹、唇炎、复发性结合膜炎、苍白脸、眶周黑晕、颈前皱裙、白色糠疹、白色划痕等。

根据是否合并其他过敏性疾病，可将特应性皮炎分为单纯型和混合型，前者仅表现为皮炎，后者还合并过敏性哮喘、过敏性鼻炎和过敏性结膜炎等。

中医描述其典型的临床表现，皮损形状多样化，初起时如粟状、点状散在皮损，随着病情进展，皮损可扩散至全身，伴渗液；其病情反复，后期则以肌肤甲错、皮肤干燥、脱屑多见。初生婴儿皮损多见于头面部，儿童、青少年及成人以遍身、腿脚弯、脚膝间等屈侧多见。

三、病因病机

关于该病的成因，众说纷纭，医家各有所主张。根据古籍记载，大多医家认为可归因于先天禀赋不足，胎毒遗热，脾肺不足，心火偏亢，六淫侵袭，或后天饮食失调，外加风、湿、热诸邪相搏于皮肤，致脏腑功能失调，脾虚失其健运，水湿内停，浸淫肌肤。其病因在疾病的发展中相互影响，相互交叉，内外受邪，从而导致发病。本病病机为肺脾气虚、心火亢盛，病性属本虚标实。中医认为慢性皮损与"脾胃虚弱"关系密切，"诸湿肿满，皆属于脾"。急性皮损与"心火旺盛"关系密切，"诸痛痒疮，皆属于心"。因此，特应性皮炎的始动和迁延与心、脾两脏的相互影响密切相关。

四、辨证分型

1. **心脾积热**　脸部红斑、丘疹、脱屑或头皮黄色痂皮，伴糜烂渗液，有时蔓延到躯干和四肢，哭闹不安，可伴有大便干结，小便短赤。小儿指纹呈紫色达气关或脉数。本型常见于婴儿期。

2. **心火脾虚**　面部、颈部、肘窝或躯干等部位反复发作红斑、水肿，或丘疱疹、水疱，或有渗液，瘙痒明显，烦躁不安，眠差，纳呆，舌尖红，脉偏数。本型常见于儿童反复发作的急性期。

3. **脾虚蕴湿**　四肢或其他部位散在丘疹、丘疱疹、水疱，倦怠乏力，食欲不振，大便溏稀，舌质淡，苔白腻，脉缓或指纹色淡。本型常见于婴儿和儿童反复发作的稳定期。

4. **血虚风燥**　皮肤干燥，肘窝、腘窝常见苔藓样变，躯干、四肢可见结节性痒疹，继发抓痕，瘙痒剧烈，面色苍白，形体偏瘦，眠差，大便偏干，舌质偏淡，脉弦细。本型常见于青少年和成人期反复发作的稳定期。

五、安全操作治疗

1.处方

主穴：曲池、足三里、膈俞、脾俞、皮损局部。

配穴：心脾积热配心俞、委中，心火脾虚配阳陵泉、胆俞，脾虚蕴湿配阴陵泉、三阴交，血虚风燥配血海、阴陵泉。

2.方解
曲池、足三里为阳明经的合穴，阳明经多气多血，主血之病，既可疏风清热又可清血分之郁热；膈俞为血会，可祛风清热、活血止痒，寓"治风先治血，血行风自灭"之意；脾俞为脾之背俞穴，可健脾固卫，"治标先治本"；皮损局部点刺可疏通局部经气、祛风解毒化瘀。

3.操作方法
以瘙痒严重区域或局部皮损中心至外围为刺血区域。常规消毒后，用注射器针头于患者瘙痒处及穴位上点刺放血，辅以挤压出血，以血色由黯红转鲜红为度。然后用消毒干棉球擦拭干，或在放血部加拔火罐，出血3~5ml。隔日1次。

4.注意事项

（1）瘙痒严重区域手法宜轻，以梅花针轻叩使皮肤潮红为度。

（2）心俞、脾俞等背俞穴点刺不宜太深。

（3）患者应保持精神安定，皮损处避免搔抓，忌用热水洗烫和用刺激性药物外搽。

（4）患者应多食新鲜蔬菜、水果，忌食辛辣刺激之品，力戒烟酒。

六、辅助治疗措施

1.中药外治

（1）潮红、丘疹、丘疱疹、无渗液的皮损，可选用黄精15g，金银花15g，甘草15g加水2000ml，水煎至1500ml，待冷却后取适量外洗。

（2）红肿、糜烂、渗出的皮损可选用黄精15g，金银花30g，甘草15g加水2000ml，水煎至1500ml，待冷却后取适量外洗和间歇性开放性冷湿敷。或可选择清热解毒收敛的中药如黄柏、生地榆、马齿苋、野菊花等水煎间歇性开放性冷湿敷。湿敷间隔期可外搽油剂或糊剂。

（3）全身泛发弥漫性红肿、大量脱屑的皮损，洗浴后全身涂搽10%紫草油（红条紫草20g加食用植物油200ml，混合于无菌不锈钢治疗碗中，电磁炉大火加温15分钟，去渣备用）。或选润肤膏外搽或封包治疗。

2.推拿 临床根据病情需要可选择推拿治疗，尤其适合于12岁以下小儿。可指导患儿父母为患儿进行推拿治疗，涂抹润肤剂后，辅以按摩手法。

（1）发作期：清天河水，揉中脘，沿两侧膀胱经抚背。每日1次，每次10~15分钟。

（2）缓解期：摩腹，捏脊，揉按足三里。每日1次，每次10~15分钟。

疹红，渗液明显者，加强清天河水；皮肤干燥者，揉按三阴交；瘙痒明显，揉按曲池、风池、三阴交；眠差，双手的食指与拇指从耳垂部位逐步向上如猿猴摘桃状，重复摘摘至耳尖；便溏，揉脐，加强摩腹；大便干，揉天枢。急性期皮损处不宜进行推拿。

七、生活调护

（1）避免进食辛辣、刺激性食物。避免食物因素诱发或加重过敏。在日常食谱的基础上采用逐步添加食物或逐步限制食物的方法，有助于发现过敏的食物品种。一旦发现食物过敏，应避免食用过敏食物，以防止诱发和加重病情。

（2）合理洗浴，一般用温水（27~30℃）快速冲洗约5分钟，洗澡后2分钟内立即涂抹润肤剂，以避免表皮脱水。此外，还应避免使用碱性洗涤剂清洁皮肤。

（3）避免熬夜和精神过度紧张。适当进行体育锻炼，保持大便通畅。

（4）避免吸入过敏性物质，如尘螨、花粉、动物皮屑等。

（5）避免皮肤接触刺激性纤维、羊毛、粗的纤维纺织品等。不要使用过紧、过暖的衣物，以免出汗过多。

（6）避免接触烟草。

（7）经常修剪指甲，避免抓伤皮肤。

八、典型病案

【病案一】

李某，男，19岁。

主诉：全身反复多形皮疹伴瘙痒10年，加重3月。

现病史：患者10年前无明显诱因双小腿后侧出现红斑、丘疹，瘙痒明显，于当地医院对症治疗后好转。随年纪增长，红斑、丘疹逐渐增多，皮肤干燥，瘙痒明显，气候变化时易复发，主要分布在肘、膝关节屈面。多次于当地医院就诊，诊断为湿疹，予抗炎、抗过敏等治疗，症状可缓解，但反复发作，丘疹、红斑逐渐发展至全身。3个月前患者吹空调后头面部开始出现红疹、丘疹，瘙痒剧烈，搔抓后面部及全身红疹、丘疹糜烂渗液，影响睡眠。至外院门诊就诊，予醋酸泼尼松抗炎，左西替利嗪抗过敏后症状缓解，后逐渐减量，维持泼尼松5mg口服。现为寻求针灸治疗，至我院门诊就诊。全身皮肤干燥，泛发红斑、丘疹、斑块，面部弥漫性红斑、肿胀，糜烂渗液，瘙痒明显，影响睡眠，口干不苦，纳可，眠差，二便调。舌红，苔薄黄，脉滑数。

中医诊断：湿疮。

西医诊断：特应性皮炎。

治则：清热导赤，消风止痒，兼以安眠。

取穴：曲池（双）、足三里（双）、委中（双），胆俞（双）、脾俞（双）、心俞（双）。

操作：患者取平卧位，予双侧曲池、双侧足三里及双侧委中刺血，并留罐，出血以中等量为度；后转至俯卧位，予双侧胆俞、脾俞、心俞刺血，并予留罐，出血以中等量为度。2天1次。

其他辅助治疗：

（1）湿敷法：黄精15g，金银花30g，甘草15g，加水2000ml，水煎至1500ml，待冷却后取适量外洗和间歇性开放性冷湿敷。

（2）外用药膏：洗浴后全身涂搽10%紫草油或5%～10%黄连软膏。

二诊：患者1周后复诊，诉经2次岭南刺络疗法后，瘙痒较前减轻，局部肿胀缓解，渗液较前减少。全身皮肤干燥脱屑，四肢躯干泛发红斑、丘疹、斑块，面部红斑较前消退，少许渗液，阵发性持续性瘙痒，影响睡眠，口干不苦，纳可，眠差，二便调。舌红，苔薄黄，脉滑数。治法同前。

三至九诊：共经6周，患者每周维持1次岭南刺络疗法，诉瘙痒较初诊缓解7成，头部红斑、丘疹、斑块较前明显消退，周身少许散在红斑、丘疹、斑块，无渗液，以肘膝关节部屈面为甚。睡眠改善。现症见全身皮肤干燥脱屑，四肢躯干少许散在红斑、丘疹、斑块无渗液，偶发持续性瘙痒，睡眠改善，口干不苦，纳可，眠差，二便调。舌红，苔薄黄，脉滑数。

治以养血润肤，祛风止痒，兼以除湿。取曲池（双）、三阴交（双）、阴陵泉（双）、膈俞（双）、脾俞（双）。操作同前，2天1次。其他辅助治疗同前。

患者后续维持方案治疗2周后未再复诊，1月后随访，周身少许散在红斑，丘疹、斑块基本消退无复发，偶有干燥脱屑，自行涂擦膏药以润肤，时有轻微瘙痒，未影响工作生活。

【按语】本案患者脾肺不足，湿阻于内，心火偏亢，热壅于里，又受外淫侵袭，风、湿、热诸邪相搏于皮肤，致脏腑功能失调，邪毒浸淫肌肤而发病。病机为肺脾气虚、心火亢盛，病性属本虚标实，治宜清热导赤，消风止痒，兼以安眠。

【病案二】

王某，男，7岁。

主诉：肘膝关节部反复多形皮疹伴瘙痒2年，加重1月。

现病史：患儿2年前无明显诱因双膝出现红斑、丘疹，瘙痒明显，于当地医院对症治疗后症状好转。随后双肘关节屈面亦可见红斑、丘疹，逐渐增多，皮肤干燥，瘙痒明显。多次于当地医院就诊，予对症治疗后，症状可缓解，但反复发作。近1月患儿躯干出现丘疹、红斑，以颈后及双侧腹为甚，瘙痒剧烈，搔抓后面部及全身红疹、丘疹糜烂渗液，影响睡眠。现为寻求针灸治疗，至我院门诊就诊。现症见肘膝关节部皮肤干燥，泛发红斑、丘疹、斑块、颈后及双侧腹弥漫性红斑、肿胀、糜烂渗液，瘙痒明显，影响睡眠，烦躁不安，纳呆，大便质干，小便黄，舌尖红，脉偏数。

中医诊断：四弯风。

西医诊断：特应性皮炎。

治则：清热泻火，消风止痒，健脾安神。

刺血处方：曲池（双）、足三里（双）、委中（双）、膈俞（双）、脾俞（双）、心俞（双）。患者取平卧位，予双侧曲池、足三里及委中刺血，并予留罐，出血以中等量为度；后转至俯卧位，予双侧膈俞、脾俞、心俞刺血，并予留罐，出血以中等量为度。2天1次。

其他辅助治疗：

（1）湿敷法：黄精15g，金银花30g，甘草15g，加水2000ml，水煎至1500ml，待冷却后取适量外洗和间歇性开放性冷湿敷。

（2）推拿疗法：清天河水，揉中脘，沿两侧膀胱经抚背。每日1次，每次10～15分钟。

二诊：患者1周后复诊，诉经2次刺血治疗后，瘙痒较前减轻，渗液较前减少。现症见肘膝关节部皮肤干燥，少许脱屑，泛发红斑、丘疹较前减轻，颈后及双侧腹弥漫性红斑范围缩小，少许渗液，仍间歇性瘙痒明显，影响睡眠，胃纳改善，大便质干，小便黄，舌尖红，脉偏数。治以养血润肤，祛风止痒，兼以除湿。

取曲池（双）、三阴交（双）、阴陵泉（双）、膈俞（双）、脾俞（双）。操作同前。其他辅助治疗同前。2天1次。

三至八诊：共经4周，患者每周维持1次刺血治疗，期间时有小范围丘疹、红斑反复，但总体瘙痒较前减轻，无渗液。现症见肘膝关节部皮肤干燥，少许脱屑，泛发红斑、丘疹较前减轻，颈后及双侧腹弥漫性红斑范围缩小，无渗液，仍间歇性瘙痒，睡眠改善，纳可，二便调，舌尖红，脉偏数。治法同前。

【按语】本案患者先天禀赋不足，胎毒遗热，脾失健运，湿阻于内，心火偏亢，热壅于里，又受外淫侵袭，风、湿、热诸邪相搏于皮肤，致脏腑功能失调，邪毒浸淫肌肤而发病。病机为肺脾气虚、心火亢盛，病性属本虚标实，治宜清热泻火，消风止痒，健脾安神。

九、体会与讨论

特应性皮炎是一种临床常见的反复发作的皮肤病，近年来中医药对其研究越来越深入广泛。岭南刺络疗法选取曲池、足三里、委中、胆俞、脾俞、心俞等穴，留罐以助湿热之毒排出；日常又辅以湿敷、涂擦药膏等缓解瘙痒，以期获效。

（陈秀华　张荷　张佳敏）

第三十四章　湿　疹

一、概念

湿疹是皮肤科的常见病，急性期以丘疱疹为主，有渗出倾向，慢性期以苔藓样变为主，并且容易反复发作。病因目前尚不明确，医学界公认是由多种内、外因素引起的真皮浅层及表皮炎症。

中医统称湿疹为"湿疮"，因临床表现各异，又有不同的名称。如以手部为主的称为"痾疮"；以丘疹为主的称为"血风疮"或"粟疮"；以耳部为主的称为"旋耳疮"；发于乳头的称为"乳头风"；发于脐部的称为"脐疮"；发于阴囊部的称为"肾囊风"；发于四肢弯曲部的称为"四弯风"；浸淫全身，滋水较多者，称为"浸淫疮"等。

二、临床表现

湿疹临床症状变化多端，根据发病过程中的皮损表现不同，分为急性、亚急性和慢性3种类型。

1.急性湿疹　急性湿疹的损害为多形性，初期为红斑，自觉灼热、瘙痒。继之在红斑上出现散在或密集的丘疹或小水疱，搔抓或摩擦之后，搔破而形成糜烂、渗液面。

2.亚急性湿疹　日久或治疗后急性炎症减轻，皮损干燥，结痂，出现鳞屑，从而进入亚急性期。

3.慢性湿疹　慢性湿疹是由急性、亚急性反复发作不愈演变而来，或是开始时即呈现慢性炎症，常以局限于某一相同部位经久不愈为特点，表现为皮肤逐渐增厚，皮纹加深、浸润、色素沉着等。主要自觉症状是剧烈瘙痒。

三、病因病机

中医学认为湿疹的发病与先天禀赋不足，正气虚弱，风、湿、热等外邪侵袭，气血失和、脏腑失调而生风、生湿、化燥、化热等有关。急性期以湿热为主，常因饮食失节，嗜酒或过食辛辣之品，伤及脾胃，脾失健运，致使湿热内蕴，复外感风湿热邪，内外相搏，阻于腠理，浸淫肌肤而发病。亚急性多与素体虚弱，脾虚不运，湿邪留恋，肌肤失养有关；慢性者因湿热蕴久，病久伤血，血虚生风生燥，肌肤失去濡养而成。

西医认为湿疹的发生与Ⅰ型速发型和Ⅳ型迟发型变态反应有关，主要是T细胞介导的免疫反应。目前公认湿疹是由内、外部因素相互作用而引发疾病。内部因素包括内分泌及代谢改变、血液循环障碍、慢性感染病灶、神经精神因素等。外部因素包括食物、吸入物、生活环境等。湿疹不是遗传疾病，但往往有一定的家族倾向。

四、辨证分型

1. 湿热浸淫　发病急速，皮肤潮红，局部灼热，丘疹及丘疱疹分布密集，瘙痒难忍，渗液明显。身体沉重，四肢酸软，肢体微肿，口气重，胃口不佳，胸痞脘闷，嗳气反酸，小便短赤涩痛，大便干或黏腻，里急后重，苔黄腻，脉滑数。既往有冒雨涉水，久居湿地等生活史。

2. 脾虚湿蕴　发病缓慢，皮损潮红，瘙痒，局部渗液，可见少许鳞屑。四肢酸软，头目沉重，精神疲倦，纳差，腹胀便溏，舌淡胖，边有齿痕，苔水滑或白腻，脉滑或濡缓。既往有冒雨涉水，久居湿地，嗜好寒凉生冷等生活史。

3. 血虚风燥　常于秋冬季干燥时节发病，病程长久，反复发作，皮肤干燥，皮损色暗，色素沉着，剧烈瘙痒，或皮损粗糙肥厚、苔藓样变、血痂、脱屑。头晕，面色苍白，口唇色淡或暗，少汗，咽干口燥，舌体瘦小，苔少或薄白而干，脉细涩。

五、安全操作治疗

1. 处方

（1）湿热浸淫型：曲池、足三里、百虫窝、肺俞、脾俞、阿是穴。

（2）脾虚湿蕴型：足三里、阴陵泉、三阴交、百虫窝、脾俞、膈俞、阿是穴。

（3）血虚风燥型：曲池、三阴交、阴陵泉、百虫窝、肺俞、膈俞、阿是穴。

2.方解 曲池为手阳明经的合穴，既能清肌肤湿气，又可化胃肠湿热；足三里能健脾化湿，又能补益气血，标本兼顾；三阴交、阴陵泉运脾化湿，除肌肤之湿热；百虫窝为经外奇穴，能活血祛风止痒；阿是穴为局部皮损或瘙痒严重的区域，局部刺络可疏调局部经络之气，祛风止痒；对肺俞、脾俞刺络可清热利湿；对膈俞刺络可养血润燥。

3.操作方法 寻找患者瘙痒最严重的区域，或以局部皮损中心至外周为刺络区域。患者先取平卧位，予四肢穴位刺络治疗；后转至俯卧位，予背俞穴刺络治疗。期间根据患者瘙痒区域或皮损区域调整体位。如在腹侧，则平卧位时一并刺络；如在背侧，则在俯卧位时一并刺络。刺络穴位予以点刺法，一手手指固定被刺部位，另一手持针以拇、食指夹持针柄，中指抵住针身下端，露出针尖2~3分，对准所刺部位快速刺入并快速出针，以局部微渗血为度，后选择合适大小的玻璃罐，予以留罐，以中等量出血为度。阿是穴予以散刺法，用一手手指固定被刺部位，另一手持针在被刺部位上行多点点刺操作手法，以局部微渗血为度，后选择合适大小的玻璃罐，予以留罐，以中等量出血为度。

4.注意事项 操作部位应注意防止感染。点刺前可在被刺部位或被刺部位周围，用单手或双手配合，施以一定手法（如推、揉、挤、捋等），使被刺部位充血后再行点刺操作。

六、辅助治疗措施

中药外敷 吴茱萸100g，研细末，加氟轻松软膏调成糊状，外敷湿疹处，1日3次，一般用1次痒止，用6~15天可愈。

七、生活调护

禁食辛辣、刺激之品。生活工作尽量避免潮湿环境。参加体育锻炼，增强个人体质，提高免疫力。

八、典型病案

【病案一】

夏某，男，45岁。

主诉：周身反复起红疹伴瘙痒1余年，加重1周。

现病史：患者约1年前无明显诱因发现面颈部及四肢起疹，伴瘙痒不适，多次于外院就诊，诊断为"湿疹"，予以抗敏及对症治疗，症状未得到有效控制。最近1周因过多饮酒及进食煎炸油腻食物，症状较前加重，自行服用抗过敏药物可改善，但反复发作，遂至我院治疗。现可见全身泛发大小不等鲜红、淡红至暗红色斑片，其上见较密集分布针尖至粟粒大小丘疹及细薄脱屑，皮肤灼热，瘙痒难忍。口气重，纳可，因皮肤瘙痒入睡困难，小便调，大便黏腻，里急厚重明显。舌红，苔黄腻，脉弦滑。

中医诊断：湿疮（湿热浸淫证）。

西医诊断：湿疹。

治则：清热利湿止痒，清心安眠。

取穴：曲池（双）、足三里（双）、百虫窝、肺俞（双）、脾俞（双），心俞（双）。1周1次。

操作：患者取平卧位，予双侧曲池、足三里及百虫窝刺血，并予留罐，出血以中等量为度；后转至俯卧位，予双侧肺俞、脾俞、心俞刺血，并予留罐，出血以中等量为度。

二诊：患者1周后复诊，诉初诊刺血结束时，瘙痒已缓解5成，当日返家途中即觉无明显瘙痒，夜间睡眠明显好转。但3日后因应酬饮酒及进食油腻煎炸，瘙痒再次发作，以颈背部为主，瘙痒程度较前减轻。颈背部可见淡红色斑片，少许渗液，余全身皮肤散在斑片缓解，局部皮肤粗糙，无明显渗液。纳可，眠一般，小便调，大便黏腻，少许里急后重感。舌红，苔黄腻，脉弦滑。治以清热利湿止痒。

取曲池（双）、足三里（双）、百虫窝、大椎、肺俞（双）、脾俞（双）。操作同前。

三诊：患者半月后复诊，诉二诊后颈背部瘙痒明显改善，近期无明显瘙痒发作，欲继续治疗。现症见全身皮肤散在斑片缓解，无明显瘙痒，散在局部皮肤粗糙，无明显渗液。纳眠可，小便调，大便黏腻。舌红，苔薄腻，脉弦滑。

治以清热利湿。取曲池（双）、大肠俞（双）。操作同前。

后因工作繁忙未继续复诊，追踪半年，诉偶有瘙痒反复，但服用抗过敏药后即可改善，未影响生活及工作。

【按语】此患者因工作需要，诸多应酬，频繁饮酒及进食煎炸油腻，湿热内蕴，阻碍脾土，母病及子，传至肺，则发至周身肌肤，湿热阻于腠理，发为湿疹。口气重，大便黏腻，里急后重，苔黄腻，脉弦滑皆为胃肠道湿热之象。经1次治疗后疗效显著，后因饮食不当再次发病，但发病程度已较前减轻，仅以颈背部症状为主，且睡眠改善。遂于前方中去心俞，加大椎穴以清局部之热。大椎为诸阳经之会，清热力强，故二诊后症状明显改善。三诊诉无明显瘙痒，仍有大便黏腻，遂仅予曲池穴、大肠俞以清肠道之湿热。

【病案二】

刘某，女，49岁。

主诉：周身反复起疹伴瘙痒3年。

现病史：患者两年前无明显诱因出现周身泛发散在红斑、丘疹，伴明显瘙痒，抓后少量渗液，皮损渐多，瘙痒渐重，局部皮肤干燥、脱屑，夜间难眠。曾多次至社区门诊、三甲医院皮肤科就诊，诊断为"湿疹"，给予抗过敏药内服及外用药治疗（具体不详），可暂时改善，停药后不久病情即反复，迁延不愈，遂来诊。现症见躯干、四肢可见大片分布的针尖至蚕豆大小暗红色红斑、丘疹、斑丘疹，可见条索状抓痕，有点状血痂，皮损浸润肥厚，部分干燥脱屑，呈苔藓样变，以肩头和腰背部尤甚。上诉症状于月经来潮后加重。精神疲倦，情绪焦虑，口唇色淡，咽干口燥，时有盗汗，纳可，眠差，小便调，大便偏干，2~3日一行，舌体瘦小，舌淡暗，苔薄，脉弦细。近3年月经周期推迟，30~60日一行，持续2日干净，量少，色淡暗，现月经半年未来潮。

中医诊断：湿疮（肝气郁滞、血虚风燥型）；经断前后诸证（肝气郁滞、血虚风燥型）。

西医诊断：湿疹，围绝经期综合征。

治则：疏肝理气，养血润肤，祛风止痒。

取穴：曲池（双）、三阴交（双）、阴陵泉（双）、百虫窝（双）、膈俞（双）、胆俞（双）、肩颈（双）。

操作：患者取平卧位，于双侧曲池、三阴交、阴陵泉及百虫窝刺血，并予留罐，出血以中等量为度；后转至俯卧位，双侧膈俞、胆俞、肩颈刺血，并予留罐，出血以中等量为度。

二至四诊：经一共4周，每周1次治疗后，诉瘙痒可缓解5成，周身色斑较前色退，但仍有反复，仍以肩头和腰背部尤甚，情绪焦虑改善、睡眠改善。

五诊：躯干、四肢可见散在的针尖至蚕豆大小暗红色红斑、丘疹、斑丘疹，皮损浸润肥厚，部分干燥脱屑，以肩头和腰背部尤甚。精神稍倦，口唇色淡，无咽干口燥，时有盗汗，纳可，眠一般，小便调，大便偏干，1日1行，舌淡暗，苔薄，脉弦细。月经仍未来潮。三阴交（双）、阴陵泉（双）、百虫窝（双）、膈俞（双）、肩颈（双）。治法同前，1周1次。

六至八诊：经前后一共8周，每周1次刺血治疗后，诉瘙痒改善约8成，腰背部瘙痒改善，色斑较前色退，但仍皮肤干燥。

九诊：周身散在淡红色、暗红色色斑，除肩头散在丘疹外，未见明显丘疹，偶有瘙痒，精神尚可，口唇色淡，无咽干口燥，盗汗较前减轻，纳可，眠一般，小便调，大便质软，1日1行，舌淡暗，苔薄，脉弦细。月经仍未来潮。取胆俞（双）、膈俞（双）、血海（双）。操作同前，1周1次。

后未继续复诊，追踪长达1年，诉后湿疹偶有发作，自行服用抗过敏药后可缓解，未影响生活及工作。

【按语】《素问·上古天真论》："七七任脉虚，太冲脉衰少，天癸竭，地道不通，故形坏而无子也"。此患者恰逢49岁前发病，冲任二脉逐渐亏少，天癸将竭，精气、精血不足，容易引起气血失调，血虚则生风，风盛则伤津，加之平素湿热蕴久，耗伤津血，遂发为本病。月经来潮后精血更亏，故皮肤瘙痒等症状经期后更盛。皮肤干燥，咽干口燥，大便干，舌体瘦小，脉细等均是血虚的表现。情绪焦虑，脉弦则是肝郁气滞的表现。盗汗为肝肾阴虚的表现。

遂处方采取曲池、百虫窝祛风止痒，三阴交、阴陵泉、膈俞养血润燥，取局部穴位肩井穴以促进局部气血流通。胆俞与膈俞合称为"四花穴"，具有疏肝理气活血的效果，遂采用之。4次治疗后，患者症状改善，遂于前方的基础上，减少刺血部位，继续治疗。8次治疗后症状已明显改善，但仍有少许血虚之像，遂改用血海穴以养血润燥，并四花穴疏肝理气。气机调畅、肌肤得润，故诸证皆除。

【病案三】

王某，男，63岁。

主诉：反复双足背红疹伴瘙痒约20年。

现病史：患者平素从事管道作业，约20年前某次作业之后，出现足背丘疹、水疱，随后发生破溃、渗出，于当地医院就诊，外涂激素类药膏后可改善。后一直反复发作，于天气阴冷潮湿时明显，遂来诊。现症见双足背皮肤粗糙，色素沉着，散在丘疹，以足背、双足内侧赤白肉际处、第1趾及第2趾背明显，少许渗液，瘙痒明显，天气阴冷潮湿、接触冷水时加重，伴双足乏力，畏寒，精神疲倦，腹胀，纳差，小便清长，大便溏泄，舌淡胖，边有齿痕，苔水滑，脉濡。

中医诊断：湿疮（脾肾阳虚，湿邪内蕴型）

西医诊断：湿疹。

治则：温肾健脾，利湿止痒。

取穴：足三里、阴陵泉、三阴交、百虫窝、脾俞、膈俞。1周1次。

操作：患者取平卧位，予双侧阴陵泉、足三里、双侧三阴交及双侧百虫窝刺血，并予留罐，出血以中等量为度；后转至俯卧位，予双侧脾俞、膈俞刺血，并予留罐，出血以中等量为度。

其他辅助治疗：取太白（双）、涌泉（双）、神阙，自行予艾条回旋灸15分钟，隔日进行1次。

二诊：患者1周后复诊，诉双足瘙痒无明显改善，但水疱减少，无明显渗液，双足乏力改善，大便溏泄改善。现症见双足背皮肤粗糙，色素沉着，散在丘疹，以足背、双足内侧赤白肉际处、第1趾及第2趾背明显，无明显渗液，仍瘙痒明显，天气阴冷潮湿、接触冷水时加重，双足酸软，畏寒，精神可，纳一般，小便调，大便质烂，舌淡胖，边有齿痕，苔薄白，脉濡。岭南刺络治法同前。

后取涌泉（双）、神阙，自行予艾条回旋灸15分钟，隔日进行1次。

三诊：患者1周后复诊，诉经2次刺血治疗及2周艾灸治疗后，瘙痒改善约3成，但诉2天出现咽干口燥。双足背皮肤粗糙，色素沉着，散在丘疹，以足背、双足内侧赤白肉际处、第1趾及第2趾背明显，无渗液，中度瘙痒，天气阴冷潮湿、接触冷水时加重，双足酸软感消失，仍畏寒，咽喉干燥，喜饮，精神可，纳一般，小便调，大便质烂，舌淡胖，边有齿痕，苔薄白黄相间，脉滑。

治以健脾利湿，清热利咽。取足三里、阴陵泉、三阴交、百虫窝、脾俞、膈俞、大椎、肺俞，岭南刺络方法同前。1周进行1次。

暂停艾灸治疗。

四诊：患者1周后复诊，经上次刺血后，咽痛即刻缓解，未再次发作，瘙痒同前，改善欠佳，余症较前继续缓解。双足背皮肤粗糙，色素沉着，散在丘疹，以足背、双足内侧赤白肉际处、第1趾及第2趾背明显，无渗液，中度瘙痒，天气阴冷潮湿、接触冷水时加重，双足酸软感消失，仍畏寒，精神可，纳一般，小便调，大便质烂，舌淡胖，边有齿痕，苔薄白，脉滑。

治以温肾健脾，利湿止痒。取足三里、阴陵泉、三阴交、百虫窝、脾俞、膈俞，岭南刺络方法同前。1周1次。

取涌泉（双）、神阙，自行予艾条回旋灸15分钟，每3日进行1次。

五至十一诊：患者维持每周1次复诊，症状继续改善，方案未变动。

十二诊：双足背皮肤粗糙，色素沉着，以足背、双足内侧赤白肉际处、第1趾及第2趾背明显，未见明显皮疹，偶有局部皮肤瘙痒，双足酸软感消失，精神可，纳眠可，小便调，大便成型，偏软，舌淡胖，边有齿痕，苔薄白，脉滑。治疗方案同前，后患者因病情改善未继续复诊，电话随访1年，诉仍间断自行艾灸涌泉及神阙，即使天气变化，湿疹亦无再次发作。

【按语】缘患者常年从事管道工作，处于湿气弥漫的环境，久之湿邪内生，脾喜燥恶湿，脾土损伤，脾不运化，则湿气更胜，内外相合，湿性重浊，流注于下，故发为本病。加之患者年过六旬，脾肾已亏，阳气减衰，正气亏虚，故病情迁延反复难愈。

患者皮疹区域，足背、双足内侧赤白肉际处、第1趾及第2趾背即足少阴肾经、足阳明胃经循行区域，是中焦湿胜的反映。加之天气阴冷潮湿、接触冷水时加重，畏寒，腹胀，小便清长，大便溏泄，舌淡胖，边有齿痕，苔水滑，脉濡，均是脾肾阳衰，湿邪内生的表现。

另外，治疗中途患者出现了咽痛，考虑是艾灸太过温阳，治湿邪化热上犯咽喉所致，故暂停艾灸，加大椎、肺俞以泄上焦湿热，火去则咽利。

九、体会与讨论

　　湿疹在我国一般人群中患病率约达7.5%，而美国则为10.7%。在发达国家，儿童的发病率高达30%。近期国内研究表示岭南地区学龄儿童的湿疹患病率亦高达29.29%。如果母亲患有变异性疾病，也会增加其子女的发病率。岭南刺络疗法辅以艾灸温阳，湿邪得去，阳气得复，对湿疹有极好的疗效。

（陈秀华　孟凡琪）

第三十五章　痤　疮

一、概念

痤疮，又称为"青年痤疮""暗疮""青春痘"，是一种由多因素导致的毛囊皮脂腺慢性炎症性皮肤病，主要以粉刺、丘疹、脓包、结节、囊肿等多种类型的皮疹为特征，好发于颜面部、前胸、后背等处，多发于青春期男女，常伴有皮脂溢出。青春期过后，多数可自然减轻，妇女多伴有月经不调。

在中医学中，痤疮属于"粉刺""面疮""肺风粉刺"的范畴。古代有许多关于痤疮的记载，最早在《素问》中提到："汗出见湿，乃生痤痱。高粱之变，足生大丁，受如持虚。劳汗当风，寒薄为皶，郁乃痤"。又《医宗金鉴·外科心法要诀·肺风粉刺》中说道："此由肺经血热而成，每发于面鼻。起碎疙瘩，形如黍屑，色赤肿痛，破出白粉汁。"

二、临床表现

本病多见于青春发育期（15~30岁）的男女，好发于颜面、上胸、背部及肩胛等皮脂腺丰富的部位，有皮脂过多的现象，伴毛孔粗大，呈对称分布。可形成黑头、粉刺、丘疹、脓疱、结节、囊肿及瘢痕等损害。皮损初起为针头大小的毛囊性丘疹、黑头粉刺，或为白头粉刺（亦称闭合性粉刺）。其顶端可形成结节囊肿，吸收后遗留暂时性色素沉着或小凹陷瘢痕，较重者可形成结节囊肿，消退后遗留瘢痕或瘢痕疙瘩。

三、病因病机

（一）中医病因病机

中医认为，本病的病因主要为热和瘀。发病与肺、脾、胃等脏腑密切相关，和气血相关甚大。肺主气，主宣发肃降，在体合皮毛。皮毛包括皮肤、汗腺、毫毛等。肺失宣肃，输布津液、温阳和润泽皮毛的功能失常，则发为本病。或因素体阳热偏胜，肺经蕴热，复受风邪，熏蒸面部而发；或因过食辛辣肥甘厚腻，湿热内生，上蒸颜面，或冷水洗渍，使血热瘀结，瘀血内阻，毒邪外发肌肤而成；或肺胃积热，久蕴不解，化湿生痰，痰湿凝结，致使粟疹、结节日渐扩大，结成囊肿。在痤疮发病过程中，素体血分热盛，阴阳失调是其根本，饮食不节、外邪侵袭等因素是其致病的条件。

（二）西医病因病理

西医学认为，本病是发生于毛囊皮脂腺部位的一种慢性炎症性疾患，与内分泌激素紊乱、皮脂腺分泌旺盛、毛囊口堵塞及其他微生物感染等有关。

1.内分泌因素 多在青春期发病，主要是雄激素的分泌及代谢产物增多，而皮脂腺的发育和分泌功能直接受到雄激素的支配，从而使皮脂腺的活性增强。

2.毛囊皮脂腺导管有角化异常 因导管的口径变小，当毛囊壁脱落的上皮细胞与皮脂腺混合则栓塞在毛囊口内，从而形成粉刺。

3.微生物感染 主要是痤疮丙酸杆菌（PA），其次为卵圆形糠秕孢子菌及白色葡萄球菌。如PA通过激活补体系统产生的C5a引起白细胞趋化，吞噬破坏PA产生脂酶，分解甘油三酯产生较多的游离脂肪酸，游离脂肪酸刺激毛囊及毛囊周围发生特异性反应。

4.其他因素 与免疫学因素、遗传因素、情绪紧张、刺激性饮食及某些化学刺激有关。

四、辨证分型

1.肺经风热

局部主症：丘疹色红，或有痒痛，或有脓疱，以眉间、面部、下颌多见，呈丘疹样。

伴随症状：口渴喜饮，皮肤不润，鼻腔、口咽干燥，大便秘结，小便短赤，舌红，苔薄黄，脉浮数。既往有汗出受风史。

2.湿热蕴结

局部主症：颜面、胸背部皮肤油腻，皮损红肿热痛，或有脓疱，皮损较密集。

伴随症状：口臭，胸痞脘闷，嗳气反酸，便秘，里急后重，尿黄；舌红，苔黄腻，脉滑数。既往有冒雨涉水，久居湿地，进食煎炸油腻食物等生活史。

3.痰湿凝结

局部主症：皮疹结成囊肿，呈暗红色或紫红色，大小不等，有的位置较深，有的明显隆起呈半球形。

伴随症状：腹胀纳呆，便秘，头身沉重，舌淡胖，边有齿痕，苔腻或白滑，脉滑。病程反复，迁延不愈。

五、安全操作治疗

1.处方

（1）肺经风热证：合谷、曲池、尺泽、丰隆、内庭、大椎、肺俞、膈俞、阿是穴。

（2）湿热蕴结证：合谷、曲池、足三里、三阴交、丰隆、阴陵泉、内庭、血海、大椎、肺俞、脾俞、心俞、膈俞、阿是穴。

（3）痰湿凝结证：足三里、三阴交、支沟、阴陵泉、血海、太冲、肾俞、脾俞、肝俞、膈俞、阿是穴。

此处阿是穴指颈肩背部痤疮明显处，可对其周围瘀络进行刺络，颜面部慎用。凡耳背可发现瘀络的痤疮患者，皆可进行刺络。

2.方解　合谷、曲池、足三里、三阴交、大椎、尺泽、支沟、丰隆、阴陵泉、内庭、血海、太冲等穴皆对治疗痤疮有明确疗效。在上述穴位或穴位附近的瘀络进行刺络，使恶血排出，可起到调节气血、协调阴阳的作用。曲池、合谷疏散阳明风热；足三里健脾清热利湿；血海清热凉血，活血化瘀；三阴交为足厥阴、足少阴、足太阴三经交会穴，可起到调肝、理脾、补肾的作用。通过对背俞穴放血，可给邪气一条出路，使之随血排出体外，达到活血消肿的目的。大椎为督脉与手足三阳经、阳维脉的交会穴，可调整人体诸阳之气，宣泄阳热，凉血解毒；肺俞为肺之脏腑气血输注之处，有宣泄肺气，改善皮毛血液循环之效；心主血脉，心俞可行血泻火，治瘀热火毒；膈俞为八脉交会穴中的"血会"，具有活血祛瘀的功效。对阿是穴进行刺络，使恶血排出，可化去局部的瘀阻，使气血流通。

3.操作方法　患者取平卧位，予四肢穴位刺络治疗；后转至俯卧位，予背俞穴及局部阿是穴刺络治疗。最后采用正坐位，对耳背瘀络进行刺络。

如刺络部位较窄，如阴陵泉、内庭、耳背等穴位，采用点刺法。一手手指固定被刺部位，另一手持针以拇、食指夹持针柄，中指抵住针身下端，露出针尖2~3分，对准所刺部位快速刺入并快速出针，点刺后可放出适量血液或黏液，也可辅以推挤手法增加出血量或出液量，以中等量出血为度。

如刺络部位较宽阔，如背俞穴、背部阿是穴等，则采用散刺法。用一手手指固定被刺部位，另一手持针在被刺部位上行多点点刺操作手法，以局部微渗血为度，后选择合适大小的玻璃罐，予以留罐，以中等量出血为度。操作部位应注意防止感染。

六、辅助治疗措施

1.腹针

处方：引气归元（中脘、下脘、气海、关元）、滑肉门（双）、外陵（双）、上风湿点（双）、气穴（双）。每次留针30分钟，10次为1个疗程。

方解：引气归元，中脘、下脘两穴有理中焦，调升降的作用；气海、关元固本强肾。气穴具有补肾的作用。滑肉门、外陵有健脾化湿，调胃和中的作用。上风湿点具有清热解毒之效。诸穴配伍，可达到清热解毒，凉血化瘀的功效。

2.火针

处方：痤疮的中央以及周围皮肤。

方解：火针的治疗机制在于通过温热刺激穴位和部位，增强人体阳气，温通经络，行气活血，从而可以消肿散结，生肌排脓，祛腐生新。一方面火针有温热助阳、激发经气的作用，可疏通经络，行气活血，加速流通，使疮口周围瘀积的气血得以消散，促进组织再生，使疮口自然愈合。另一方面火针又能助阳化气，使气机疏利，津液运行，凝滞之痰邪湿邪因而化解。除此之外，火针疗法有引气和发散之功，可"以热引热"，因而针刺痤疮可使疮内火热毒邪外散，达到清热解毒的作用。西医学认为，其一，火针的热效应能改善微循环，热力通过皮肤神经的调节作用，促使皮损区微循环加快，有利于炎症和代谢物的吸收，可达增强免疫力、消炎的作用；其二，火针的高温可直接灭杀痤疮内的微生物，从而达到消炎的作用。

七、生活调护

保持皮肤清洁，用温水洗脸，每天洗脸次数不超过2次。不宜浓妆，避免使用油性化妆品。定期清洗与脸部接触的生活用品，如毛巾、枕巾、被褥等。保证充足规律的睡眠，清淡饮食。

八、典型病案

【病案一】

王某，男，15岁。

主诉：反复颜面部、颈背部痤疮1年，加重1周。

现病史：患者诉1年前开始出现颜面部散在痤疮，以前额、双颊、颈背部为主，自行涂抹某"祛痘产品"后可短暂改善，不久则复发，久之出现颜面部皮肤干燥、泛红、毛孔粗大等表现。近1周来，因篮球比赛常于夜间进行训练，诉颜面部痤疮较前明显加重，遂来诊。现颜面部散在痤疮，以前额、双颊、颈背部为主，痤疮色红，可见散在脓点，双颧泛红，口渴喜饮，少许咽干，纳眠可，二便调，舌红，苔薄黄，脉浮。查体：背部大椎穴、肺俞穴附近痤疮明显，左曲池、左耳尖可见细小瘀络。

中医诊断：粉刺（肺经风热型）。

西医诊断：痤疮。

取穴：合谷（双）、尺泽（双）、曲池（双）、大椎、肺俞（双）、膈俞（双）、左耳尖瘀络。

操作：患者取平卧位，予双侧合谷、尺泽点刺法，辅以推挤手法增加出血量或出液量，以中等量出血为度；仍以平卧位，于双侧曲池散刺法，其中左曲池针对细小瘀络进行刺血，刺血后予留置火罐，以中等量出血为度。转以俯卧位，于背部大椎穴、双侧肺俞穴、双侧膈俞穴及穴位附近的痤疮周围，进行散刺法，刺血后留置火罐，以中等量出血为度。最后以正坐位，予左耳尖细小瘀络处点刺，辅以推挤手法增加出血量或出液量，以中等量为度。

二诊：患者两周后复诊，诉初诊治疗后，双颊皮肤干燥即消失。次日晨起发现痤疮较前消肿、色淡，后继续消退，但仍有新发痤疮。近1周因训练强度加强，痤疮有反复趋势。现颜面部仍散在痤疮，以前额、双颊为主，痤疮色红，散在脓点。背部痤疮改善明显，仍有散在痤疮，双颧泛红不明显，口渴喜饮，咽干，纳眠可，二便调，舌红，苔薄黄，脉浮。查体：仍背部大椎穴、肺俞穴附近痤疮明显；左曲池、左耳尖仍可见细小瘀络。刺血处方及操作同前。

三至四诊：再经每周1次，共2次刺血治疗，处方同前，诉痤疮改善明显。

五诊：诉1周前篮球比赛结束，停止夜间训练后，痤疮继续好转，未再反复。现颜面部痤疮明显改善，前额散在痤疮，色淡红，无明显脓点。背部痤疮改善明显，局部色素沉着，咽干，纳眠可，二便调，舌红，苔薄黄，脉滑。查体：左耳尖可见细小瘀络。

刺血处方为曲池（双）、肺俞（双）、左耳尖瘀络。患者取平卧位，于双侧曲池散刺法，刺血后予留置火罐，以中等量出血为度。转以俯卧位，于背部双侧肺俞穴及穴位附近进行散刺法，刺血后留置火罐，以中等量出血为度。最后以正坐位，与左耳尖细小瘀络处点刺，辅以推挤手法增加出血量或出液量，以中等量出血为度。

后因疗效明显，加之课业任务加重，未继续就诊。电话随访3个月，诉颜面部痤疮较前明显改善，偶有散在反复。

【按语】缘患者正逢青春发育期，阳气旺盛，过剩则易化热，熏蒸于上；加之平素夜间运动生活史，动则生阳发汗，毛孔开泄，又逢风邪入内，阻塞气机，郁久化热，熏蒸面部而发。口渴喜饮、咽干、苔薄黄、脉浮均是肺经风热之象。恰逢左侧曲池可见散在瘀络，曲池为手阳明大肠经的合穴，与手太阴肺经相表里，故可认定此处为疾病的外在表现，针对此进行刺血治疗，可使疗效增倍。

夜间之于一天相当于冬季之于一年，本应是阳气收藏的时候，然而强行运动，使阳气翻腾，毛孔开泄，风邪趁机入侵，进而导致反复不愈。故当患者停止夜间运动后，痤疮的恢复速度也就自然地加快了。

【病案二】

李某，女，28岁。

主诉：反复颜面部痤疮3年。

现病史：患者3年前参与工作后，即开始出现颜面部散在痤疮，以双颊、鼻头、鼻翼旁为主，月经前明显加重，来潮后可少许缓解。反复于皮肤病医院就诊，间断服用中药调理，仍病情反复难愈，遂来诊。颜面部散在痤疮，以双颊、鼻头、鼻翼旁为主，痤疮色暗红，可见散在脓点，皮肤油腻，毛孔粗大，平素性情急躁易怒，纳眠可，小便调，大便秘结，里急后重明显，舌边尖红，苔腻偏黄，脉弦滑。平素月经规律，28~30日一行，持续7日干净，量中，色红，经行腹胀，痛经，小腹灼热感，乳胀，时有血块。查体：背部大椎穴附近散在痤疮，可见脓点。腰骶部、双侧三阴交、双侧血海散在瘀络，左耳背可见细小瘀络。

中医诊断：粉刺（湿热蕴结型）。

西医诊断：痤疮。

取穴：合谷（双）、曲池（双）、血海（双）、三阴交（双）、胆俞（双）、膈俞（双）、腰骶部瘀络、左耳背瘀络。

操作：患者取平卧位，予双侧合谷点刺，辅以推挤手法增加出血量或出液量，以中等量为度；仍以平卧位，于双侧曲池、血海、三阴交附近瘀络散刺，刺血后予留置火罐，以中等量出血为度。转以俯卧位，于背部双侧胆俞穴、双侧膈俞穴、腰骶部瘀络及穴位附近的痤疮周围行散刺，刺血后留置火罐，以中等量出血为度。最后正坐位，于左耳背细小瘀络处点刺，辅以推挤手法增加出血量或出液量，以中等量为度。

二诊：诉治疗后次日晨起自觉颜面部痤疮肿胀感明显缓解，但痤疮无明显改善。昨日月经来潮，痛经明显。颜面部散在痤疮，以双颊、鼻头、鼻翼旁为主，痤疮色暗红，可见散在脓点，皮肤油腻，毛孔粗大，性情急躁，纳眠可，小便调，大便秘结，里急后重明显，舌边尖红，苔腻偏黄，脉弦滑。量中，色红，经行腹胀，痛经，小腹灼热感，乳胀，有血块。查体：腰骶部、双侧三阴交、双侧血海散在瘀络，左耳背可见细小瘀络。

取三阴交（双）、曲池（双）、血海（双）、胆俞（双）、膈俞（双）、大椎、腰骶部瘀络、左耳背瘀络，岭南刺络操作同前。

三诊：诉上次治疗后，腹痛立即缓解，痤疮逐渐色淡，大便秘结缓解。颜面部散在痤疮，以双颊、鼻头、鼻翼旁为主，痤疮色暗红，未见明显脓点，皮肤油腻，毛孔粗大，性情急躁，纳眠可，小便调，大便黏腻，里急后重，舌边尖红，苔薄黄腻，脉弦。月经量中，色红，经行腹胀，痛经，小腹灼热感，乳胀，有血块。查体：腰骶部、双侧血海散在瘀络，左耳背可见细小瘀络。

取合谷（双）、曲池（双）、血海（双）、胆俞（双）、膈俞（双）、腰骶部瘀络、左耳背瘀络，岭南刺络操作同前。

四至八诊：患者每周复诊1次，诊疗方案同前。经观察，患者于经前三阴交、大椎穴附近瘀络明显，故经前处方中加三阴交及大椎穴。

经前后一共2个月共8次刺血治疗，患者颜面部痤疮明显改善，情绪急躁明显改善，痛经改善。后电话随访，告知仍有反复，但因症状较前明显改善，且工作繁忙，遂未继续就诊。

【按语】女子的气血有周期性的变化，在月经来潮前，气血充盛，如素体湿热蕴结，则气血旺盛之时症状亦随之加重，故出现经前颜面部痤疮加重、大椎穴、三阴交穴附近瘀络明显的现象。瘀络既是疾病的外在表现，也是治疗穴位。故于瘀络刺血之后，痤疮肿胀感、痛经迅速缓解。

月经来潮后是气血亏虚之时，刺血疗法在补泻手法中偏于泻法，取穴数量应较经前减少，以防气血更亏。但结合本案患者湿热旺盛的实际情况，取穴数量在经后的处方未明显减少，患者亦无不适，可见在临床中要"因人而异"，制定个体化治疗方案，切忌一方走天下。

【病案三】

梁某，男，30岁。

主诉：反复颜面部、颈背部痤疮10余年。

现病史：患者诉10余年前无明显诱因逐渐开始出现颜面部痤疮，以双颊、双颧为主，间断于我院门诊就诊，服用中药汤剂治疗，症状改善，但易反复，遂来诊。患者体型肥胖，喜食果汁、奶茶、可乐等饮料。颜面部散在痤疮，以双颊、双颧为主，色暗红，结节状，质地偏硬，未见脓点。平素头身沉重，腹胀纳呆，嗳气频，眠可，小便调，大便烂，质黏，舌淡胖，边齿痕，苔白厚腻，脉濡。查体：双下肢足三里、丰隆、三阴交处明显散在瘀络。

中医诊断：粉刺（痰湿凝结型）。

西医诊断：痤疮。

取穴：曲池（双）、足三里（双）、丰隆（双）、三阴交（双）、脾俞（双）、大肠俞（双）、肺俞（双）。

操作：患者取平卧位，予双侧足三里、丰隆瘀络处点刺，辅以推挤手法增加出血量或出液量，以中等量出血为度；仍以平卧位，于双侧曲池、三阴交瘀络处散刺，刺血后予留置火罐，以中等量出血为度。转以俯卧位，于背部双侧脾俞、大肠俞、肺俞周围，进行散刺，刺血后留置火罐，以中等量出血为度。辅以颜面部结节处火针点刺。

二至六诊：每周复诊1次，按上述刺血处方及火针治疗，诉颜面部痤疮明显改善，结节颜色逐渐变淡，头身困重感、嗳气明显改善。

七诊：双颧散在痤疮，色暗红，结节状，质地软，未见脓点，纳眠可，小便调，大便质软，舌淡胖，边齿痕，苔薄白，脉滑。

查体：双下肢足三里、丰隆、三阴交处瘀络较前色淡。

取足三里（双）、丰隆（双）、三阴交（双）。岭南刺络操作同前。

辅以颜面部结节处火针点刺，艾条灸悬灸双侧足三里、阴陵泉15分钟，每周1次。

前后共复诊10次，患者颜面部痤疮明显好转，结节质地变软，头身困重、纳呆、嗳气等症状皆改善。后电话随访诉未反复，嘱其饮食切忌寒凉，以防复发。

【按语】本案患者脾虚湿胜，久蕴不解，化湿生痰，痰湿凝结，形成结节。因病程迁延日久，故治疗周期较长。并且此病源为脾土虚弱，无力运化湿邪，实邪已成，当先"去宛陈莝"，待实邪已取，方可健脾。故在治疗后期，结节质软、色淡之后，再给予艾灸温阳健脾，行气利湿。

另外，火针具有温通经络、行气活血的功效，可以使痤疮内郁热、痰湿等外散，达到消肿散结、生肌排脓的效果。

九、体会与讨论

痤疮是青年男女常见的炎症性疾病，因其好发于颜面部，给患者带来生活上的不便及心理方面的压力。岭南刺络疗法选取痤疮分布经络所过及肺、脾、肾经相应腧穴刺络，配合艾灸、中药疗法，对痤疮甚效。

（陈秀华　孟凡琪）